柳少逸

讲习笔录

柳少逸◎著

中国健康传媒集团

中国医药科技出版社

内 容 提 要

柳少逸，名医柳吉忱之子、世医牟永昌之高徒。全书精选柳少逸先生多年来的讲座录音文稿，以医学为主，兼论国学。以讲解录的形式解读学术，介绍临证方法，详论辨证思维。理、法、方、药、案均有论及，前人、老师、自己的治学思想和临证经验各有解析。本书医学、国学、哲学三位一体，一线贯穿于中医学，主次分明，鞭辟入里。本书适合中医院校师生、中医临床工作者及中医药爱好者阅读参考。

图书在版编目（CIP）数据

柳少逸讲习笔录 / 柳少逸著 . — 北京：中国医药科技出版社，2021.10
ISBN 978-7-5214-2152-1

Ⅰ . ①柳… Ⅱ . ①柳… Ⅲ . ①中医医药学 Ⅳ . ① R2

中国版本图书馆 CIP 数据核字（2021）第 157459 号

美术编辑 陈君杞
版式设计 也 在

出版 **中国健康传媒集团** | 中国医药科技出版社
地址 北京市海淀区文慧园北路甲 22 号
邮编 100082
电话 发行：010-62227427 邮购：010-62236938
网址 www.cmstp.com
规格 710×1000mm $^1/_{16}$
印张 16 $^1/_2$
字数 296 千字
版次 2021 年 10 月第 1 版
印次 2021 年 10 月第 1 次印刷
印刷 三河市万龙印装有限公司
经销 全国各地新华书店
书号 ISBN 978-7-5214-2152-1
定价 **55.00 元**

获取新书信息、投稿、为图书纠错，请扫码联系我们。

赵序

《易传·兑》曰："丽泽，兑，君子以朋友讲习。"唐代孔颖达疏："同门曰朋，同志曰友，朋友聚居，讲习道义，相说之盛，莫过于此也。"宋末元初俞琰《周易集说》云："'讲'者，讲其所未明，讲多则义理明矣；'习'者，习其所未熟，习久则践履熟也。此'朋友讲习'所以为有滋益，而如两泽之相丽也；若独学无友，则孤陋寡闻，故《论语》以'学之不讲'为忧，以'学而时习'为说（悦），以'有朋自远方来'为乐。"此即"讲习"一语之出处，乃指学朋益友之间的研讨学习，正如苏轼《教战守第》所云"讲习兵法"。

而在柳少逸先生看来，现代最为常用的还是师生之间的讲习，至少包括有两方面的内容：一方面是指讲习的主体，即讲者与习者，讲者为老师，习者乃学生，讲者是授课主体，习者是学习主体；另一方面则是指讲习的活动，即教学与科学研究，授受与临床实践，讲是教学，习是科学研究，讲是理论阐述，习是实践活动，讲是主导，习是基础。如此而言，讲习就有了三个层次的含义：第一层含义是从师生关系角度来看，讲者指老师，为主导；习者乃学生，为主体。讲者传授知识，指明方向，教给方法，加以引导，做出表率；习者则要薪火传承，举一反三，有所前进，有所创新，有所发展。第二层含义是从讲者自身角度而言，也要有讲有习，讲习相应。讲者在未成为讲者之前，曾经就是不折不扣的习者，聆听过许多讲者的言传，沾惠过不少前辈的身教，只有经历过坚持不懈的艰苦努力，当修为达到一定程度时，方能成为一名真正的讲者。而在讲解之时，以谙熟习者对讲者的期盼心理，即可使讲者与习者自然契合，讲要讲出深度，析出新意，习要围绕所讲内容，不断进行科学探索，提出自己的见解。第三层含义，则是从讲与习两者的具体活动来说，无论是讲者还是习者，无论是教师还是学生，都必须将理论与实践密切结合，知行合一，讲者首先将讲与习密切结合，并躬身实践，率先垂范，习者则依据讲者提出的理论，做出的表率，循以用之，推而广之，此即朱震《汉上易解》所谓"'讲'其所知，'习'其所行"也。张载尝云："学，行之，上也；言之，次也；教之，又其次也。"学不讲不通，不习不熟，朱熹重学问，陆九渊尊德行，王阳明扩其说，合致知、良知二义为致良知，并期于知行合一。此乃讲习之来龙去脉，也是少逸先生之认识。

柳少逸先生，乃名老中医吉忱公哲嗣，牟永昌之高徒，山东烟台中医药专修学院院长，泰山医学院、济宁医学院兼职教授，莱阳复健医院院长顾问，兼任中华中医药学会中医文化分会首届理事，中国中医药促进研究会小儿推拿外治分会副主任委员，山东中医药学会民间疗法专业委员会主任委员、肾病专业委员会委员、心脑病专业委员会委员。他幼承庭训，长有师承，又经院校系统学习，更兼个人辛勤耕耘，砥砺钻研，钩深致远，探赜索隐，创建了以天人相应的整体观、形神统一的生命观、太极思维的辩证观三大理论为核心的中国象数医学理论；创立了慢性内伤性疾病的思辨纲领——病机四论：老年、退行性疾病的虚损论，功能失调性疾病的枢机论，器质性疾病的气化论，有形痼疾的痰瘀论；构建起中国象数医学理论、慢性内伤性疾病病机四论、太极思维临床辨证论治体系、中医复健医学体系和以方证立论法式临证体系五大学术体系。著有以"齐鲁杏苑丛书"和"柳氏医学丛书"两大丛书为主的学术著作30余部，被业内誉为"大医鸿儒"，为柳氏医派的代表人物。

少逸先生天资聪颖，幼承庭训，儿时即在其父吉忱公指引下背诵"三百千"（《三字经》《百家姓》《千字文》）等国学和《医学三字经》《药性赋》《汤头歌诀》等中医启蒙读物，并初涉《黄帝内经》《伤寒论》等中医经典，叨陪鲤对，由初识而渐悟，从而深植下献身中医学的理想种子。少长除继续从父习医外，又师从于栖霞世医牟永昌先生门下，每日侍诊，勤学善悟，朝斯夕斯，念兹在兹，立雪牟门，凡六易寒暑，尽得其真传。1964年考入山东中医学院（现山东中医药大学）专科函授班，得到中医学理论体系的系统训练，使其学术视野更为开阔。1986年又拜中国术数学大师陈维辉先生为师，使其取法乎上，由源及流，以道统术，高屋建瓴。"习者"之丰富阅历，而为日后成为"讲者"打下了坚实的基础。

少逸先生长期工作在中医临床第一线，至今已近一甲子矣。其于医学，深究博览，掇菁撷华，独探奥蕴，卓然自成一家。临证澄心用意，穷幽造微，审证候之深浅，明药性之紧缓，立法谨严，制方有据，通权达变，常出奇有制之师，应无穷之变。他勤勉敬业，仁心仁术，以高尚的医德、宽广的学术视野、精湛的专业技能、丰富的临床经验济困救危，深受广大患者信赖。在烟台市莱阳中心医院工作期间，身边就聚拢了不少实习学生。1987年，少逸先生受山东中医界重托，创建了山东省第一家民办中医学校——山东扁鹊国医学校，该校后来发展为烟台中医药专修学院，具有医学类本科、大专、中专、短训四个教育层次，医学、药学、保健三个教育门类，全日制、函授夜大、短期培训三种教育形式，他不仅定校训、树校风、精教学、严管理，还亲自担纲授课，始终以培育中医英才为己任，由于科学管理，学校各项工作扎扎实实，雁行有序，学生们为实现既定的目标而发愤读书，成绩突出。

自20世纪90年代以来，余先后在国家中医药管理局科教司、中医师资格认证中心从事中医成人教育以及中医师资格考试管理工作。尤其是在主抓全国高等教育中医专业自学考试期间，对开展各种中医教育的学校信息非常有兴趣。由当时主管山东省中医管理部门负责人引荐，来到山东扁鹊国医学校。余发现该校办学颇有特点，既重视学生理论学习，又看重动手能力培养。通过与该校柳少逸校长交谈更是感触良深。如碰见柳先生给学生辅导《中医推拿学》课程，除按教学大纲要求按部就班讲授外，又加入了祖传小儿推拿柳氏广意派的内容，拓宽了学生思路，增优了临证手段。得缘与少逸先生详细交谈，方知其治学严谨，学识广博，思想敏锐，著作等身，受到社会和业界的广泛赞誉，曾获得多项荣誉称号，是当之无愧的名医大家和师教楷模，遂成为莫逆之交，多有往来。

正是由于经历了讲、习两者角色的多次转换，故少逸先生对讲者的主导作用体会尤深。于繁忙的诊务之余，将其跟师学习的感悟、研读国学之体认、临证实践之领悟、精研深思之心得，爰于笔端，随手录述，或讲之于医院、学校和学术会议，或发表于报刊、收录于著作，公之于世，启迪后学。自2018年"柳少逸中医传承工作室"成立以来，坚持每周一次举办学术讲座，并将其历年学术论文，专辟微信公众号陆续发表。

据悉，2020年"柳氏广意派小儿推拿中医药特色技术"被山东省卫生健康委员会纳入了"齐鲁医派中医学术流派传承项目名单",烟台市卫生健康委员会亦将"推动胶东柳氏医学流派创新发展,深入挖掘并整理推广柳氏广意派小儿推拿中医药特色技术",纳入了《2020年全市卫生健康工作重点及分工方案》。鉴于此,为了提高工作室学员的学术水平,少逸先生要求除侍诊临床外,尚有写读书笔记、临床心得、病历分析等课目,故将其经年所讲,所习之文,或国学,或医学;或评论,或杂说;或讲座,或发言;或序文,或跋语,集于一册,名之曰《讲习笔录》,以《师承纪事》的姊妹篇形式,作为工作室的教材,意在使同学们学习得法,传承有序。所感所悟,如实相陈,不作泛泛空谈,读来真实可信,且说理透彻,议论精辟,非学养深厚、精于医理而又富于临床者所莫能为矣!《北周书·卢诞传》记云:"经师易求,人师难得。""经师",乃讲经典的老师;"人师",乃教怎样做人的老师。读《讲习笔录》,使我见证了少逸先生既是一位"经师"又是一位"人师",同时使我们看到一位名医的成长之路,一个学术流派的传承轨迹,也体会到了一位讲者的智慧和用意,堪称中医学有序传承之典范。

展读之余,受益良多,欣然命笔,是为之序。

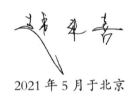

2021年5月于北京

前　言

　　《柳少逸讲习笔录》乃《柳少逸师承纪事》之姊妹篇，均是我为柳氏医派传承进行讲座的文章结集而成。

　　胶东柳氏医学流派，从上世纪 20 年代末发轫于山东栖霞，到 50 年代中期形成了一系列学术思想和临床经验，初步构建起学术框架和学术特色，家父吉忱公为医派创始人。经过数十年传承发展，80 年代中期至 90 年代时，其理论体系和临床实践方法体系更加完善，形成一系列中医学新理论、新命题、新范畴。诸如中国象数医学体系、内伤性疾病病机四论体系、太极思维临床辨证论治体系、中医复健医学体系和方证立论法式临床应用体系，使柳氏医派提升到一个新的高度，而如何传承也是我长期以来深思的一个课题。

　　家父吉忱公师从清末贡生儒医李兰逊先生，从而成为栖邑济生堂传人，并界定了吉忱公世医的学术架构，确立了吉忱公儒医济世活人、大医精诚的人生。吉忱公是我一生的老师，得以师承之，故尽得栖邑济生堂之术及吉忱公之衣钵，其要是"神读""心悟"之功法及"成不成之功，完难完之业"之修为。蒙师牟永昌公师从其父清末秀才儒医牟熙光公，我又为永昌公唯一传人，故又得栖邑丰裕堂之医术。我学研二公之术，有《柳吉忱诊籍纂论》和《牟永昌诊籍纂论》出版发行。其后又整理了吉忱公的医学讲稿，而有《柳吉忱中医四部经典讲稿》(《内经讲稿》《伤寒论讲稿》《本草经讲稿》《温病学讲稿》) 付梓。故得以传承家父、蒙师之术，此即《素问》"令言而可知，视而可见，扪而可得，令验于己而发蒙解惑"之谓也。其后又得学师陈维辉先生"中国数术学"之传，得以建立了中国象数医学理论体系，并有《中国象数医学概论》结集。于是"三源汇流",得以继承之、拓展之,且多有续焰之作。

清代颜元有云:"讲之功有限,习之功无限。"此即俗语"师父领进门,修行在个人"之谓也。孟子有"人之患在好为人师"之诫,故我这为师者,也深感自己不足以为人师。然《三字经》一句"养不教,父之过;教不严,师之惰",我又勉为其难,于2018年建立了"柳少逸中医传承工作室"。在此期间,我回忆从医往事,记述之,结集出版了《柳少逸师承纪事》,以供同学们在师承中借鉴之。工作室的同学除了临床侍诊外,尚有写读书笔记、临床心得、病历分析等课目。为了提高同学们的学术水平,我还定期进行学术讲座。继2017年"柳氏广意派小儿推拿术"被柳氏医派发源地栖霞市纳入"非遗"传承保护,2020年,"胶东柳氏医学流派""五运六气柳氏学派""中国象数医学""柳氏医经学派推拿术""柳氏医经学派针灸术""柳氏广意派小儿推拿术"等6项技术或理论体系,被莱阳市政府纳入"非遗"传承保护名录。同年,"柳氏广意派小儿推拿术"又被纳入山东省"齐鲁医派中医药特色技术推广项目"。"推动胶东柳氏医学流派传承创新发展"及"深入挖掘并整理推广柳氏广意派小儿推拿中医药特色技术"被列入烟台市卫生健康事业2020年工作要点,从而为柳氏医派的学术传承提升了新的高度,赋予了新的使命和责任,而我也感受到了一种任重道远的担当。于是将历年的学术论文,除入选《柳少逸医论医话选》外,又分别以专题汇编了《柳少逸肾病研究发微》《柳少逸经络研究发微》《柳少逸象数医学研究发微》三个集子。余者随同我历年所做的国学讲记、名医评说、序及跋语,汇编成《柳少逸讲习笔录》。其结集意在使同学们学习得法,传承有序,此亦"令验于己而发蒙解惑"之谓也。若同学们学有所成,我此番之耕耘,也算有所收获了。

今值《柳少逸讲习笔录》得以出版发行,以寄我对家父吉忱公、蒙师牟永昌公、学师陈维辉公的无限思念。

柳少逸于三余书屋

2021年8月

目　录

"以方证立论"为柳氏医派临证之法式

张仲景《伤寒论》序中云:"感往昔之沦丧,伤横夭之莫救,乃勤求古训,博采众方,撰用《素问》《九卷》《八十一难》《阴阳大论》《胎胪药录》,并平脉辨证,为《伤寒杂病论》,合十六卷。"由此可见,张仲景在《黄帝内经》《难经》的基础上,总结了汉代以前的医学成就,并以其临床经验,根据《素问·热论篇》的六经分证,创造性地把外感疾病错综复杂的证候总结成为六经辨证。严密地将理、法、方、药一线贯穿,有效地指导着外感疾病及其杂病的辨证论治,从而奠定了辨证论治的基础,为后世医学的发展做出极其重要的贡献。清代张璐称"伤寒诸方,为古今方书之祖"。故张仲景被后世称为"医圣""经方之祖"。对此,元代罗天益在《卫生宝鉴》中有"昔在圣人,垂好生之德,著《本草》、作《内经》,仲景而行之以立方,号群方之祖。后之学者,以仲景之心为心,庶得制方之旨"的盛誉。

《医宗己任篇》尝云:"夫立方各有其旨,用方必求其当。"此乃余编著《伤寒方证便览》《金匮方证便览》之意也。以证统方,以方类证,方证结合,有法则,有案例,一览仲景方治今病之精要。即是用于治疗现代医学之疾病时,亦应辨病与辨证相结合,凡具备该方证的相应病机,无论何病,均可"以方证立论"应用之。此乃柳氏医派临证之法式也。如桂枝汤可广泛应用于现代医学众多疾病中,其使用原则,只要具有桂枝汤证——营卫失和之病机者,皆可应用。也正如清代吴仪洛所云:"夫医家之要,莫先于明理,其次则在辨证,其次则在用药。理不明,证于何辨,证不辨,药于何用?"故而《伤寒杂病论》等经方的应用,重在辨证明理。

《金匮要略》是《伤寒杂病论》的杂病部分。对于杂病的治疗法则,主要体现在两个方面：一是根据人体脏腑经络之间的整体性，提出了有病早治，以防止病势的传变发展。如《脏腑经络先后病脉证》篇所云"见肝之病，知肝传脾，当先实脾"，"人能养慎，不令邪风干忤经络；适中经络，未流传脏腑，即医治之"。其意是根据治病求本的精神，重视人体正气。故对于慢性虚弱性疾病，尤为注重观察脾肾两脏功能是否衰退。因为脾胃是后天之本，生化之源；肾是先天之本，性命之根。内伤性疾病至后期，往往会出现脾肾虚损征候。脾肾虚损，更能影响其他脏腑，促进病情恶化。故补脾益肾，是治疗内伤疾患的根本方法。这种观点从《血痹虚劳病脉证》篇中所列的小建中汤、肾气丸等方证可以看到其大概内涵。

《金匮要略》对于方剂运用的特点，总的说来是立方谨严，用药精当，化裁灵活。有时一病可用数方，有时一方可以多用，充分体现了"同病异治"和"异病同治"的辨证论治精神。同是一种疾病，但由于人体体质或病机上的差异，以及病位的不同，故在治法上也就有所区别。例如同为胸痹病，同有"心中痞气，气结在胸，胸满"的症状，但若阴邪偏盛，阳气不虚者，可用枳实薤白桂枝汤以通阳开结，泄满降逆；阳气已虚者，则当用人参汤以补中助阳，使阳气振奋则阴邪自散。又如同为溢饮病，其治疗有"当发其汗，大青龙汤主之，小青龙汤亦主之。"这是针对溢饮的具体病情采用不同的汗法。若邪盛于表而兼有郁热者，则用大青龙汤发汗兼清郁热；若病属表寒里饮俱盛者，则用小青龙汤发汗兼温化里饮。综上所述，《金匮要略》一书，不仅对中医方剂学和中医临床医学的发展起到极重要的推动作用，同时促进了中医基础理论、方剂学、临床医学三位一体的发展，形成了完整又独具特色的中医学理论体系。故而林亿对该书有"尝以对方证对者，施之于人，其效若神"之赞誉。

《潜夫论》云："凡治病，必先知脉之虚实，气之所结。然后为之方。"此约言方者，药方也。《诗·大雅》云："万邦之方，下民之王。"毛传注云："方，则也。"《易·系辞》云："方以类聚，物以群分。"孔颖达疏云："方，道也。方谓法术性行。"故广而言之，方者，法度、准则也；又义理、道理也。明代李士材《伤寒括要》有"方者，定而不可易者也；法者，活而不可拘者也。非法无以善其方，非方无以疗其症"的论述。清代吴谦《医宗金鉴》尚有"方者一定之法，法者不定之方也。古人之方即古人之法寓焉。立一方，必有一方之精意存于其中，不求其精意，而徒执其方，是执方而昧法也"的记载。

故"方因法立，法就方施"乃仲景组方之内涵，从而印证了柳氏医派在临床中"以方证立论"法式的合理内涵。清代张璐有云："伤寒诸方，为古今方书之祖。"故仲景被后世称为"医圣"，其方被誉为"经方之祖"，此即"祖方"之语源。由此可知，祖方，又称祖剂。系指张仲景《伤寒杂病论》中的方剂，并以祖方归类，于是就有了桂枝汤类、麻黄汤类、小柴胡汤类等几类方剂的出现。宗于此，明有施沛以《内经》《汤液》为宗，仲景方为祖，归类介绍流传名方，撰《祖剂》四卷；清代张璐《张氏医通》引用书目中有《伊尹汤液》，在卷十六中有"祖方"一卷，将主方分30类。尝云："夫字有字母，方有方祖，自伊尹汤液一脉相传。"其后，清代徐灵胎有《伤寒类方》一卷，以仲景方分为桂枝、麻黄等12类方。清代王旭高又根据《伤寒类方》体裁，著《退思集类方歌注》，分麻黄、桂枝、葛根等24类方。由此可知，伊尹根据《本草经》的知识创立了《汤液经法》，而仲景继承了伊尹《汤液经法》的经验，广验于临床，从而发展了药物学的知识。仲景《伤寒论》方药知识，取法于伊尹《汤液经法》，从而形成了《伤寒杂病论》辨证论治体系中理、法、方、药四个方面中的重要内容。而"祖剂""祖方""类方"，又成为方剂学分类的重要方法。

由此看来，经方的范围除张仲景《伤寒杂病论》中的方剂外，当概含后世由仲景方而化裁的"类方"。《金匮要略方论》序云："尝以方证对者，施之于人，其效若神。"家父吉忱公临证，均"以方证立论"为基础，且根据病因病机的需要，或经方，或经方头时方尾，大有"以方证对者，施之于人，其效若神"之验，从而成为柳氏医学流派"方证立论法式"施于临床的开山之祖。宗于此，余亦"以方证对者，施之于人"，广验于临床，均有显效。故而有《伤寒方证便览》《金匮方证便览》《柴胡汤类方及其应用》结集。自此，余临证或经方、或时方、或经方头时方尾，均"以方证立论"，遂成为余临床辨证施治之规矩准绳。鉴于其独具特点的方法论价值，故被称为柳氏医派临床辨证论治之法式。从柳氏医学丛书中均可窥见这一学术轨迹。如总结家父及蒙师医疗经验之《柳吉忱诊籍纂论》《牟永昌诊籍纂论》，及余之《柳少逸医论医话选》《柳少逸医案选》等籍。非但方药的临床应用是如此，而针灸术、推拿术，也是"以方证立论"为临床之应用法式。即以针方、灸方、摩方的形式而施于临床，这在拙著《经络腧穴原始》《〈内经〉针法针方讲记》《〈扁鹊心书〉灸法讲解》《小儿推拿讲稿——广意派传承录》《医经学派推拿术传承录》中，也得以阐发之。

若说"理必《内经》，法必仲景，药必《本经》"，是柳氏医学流派的临证法则，而"方证立论法式"当是该派在临床辨证思维方法上的一大特点。自"柳少逸中医传承工作室"建立以来，学生们对本学派的理论体系和医疗经验，进行了较为系统的学习和研究，同时也对数万份医案进行归类整理，以探讨柳氏医派各科之临证法要，备撰柳氏医派各科临床经验的丛书。而如何应用经方，也成了学生们的一个新课题。于是我撰写了这篇"以方证立论为柳氏学派临证之法式"的学术讲座。意谓非但经方，而对时方的应用，也均须遵循这一临证之通则。其后，还是将家父吉忱公及余应用经方及其类方的部分医案，整理汇编成册，名曰《柳氏经方实验录》，意在"举例说明"《金匮要略方论》"以方证对者，施之于人，其效若神"之语，绝非妄论。

若说家父吉忱公"理必《内经》，法必仲景，药必《本经》"之训，是柳氏学派崇尚经典学术体系的一大特点，而"方证立论法式"是该派临床上具有方法论的学术特点。二者构成了柳氏学派在临床上的辨证论治理论体系。

2019 年 4 月 29 日

"礼者不可不学也" 解读

——兼论文化认同

"礼者不可不学也。"语出《礼记》，它要表述的是"人有礼则安，无礼则危"。即人的言行要合乎礼仪。于是引出了一个为何要"知书达礼"，即"学礼"的重要意义是什么？

《礼记·曲礼第一》篇云："道德仁义，非礼不成；教训正俗，非礼不备；分争辨讼，非礼不决；君臣、上下、父子、兄弟非礼不定；宦学事师，非礼不亲；班朝治军，莅官行法，非礼威严不行……是以君子恭敬撙节退让以明礼。鹦鹉能言，不离飞鸟；猩猩能言，不离禽兽；今人而无礼，虽能言，不亦禽兽之心乎。夫唯禽兽无礼，故父子聚麀。是故，圣人作，为礼以教人，使人以有礼，知自别于禽兽。"

句读：

① "道德仁义，非礼不成"：意谓人的道德仁义行为不通过礼，不会有成效。

② "教训正俗，非礼不备"：意谓要教育端正人们的习俗，没有礼貌就不可能完备。

③ "分争辨讼，非礼不决"：意谓判断争议的事件和财产的诉讼，如不依据礼就不能决断。

④ "君臣、上下、父子、兄弟非礼不定"：此段文字表述的是人际关系的有序，讲的是礼治，以礼待人，则社会、家庭就会稳定。

⑤ "宦学事师，非礼不亲"："宦学事师"指从事为吏之道学习的人。今

天泛指学习服务于社会的人。要尊师重道。山东扁鹊国医学校就是以《周礼》三行——亲父母、尊贤良、事师长为"校训"，就是以礼来作为师生的行为准则。

⑥"班朝治军，莅官行法，非礼威严不行"：它表述的是大到治国治军，小到治家，管理学校、医院、企业，要有法规、制度。例如管理医院，我们强调程序化、制度化，是对员工日常行为的规范和制约。

⑦"是以君子恭敬撙节退让以明礼"："撙节"，原意是从全部财物里节省出一部分，乃节约之义。此处系指自觉地约束自己的言行。全句意谓人们在日常的工作、生活中，要态度恭敬，自觉节制自己的言行，凡事要谦让而明"礼"，即《论语·学而》篇所讲的"夫子温良恭俭让以得之"。

⑧"鹦鹉能言，不离飞鸟；猩猩能言，不离禽兽；今人而无礼，虽能言，不亦禽兽之心乎。夫唯禽兽无礼，故父子聚麀。是故，圣人作，为礼以教人，使人以有礼，知自别于禽兽"：意谓尽管"鹦鹉能言""猩猩能言"，但不离禽兽类，所以圣人作礼仪以教化。"使人以有礼，知自别于禽兽"，此为"人文教化"的最基本的要求。

由此可知，礼，是社会生活中由于风俗习惯而形成的行为准则、道德规范和各种礼节。而"礼"又要有"理"的内涵。故"礼"又同"理"，涵治理、医治、道理、法纪之义。如"理心"是指修心养性；"理世"谓治理天下；"理本"谓至治的根本；"理民"谓治理百姓；"理育"谓治理与教化；"理性"谓涵养情性；"理智"谓控制行为的能力。

对新职工来院工作，王永前院长如是讲："要好好地理章。"不理解"理章"二字本义的人认为此话不妥，其实这是我在二十几年前，创办扁鹊国医学校之初讲的一句话。

顾名思义，"理章"，即管理学校或医院的章法与章程。"理章"的同义词尚有"理桨""理棹""理楫""理障"。棹、桨、楫，指划船的工具，意谓整治、修理船桨，方可举桨行舟。而"桨"是由人来把握行舟方向的，这个方向就是行船的准则。所以作为学管、院管，要有规矩方能发展，此即"无规矩不成方圆"之义。"理障"，意谓因惑或邪见而致理惑，障碍真知、真见，进而导致行为失准。所以对学生或年轻职工的教育，"理章""理治""理障"的内涵，就不是贬义词了，即以文明礼貌武装学生或员工的头脑，以读书做人教育学生或员工知书达理。

古代先贤为什么重视"礼"的制定？对此《礼记·礼运第九》篇有云："故唯圣人为知礼之不可以已也，故坏国、丧家、亡人，必先去其礼。故礼之于人也，犹酒之有蘖也，君子以厚，小人以薄。故圣王修义之柄，礼之序，以治人情。故人情者，圣王之田也，修礼以耕之，陈义以种之，讲学以耨之，本仁以聚之，播乐以安之。故礼也者，义之实也，协诸义而协。则礼虽先王未之有，可以义起也。义者，艺之分，而仁之节也。协于艺，讲于仁，得之者强。仁者，义之本也，顺之体也，得之者尊。"

此段经文，表述了古代圣贤知道"礼"是不能废止的，若"礼"遭受破坏，必定导致国破、家亡、身败名裂。所以"礼"对人来说，好比酒曲对于酿酒一样，是必不可缺的。君子品德醇厚，如浓酒；小人品德浅薄，如薄酒。现实中的孝敬父母、尊师重道，即"君子以厚"，则受到人们的尊重；而悖师欺祖，离经叛道，即"小人以薄"，则为人之所不齿。因而古代圣贤把持着"义"的标准，制定礼的次序，来管理人情。我们莱阳复健医院的《文化建设读本》中有关于"人性化管理"的内容，并指出人性化管理，是由现代行为科学演变出来的一种新的管理理念。并阐述了"人性化管理"不同于"人情化管理"。从上段经文可知，"人情"好比一个国家的田地，圣贤的管理者，是由"礼"来耕耘，用"义"来播种，用教育来锄草，用仁爱之心来收获，用音乐来陶冶人的情操。所以"礼"是"义"的果实，符合"义"的行为就符合"礼"的要求，此即做人要讲仁义道德。在医院的管理过程中，有些地方可能规章制度尚欠完善，这就要求全体员工有"自我完善"的能力，以高度的责任心、事业心，即"以院为家"，以"义"来完善规章制度。

《礼记》在该篇中进而以比拟的笔法表述了治理国家必须有"礼"。记云："故治国不以礼，犹无耜而耕也；为礼不本于义，犹耕而弗种也；义而不讲之以学，犹种而弗耨也；讲之于学而不合之以仁，犹耨而弗也；合之以仁而不安之以乐，犹获而弗食也；安之以乐而不达于顺，犹而不肥也。"意谓不用礼来治理国家或管理一个单位，就好比没有用农具就去耕田；制礼而不以义为本源，就好比耕田而不播种；有了义而不讲授学习，就好比播了种而不去锄草；学习了但不用仁来统一，就好比虽然锄了草却不去收割；统一于仁而不通过音乐来使人安心接受，就好比虽收割了却不食用；用音乐使人安心接受但不能达到合乎天理人情的境界，就好比虽然食用，却没有使人身体健壮。

在《礼记·曲礼第一》篇中，重点表述了"道德仁义，非礼不成"的内涵，而《礼记·礼器第十》篇，以"礼器，是故大备；大备，盛也。"来阐述只有充分发展了"礼"的功用，礼才能臻于完备，而且制定"礼"是有其原则和内容的。故该篇有："先王之立礼也，有本有文。忠信，礼之本也；义理，礼之文也。无本不立，无文不行。礼也者，合于天时，设于地财，顺于鬼神，合于人心，理万物者也。"意谓古代治国之贤者在制定礼制时，既有根本的原则，又有内容。"忠信"是礼的根本，"义理"是礼的内容。没有根本，礼不能成立，没有内容，礼无法施行。"礼"的建设，要符合天时、地利、人和，大地万物方可各尽其责。我们通常所讲的"国有国法""家有家规"，就是这个道理。"顺于鬼神"，不是敬神畏鬼，即俗语讲的"天理昭彰"，人的行为道德品质是有不可逾越的底线和不可触碰的红线。一个单位的管理体系就是要有规章制度的，而《莱阳复健医院文化建设读本》的出台，其核心思想是"人文教化"，使医院的管理机制像《礼记》中所讲的"有本有文"了。

莱阳复健医院是一所集中医学、现代医学及复健医学于一体的公益性综合医院，是山东省肢体残疾儿童康复中心、烟台市脑瘫康复定点医院，是一所集医疗、康复、科研于一体，立足于"以中医为主，中西医结合"的发展思路，承担着社会医疗和康复助残两大任务。康复医疗肩负着山东省烟台市、莱阳市的脑瘫康复及各类残障康复的社会助残工作。同时，先后承担并启动了莱阳市残联发起的"莱阳市爱心复健"系列工程——"脑瘫儿童爱心复健工程""三瘫一截（脑瘫、偏瘫、截瘫、截肢）爱心复健工程""弱视儿童爱心复健工程"。综合医疗开展对"复健六病"——心脑血管病、慢性咳喘病、糖尿病、颈肩腰腿痛病、乳腺病及不孕不育治疗，突出了卓有成效的中医特色，建院伊始就有良好的社会声誉。

建院之初，我提出了"明确医疗目的，恪守医道尊严"作为院训，意在告诫大家，医乃仁术，从事此项工作，务必做到医疗目的明确，医道尊严的谨守。建院宗旨的确定，来自于一代伟人毛泽东同志对卫生工作的题词——"一切为了人民健康"。医院为了全体员工对医院文化的认同，组织编写了《莱阳复健医院文化建设读本》。院训和办院宗旨的制定，表述的是"道德仁义，非礼不成"。《医院文化建设读本》的编撰，表述的是医院的核心价值体系，是医院的精神理念、价值取向、道德观念的总和，是医院全体员工信奉和遵守的共同观念——自强不息、厚德载物。"礼者不可不学"，强调的是文化认同。治国不以礼，犹无耜之耕也！故在医院每年辞旧迎新之时，均出台新年度的医院工作要点。

而《莱阳复健医院 2013 年工作要点》第一条是：抓住机遇，做好"大复健"文章。要求全体员工统一思想，同心同德，做好"大复健"工作，使我院在"三年一大步"的关键年份迈出"大复健"的坚实步伐。"大复健"的含义有两个，一是顾名思义，莱阳复健医院是以复健为主要医疗特点的医院，对于复健医院来说，康复不是某一科室在搞，而是全院医疗的突出重点，这就是莱阳复健医院复健工程的大规划、大操作、大基础。二是"大复健"工程，是"柳氏复健医学"的临床实施，其中包括了在"病机四论"体系和"太极思维"辨治体系的基础上，采取的中医药内治法，同时还包括了"柳氏中医外治法"，现代康复疗法和物理疗法等综合康复手段。可见，我院的复健工程是一个由内至外、由本至标的系统工程，非指单独的手法康复和器材康复。因此我院的"大复健"工程，是体现了"中西医结合、内治法与外治法相结合、传统疗法和现代疗法相结合、手法康复和机械康复医疗技术方法相结合"的全方位立体工程，故称"大复健"工程。在新的一年里，我们要尽快做到"人无我有、人有我精"，以满足大复健工程发展的需要。

第二条是：人才队伍建设。重点强调的是"文化认同"，实施人才发展战略，提高工作人员素质。首先提出了要加强《复健医院文化建设读本》的学习和讨论，提高全院干部、职工的道德修养和文化修养水平，进一步加强医德医风建设。医院文化是统一规范医院干部职工思想和行为的唯一法宝，因此必须强调文化认同。文化修养不同，对问题的认识水平不同，价值观不同，人生观不同，就不会有共同的目标，也不会有统一的行动，也就不是同路人。一些不同路的人，共撑一条船，同拉一辆车，这车和船永远也不会走快，永远也不能到达理想的彼岸，甚者会沉船翻车。这就是"理桨""理楫"的含义。因此，全体职工必须认真学习《莱阳复健医院文化建设读本》，认真领会其精神实质，统一思想，统一认识，统一行动，目标一致，齐心合力，整合正能量，为医院更好更快的发展做出最大的贡献。所以医院文化建设要常抓不懈。以此全面提高全体员工的综合素质。领导层要通过加强文化建设，规范医院管理，强化职工的主人翁意识，不断提高医疗质量，实现经济效益与社会效益双赢。全体员工要熟读《莱阳复健医院文化建设读本》，领会其精神，深刻领悟"三高、四完善"和"明确医疗目的，恪守医道尊严"的内涵，践行"热爱医院、服务患者、奉献社会"的承诺。用医院文化建设促进职工思想进步，逐步培养出一批大医、仁医，从而带动医院全面发展，逐步提升医院整体水平，不断向"明医名院"目标迈进。

《礼记·礼器第十》篇记云："礼也者，犹体也。体不备，君子谓之不成人。"意谓礼好比人的身体，身体不完备，就不能称是一个完善的人。如果对医院缺乏文化认同，那就不是一个真正的"复健人"！该篇尝云："经礼三百，曲礼三千，其致一也。"意谓古代文献关于礼的纲要和细目很多，而最终要归结到一个"诚"字！该篇又云："三代之礼，一也，民共由之。"意谓夏、商、周三代之礼，本质上是一致的，为民众所共同遵循。所以对《复健医院文化建设读本》的学习，对医院规章制度的执行，"其致一也"，需要一个"诚"字！落实到"民共由之"，达到"君子恭敬撙节退让以明礼"的思想境界。

今天的讲座到此结束。最后，以《礼记》首篇"四不可"与大家共勉："敖不可长，欲不可从，志不可满，乐不可极。"

2013 年 1 月 28 日

《礼记》"天下为公"解读

——浅谈"废疾者皆有所养"

革命先行者孙中山先生有书作"天下为公",语出其《对驻广州湘军的演说》:"提倡人民的权利,便是公天下的道理。公天下和家天下的道理是相反的。天下为公,人人的权利都是平等的。"

追思先贤,探求真理,而"天下为公"一词,上溯自《礼记》,而且还给我们描绘了一幅大同世界和谐的景象。

《礼记·礼运第九》篇云:"大道之行也,天下为公。选贤与能,讲信修睦。故人不独亲其亲,不独子其子,使老有所终,壮有所用,幼有所长。矜寡、孤独、废疾者,皆有所养。男有分,女有归。货,恶其弃于地也,不必藏于己;力,恶其不出于身也,不必为己。是故谋闭而不兴,盗窃乱贼而不作。故外户而不闭。是谓大同。"

句读:

(1)"大道之行也,天下为公":谓大道施行的时代,天下为人们所共有。

(2)"选贤与能,讲信修睦":选择贤德有才能的人来治理国家。整个社会就会讲究诚信,维护和睦。

(3)"故人不独亲其亲,不独子其子,使老有所终,壮有所用,幼有所长":表述的人们不仅仅敬奉自己的双亲,也不仅仅疼爱自己的子女,而是要使全社会的老年人都能安度晚年,壮年人都能发挥服务于社会的作用,幼年人都能健康的成长。

(4)"矜寡、孤独、废疾者,皆有所养":在天下为公的时代,鳏寡、孤独和残疾的人也都能得到扶养。

（5）"男有分，女有归"：男子各有其职分，女子都能出嫁成家。

（6）"货，恶其弃于地也，不必藏于己；力，恶其不出于身也，不必为己"：表述了开发货财，只是由于不愿让它遗留在地上，而且不一定是为了自己而收藏；出力劳作，只是不愿让自己的力气或才智无处施展，并非一定是为自己图谋名利。

（7）"是故谋闭而不兴，盗窃乱贼而不作"：于是一个和谐的社会，奸谋诡诈的事就不会兴起，盗窃和暴力的行为也不会出现。

（8）"故外户而不闭"：家家都不必关门闭户。

（9）"是谓大同"：大道之行，得以实施，天下为人们所共有，这就叫大同社会。

《礼记》是战国至秦汉时期儒家撰写的关于礼的论文集，是被儒家奉为经典，并以此来规范人们言行的书。"大道之行也，天下为公"一节，出自《礼记·礼运》篇。该篇所讲的大同之世，人们之间关系完全处于一种自发的和谐状态，尚无产生礼仪制度的必要和依据。随着社会的推移，由于私有制的形成，"天下为公"的大同之世，进入了"天下为家"之世，人们的关系有了亲疏远近的区别，各种社会矛盾也出现了。为了维护社会的稳定，调和社会矛盾，此即"礼"产生的社会根源，于是就有了人文教化。

古有三礼，即作为历史发展标志之礼与《礼记》有关；作为治国之礼与《周礼》有关；作为行为规范之礼与《仪礼》有关。《礼记·曲礼》云："道德仁义，非礼不成；教训正俗，非礼不备……是以君子恭敬撙节退让以明礼。"意谓"仁义"，不通过"礼"，不会有成效；以教育端正习俗，没有礼貌就不可能完备。所以一个素质高的人，必须对人的态度要恭敬，自觉节制和谦让，以表明其懂得礼仪。"撙节"一词，原义是从财产里节省一部分，此处指要自觉节制自己言行合于礼。所以"不学礼，无以立""礼者不可不学也"。礼的核心内容是"立德"，即"道德仁义，非礼不成"。

孔子将中国传统文化归纳为"志于道，据以德，依于仁，游于艺，兴于诗，言于礼，成于乐。"其核心思想是"仁"，其将"仁"视为道德修养的核心内容，其目的是在于行仁道。《论语》云："仁以为己任。"即以坚持和实现仁德为自己的责任，孟子称"仁者无敌"。何为"仁"？《中庸》认为："仁者人也，亲亲为大；义者宜也，尊贤为大。"唐代文学家、思想家韩愈《原道》中有"博爱之谓仁，行而宜之之谓义，由是而之焉之谓道，足乎己无待于外之谓德"的精论。可见"仁义之道"，是中国几千年儒家文化的精髓。中医学理论是中国传统文化的一部分，充分体现了"医者仁心""仁者爱人""生命至上"的儒医的医学伦理观。以"救死扶伤、济世活人"为莱阳复健医院办院宗旨，表现为尊重生命、敬畏生命、爱护生命，"大公无我"的医学伦理学思想，乃彰显复健人的人格品位。

一所医院、一名医者的"大道之行"是什么呢？应当奉行什么样的道德准则？其医疗目的又是什么？即毛泽东同志早期对卫生工作的题词"一切为了人民健康。"为什么莱阳复健医院以此为办院宗旨呢？正如《莱阳复健医院文化建设读本》所阐述的，办院宗旨的确定，一是深刻阐明了复健医院存在的价值和目的——为人民服务。即为人民解除病痛，让残障者不再残疾。二是找准了医院自身定位——公益性、非营利性综合医院，突出残障康复与中医临床两大临床特色。三是反映了时代特征，具有前瞻性——复健医学是基于预防医学、临床医学之后的第三医学，是人民对健康新要求的体现。随着社会生活节奏的不断加快，心脑血管病、周围血管病、糖尿病、脑瘫、脑外伤、风湿类风湿病等导致的残障人群不断增多，将复健医学尽快与临床医学、预防医学结合起来，是新时代医学发展的需要。四是有力地激发了医护人员的责任感和使命感，只有始终把救死扶伤、为民着想与社会效益相结合，并放在首位，做到合理检查、合理用药、合理收费，真正体现"病人第一、质量第一、服务第一"的治院理念，才能坚持并体现"一切为了人民健康"的办院宗旨。

由此说来，莱阳复健医院是一所以中医医疗为主，集临床医学与复健医学为主要内容的公益性的综合医院，为山东省残疾儿童康复中心、烟台市脑瘫儿童康复定点机构，而且又具有集医疗、康复、科研为一体的新型办院模式。

院训，是医院充分体现办院宗旨，要求全体员工时刻奉行的道德准则。一个医院，一名医者，其医疗目的应当只有一个，即"救死扶伤，一切为了人民健康"。其道德修养一定要做到"对人仁慈博爱，对己自尊自爱"，要求全体员工在治病救人的同时，首先做到"正己"，不要做有失医者形象和尊严的事情。宋《小儿卫生总微论方·医工论》云："凡为医之道，必先正己，然后正物。正己者，谓能明理以尽术也；正物者，谓能用药以对病也。如此，然后事必济而功必著矣。若不能正己，则岂能正物？不能正物，则岂能愈疾？"因此，在建院之初，我提出以"明确医疗目的，恪守医道尊严"作为院训，意在告诫大家，医乃仁术，从事这项工作就要做到医疗目的明确，医道尊严谨守。

残疾人在生活保障、劳动就业、医疗康复、文化教育、平等参与社会生活以及维护自身合法权益等方面存在着不同程度的障碍，是一个特殊而困难的群体，需要得到特别的扶助。这种扶助既需要依靠党和政府，也需要广泛动员社会力量来实现。为全面贯彻落实《中共中央国务院关于促进残疾人事业发展的意见》，加快推进残疾人社会保障体系和服务体系建设，进一步改善残疾人状况，促进残疾人平等参与社会生活、共享改革发展成果，依据《中华人民共和国国民经济和社会发展第十二个五年规划纲要》，国家又制定《中国残疾人事业"十二五"发展纲要》（以下简称《纲要》）。足见党和国家对残疾人事业的重视和对残疾人的关爱。

目前，我国残疾人事业基础还比较薄弱，残疾人社会保障和服务政策措施还不够完善，残疾人总体生活状况与社会平均水平存在较大差距，在基本生活、医疗、康复、教育、就业、社会参与等方面存在许多困难，残疾儿童在接受教育、抢救性康复等方面仍面临诸多的问题。所以《纲要》提出了"十二五"时期残疾人事业发展的总目标和指导原则，即"十二五"时期，残疾人事业的发展要全面落实《中共中央国务院关于促进残疾人事业发展的意见》，按照"政府主导、社会参与，国家扶持、市场推动，统筹兼顾、分类指导，立足基层、面向群众"的要求，健全残疾人社会保障体系和服务体系，使残疾人基本生活、医疗、康复、教育、就业、文化体育等基本需求得到制度性保障，促进残疾人状况改善和全面发展，为残疾人平等参与社会生活创造更好的环境和条件，为全面建设小康社会和构建社会主义和谐社会做出贡献。所以残疾人事业是国计民生的大事。治理社会，平治天下，古代有《三礼》，本讲座开篇首先解读了《礼记·礼运第九》篇中之"大道之行，天下为公"的内容，而"废疾者皆有所养"，是"大道之行"的重要内容。《中共中央国务院关于促进残疾人事业发展的意见》，是我们国家对"废疾者皆有所养"的充分体现。参与助残事业是全社会的事，所以莱阳复健医院的创建，是历史发展之必然，也彰显了我们复健人的助残情结。

今天，解读《礼记》"天下为公"，切入的另一议题是"废疾者皆有所养"。作为被莱阳市残联聘任的莱阳市残疾人康复服务中心主任、莱阳复健医院理事长,我对大家选择来复健医院工作表示赞许。我们是一群"小人物",但就是由同我们一样的全国从事助残事业的这些"小人物",成为一砖一瓦构建起这座和谐社会大厦;就是这些"小人物"点点滴滴的爱心,托起了残疾人康复的大事业。

2007 年我们曾成功地为 40 余名残疾青年举办了一期三年制的康复保健专业的职业中专班,其后又开办了多期保健按摩师学习班,既提高了残疾青年的学历层次,又使他们学到了一门谋生的技术,提供了就业的机会。今后医院除了完善残疾人的康复医疗外,要充分发挥莱阳复健医院与山东烟台中医药专修学院的联合体机制,开展助残事业。于是,集残疾人康复医疗、职业教育、就业创业于一体的大复健工程的构想,在我的头脑中酝酿着。即在"爱心复健系统工程"的基础上,将残疾人的康复医疗(包括小儿脑瘫、成人"三瘫一截"、青少年弱视)与残疾人职业教育、残疾人就业创业三位一体地结合起来,不但通过医疗康复,解决残疾人身体上的残疾,而且通过系统的职业教育,让一部分适龄残疾人提高专业技术层次;或通过短期技能培训使他们掌握一技之长,并通过灵活的就业方式,让残疾人和用人单位进行对接;或组织残疾人群体创业,自立自强,实现真正意义上地融入社会,回归社会,更重要的是解决了残疾人心理的"残疾"。三位一体的残疾人大复健模式,目前在全国尚无先例,如果能做好做大,将是造福社会、惠及民生、深得民心的一件大事,但其中的难度我们不是不清楚。"合抱之木,生于毫末;九层之台,起于累土;千里之行,始于足下"。复健人助残的路刚刚起步,所以用我几年前给王永前院长题写的那帧条幅的话,结束今天讲座,并与大家共勉:"成不成之功,完难完之业。"这是对我们复健人创业的思想境界的诠释。

2005 年 12 月 15 日

"谈虎色变"与"谈'埃'色变"
——述疫病"不相染者"论

《二程遗书》记云："真知与常知异。常见一田夫，曾见虎伤，有人说虎伤人，众莫不惊，独田夫色动异于众。若虎能伤人，虽三尺童子莫不知之，然未尝真知。真知须如田夫乃是。"原意是说被虎咬过的人，才真知虎的厉害。后以谈虎色变比喻一提到可怕的事物，人连脸色都变了。

肺结核，俗称"痨病"。在链霉素问世之前，肺结核是一种死亡率极高的传染病。不用说谁患了肺结核了，即是接触过肺结核病人的人，亦甚恐之，几乎到了"谈痨色变"的程度。中华人民共和国成立后，在国家的一系列防治政策实施下，结核病已成为可愈之病。诚如巴金先生在《谈〈寒夜〉》中所云："不断进步的科学和无比优越的新的社会制度已经征服了肺病，它今天不再使人'谈虎色变'了。"2003年的"传染性非典型肺炎（SARS）"，在其流行之初，也到了"谈'非'色变"的程度！而今埃博拉病毒在非洲流行，大有蔓延全球之势，恐"埃"也成了一些人的"心病"，也到了"谈虎色变"——"谈'埃'色变"的程度。试想2003年"SARS"流行期间，我国迅速地控制住"SARS"疫情的蔓延，而已发疾病的患者得以有效治疗。也正如巴金先生当年所说的"不断进步的科学和无比优越的新的社会制度"，及广大医务工作者的努力"使它今天不再使人'谈虎色变'了。"

2014年8月9日，中国宣布已掌握埃博拉病毒抗体基因，同时具备对埃博拉病毒进行及时检测的诊断试剂研发能力，这让世界为之惊喜。中国疾病预防控制中心病毒所的文告宣示：目前全球还没有治疗埃博拉出血热的特效药物，也没有可预防埃博拉病毒感染的有效疫苗。所以"恐埃"之"心态"，"谈'埃'色变"的程度，也不足为奇了。于是笔者从"谈虎色变"之典，引发了从中国医学发展史的角度，谈中医药在历次疫病防治中作用，及其与五运六气学说的学术渊薮。

从汉代张仲景《伤寒杂病论·序》中可知："余宗族素多，向余二百。建安纪年以来，犹未十稔，其死亡者，三分有二，伤寒十居者七。"公元 184 年甲子岁至公元 243 年癸亥岁，乃大司天第 49 甲子下元。仲景序中所讲的"建安纪年"，岁为公元 196 年，正处于第 49 甲子下元，厥阴风木少阳相火之风火用事之纪。正值风火运中，即是外感风寒，也极易蕴热化火。故仲景在《素问·热论篇》的基础上，考察了整个外感病的演变过程、病邪的盛衰变化、人体正气的强弱程度，从而建立了伤寒热病六经病证体系。如以桂枝、麻黄之温，治中风、伤寒之病；以葛根、芩连、白虎、承气、柏皮、栀豉之清，治温热、湿热之病，于是形成了以《伤寒论》为内容的伤寒学派学术体系。

金代刘完素，字守真，河间人，故后世又称其为刘河间。刘氏约生于宋大观四年，即公元 1110 年，一生处于宋朝南迁的动乱时期，战争连年不断，温热病广泛流行，死亡率达到了惊人的程度。时处第 64 甲子下元，即公元 1084—1143 年，少阳相火厥阴风木之火风用事之纪，加之北方气候干燥，极易蕴热，人体外感风寒易化热化燥，故以火热立论，倡"六气皆能化火"说。将《素问》病机十九条中，属于发热病的 23 种病症的范围予以扩大至 57 种，以说明火热致病的广泛性，并于 1186 年著成《素问玄机原病式》。其著表述了火热与风、湿、燥、寒诸气的关系，即诸气皆能化火生热，故而有风与火热、湿与火热、燥与火热、寒与火热及五志过极亦皆为火热之论。以其火热病机及其治疗理论，成为"主火论"之"寒凉派"的师祖。

在中国医学史上，有一批以研究温热病为著的医学家，从而形成了一个大的医学流派，即明清之世的温病学派。近世学者均认为温病学派的形成与伤寒学派和河间学派有着密切的关系，也就是说温病学派是由伤寒学派及河间学派衍生出来的一个独立的新学派。究其因，三学派形成的年代皆为"厥阴风木少阳相火"之"风火用事"之纪，或"少阳相火厥阴风木"之"火风用事"之纪。代表人物为明末著名的医家、江苏洞庭人吴有性（字又可）。《清史稿》记云："当崇祯辛巳岁（公元 1641 年），南北直隶、山东、浙江大疫，医以伤寒法治之不效，有性推究病源，就所历验，著《瘟疫论》，古无瘟疫专书，自有性书出，始有发明。"公元 1641 年，时处大司天第 73 甲子下元，公元 1624—1683 年，为厥阴风木少阳相火之风火用事之纪，加之明末农民起义风起云涌，大兵之后必生大疫，造成温病流行不止。吴有性在继承前人学术成就的基础上，根据自己治疗温病的实践体会，突破了外感病传统的六淫病因学说，创立新的病因理论"杂气说"，并提出了"九传治法"，开创了中医瘟疫学说新局面，并有我国第一部温病学专著——《瘟疫论》传世。吴氏并以此成为早期的温病学派——瘟疫学派的代表人物。

清代初期，江苏吴县出了一位治疗杂症医学大家，而且又是一名医术卓绝的温病学家叶桂（字天士）。叶氏具有渊博的医学知识和精湛的治疗技术，且又致于创新，尊古而不泥古，能突破前人成法，创立了温病的卫气营血辨证，从而极大地推动了温病学说的发展。叶天士出生于一个医学世家，生卒年代公元 1666—1745 年。《清史稿》载其"十四岁丧父，从学于父之门人"。叶氏学医时，时在公元 1680 年，时处大司天第 74 甲子少阴君火阳明燥金火燥用事之纪，故而形成温热病高发的气候背景。继叶天士之后，于公元 1758—1783 年，清代又出了一位温病学大家吴瑭（字鞠通），其在继承前人的基础上，根据《内经》三焦部位说，及刘河间"三焦分治"理论，创立一种新的辨治温病的方法，即"三焦辨证"。并于 1798 年，有《温病条辨》专著问世。从其师承刘河间"三焦分治"理论渊源，及其从医跨越第 75 甲子之太阴湿土太阳寒水之湿寒用事之纪，及第 76 甲子少阳相火厥阴风木之火风用事之纪的历史空间，气候病候复杂，而有寒湿火风用事之纪，故而在以手太阴肺营卫气血辨证的上焦温病立论的基础上，又立足太阴脾和足阳明胃的中焦温病辨证，及以肝肾病症为内容的下焦温病辨证。

综观中国医学史，任何一种学术思想的产生和任何一个医学流派的形成，都有其具体的客观原因，其中包括社会背景、地理环境、哲学思想等。

公元 1984—2043 年，时乃第 79 甲子，为厥阴风木少阳相火下元之纪。与张仲景时之第 49 甲子，刘完素时之第 64 甲子，吴有性时之第 73 甲子，吴瑭时之 76 甲子，均为风火、或火风用事之纪，即疫病可发之纪。2003 年的"SARS"，近几年的"禽流感""手足口病""流行性腮腺炎"，及今天世人"谈'埃'色变"的埃博拉病毒而致的烈性传染病，均为"疫气"致病。故今天防治埃博拉病毒，当结合风火用事之纪及值年之运气，参以历代医家经验，按温热病辨证施治大法，以冀形成防治埃博拉病毒的有效方药。

烈性传染病，古称"疫疠""瘟疫"。《素问·六元正纪大论篇》，太阳司天之政初之气有"民乃厉"，厥阴司天之政终之气有"其病温厉"之记。"厉"同"疠"。就中医学五运六气学说认为：天气之病曰"疫"，地气之病曰"疠"。故《素问》遗篇中，有"刚柔失守化疫、化疠之纪"及"三虚化疫之纪"；在《素问·刺法论篇》中，有"五疫""五疠"致病之刺（详见笔者《五运六气三十二讲》第二十九讲天地失序化疫之纪）。这对结合值年之运气，运用针灸方法防治疫病有着深远的意义。诚如清代石寿棠《医易·百病提纲论》所云："人禀天地之气以生，即感天地之气以病，亦必法天地之气以治。"

在"天地失序化疫之纪"一讲中，首先谈到《素问·本病论篇》，有"天地二甲子，十干十二地支，上下经纬天地，数有迭移，失守其位"，"四时不节，即生大疫"的记载；《素问·刺法论篇》有"明其奥旨，天地迭移，三年化疫，是谓根之可见，必有逃门"。在该二篇中，有黄帝与岐伯之问对，表述了十天干之五运，分属阴阳，阳干气刚，阴干气柔，故谓刚柔二干失守，必会给人造成疾病，要明白其奥妙之所在，又必须通晓为何司天在泉之气逐年更迭迁移，三年左右就可造成时疫流行。其意义就在于如果能够懂得这里面的奥妙，就能找到它的根源，即五运太过之年，"刚柔二干，失守其位"，而有"天地迭移，三年化疫"的致病规律，人们也就有了避免染发疫病的方法。故云："根之可见，必有逃门。"其治，《素问·刺法论篇》中，有"既明天元，须穷刺法，可以折郁扶运，补弱全真，写盛蠲余，令除斯苦"之记载。在该讲中尚有"三虚化疫之纪"一节，表述了五运不及之年，因天气虚，人气虚，"神失守位"，"三虚"而发五疫及其相应之治法。《素问·本病论篇》云："黄帝曰：人气不足，天气如虚，人神失守，神光不聚，邪鬼干人，致有夭亡，可得闻乎？岐伯曰：人之五脏，一脏不足，又会天虚，感邪之至也。""邪鬼干人"，即疫邪伤人。意谓人体正气不足，又值五运不及之年，天气也不正常，加之人精神不振，阳神不聚，即人气、天气与人神三虚而发疫病。强调除去"四时不节，即生大疫"的因素外，人之体质差，神气不足，也是感受疫病的重要原因。故《素问·刺法论篇》而有"人虚即神游失守位，使鬼神外干，是致夭亡"之论。"鬼神外干"，即疫邪之害外袭。

在《素问·刺法论篇》中，尚有疫病预防的立论："黄帝曰：余闻五疫之至，皆相染易，无问大小，病状相似，不施救疗，如何可得不相移易者？岐伯曰：不相染者，正气存内，邪不可干，避其毒气，天牝从来，复得其往，气出于脑，即不邪干。""天牝"即鼻窍。张介宾注云："鼻受天之气，故曰天牝。"表述了为使人避免感受这种疫毒，首先要正气充实于内，邪气不可能来犯；再者要避免呼吸道的传播，远离病源；振作精神，或调息，以益人神。

在《素问·刺法论篇》有五疫之刺，是重在预防发病之刺。该篇尚有"气神合道"之刺的记载："黄帝问曰：十二脏之相使，神失位，使神彩之不圆，恐邪干犯，治之可刺？愿闻其要。岐伯稽首再拜曰：悉乎哉！问：至理，道真宗，此非圣帝，焉究斯源，是谓气神合道，契符上天。""圆"，丰满的意思。"神彩之不圆"，即神彩不丰满。本段经文表述了人体十二个脏器是相互为用的，任何一个脏器不能保持神气的充足，就会使神彩不能丰满，容易感受病邪的侵犯，此即《本病论》中所讲的"神守失位"之谓。预防的要义是"气神合道，契符上天"。讲的是人的精气神都要维持正常的生理功能，并符合自然规律，即论中所讲的"至理道真宗"。《灵枢·九针十二原》云："五脏有疾者，当取之十二原。"故其治在《素问·刺法论篇》中有"凡此十二官者，不得相失也。是故刺法有全神养真之旨，亦法有修真之道，非治疾也"之论，即刺十二藏经脉之原穴，以成"全神养真"之效；以静坐调息之法，而成"修养和神"之功。并强调"此非治疾也"，以其"修养和神"之法，俾"道贵常存，补神固根，精气不散，神守不分"，而"正气存内，邪不可干"，从而达到防病的目的。即《素问·刺法论篇》中所述："至真之要，在乎天玄，神守天息，复入本元，命曰归宗。""天玄"，即人身之精，张介宾注云："玄者水之色，天一之义，以至真之要，重在精也。""天息"，马莳注云："儿在母腹，息通天元，人能绝想念，亦如此，命曰返天息。""归宗"，谓返其本来之元气。全句意谓至真之道的关键是保养好人体之精，防止"人气虚"之害；神气内守，"天息"常存，回归本元，以防"神守失位"之灾，此即"不相染者，正气存内，邪不可干"的防病机制。历史的经验证明，每次疫病流行，被夺其生命者，多为老病残弱者。从一个四时伤风感冒疾病而论，也是因"三虚"致病。所以从中医对温热病的防治经验来看，对埃博拉病毒的传染采取一定的预防措施，就用不着谈"埃"色变了。

除了通过现代科学研究可有效地控制疫病的流行，同时接受中医药的防治经验，加之人们的自身的"全神养真"，也是预防疫病感染的良好方法。

2014 年 11 月 21 日

周秦道论浅说

"'天下一致而百虑，同归而殊途。'夫阴阳、儒、墨、名、法、道德，此务为治者也。"

——《史记·太史公自序》

道是中国思想中最崇高的概念。所谓行道、修道、得道，都是以道为最终目标的广义道论，而狭义道论是指道家的哲学。道家思想在中国传统思想文化的历史发展中具有重要地位，发挥过独特作用。例如成书于战国、两汉时期的医学巨著《黄帝内经》，就是受道家黄老之学影响而形成的。长期以来，国内外都流行一种模糊观念，似乎儒家文化可以替代或代表着整个中国传统文化，把传统思想文化单一化、凝固化、儒家化，这显然是不符合历史现实的。这一观念的流行，自有其形成的历史根源，所以自今"儒热道冷"的局面尚未改变。尽管"医易同源"，但从《黄帝内经》一书的命名，及所阐发的"黄老之学"的医学理论内容而论，《黄帝内经》的理论体系的构建是以道家学术思想为主体的。由于"医源于易"的偏见，所以对"儒医"的概念也有误区。儒，古称术士，在周秦、西汉用以称某些有专业知识的人。如《周礼》有"儒以道得民"的记载，郑玄注谓"儒，诸侯保氏有艺以教民者"。俞越在《群终平议》中称"儒者，其人有技术者也。"由于孔子创立儒门、儒家学派（简称儒学），而儒又被泛指信奉孔子学说的人，儒又称儒士、儒人；通晓儒家经书的人又称为儒生。儒家经典的书，又被称为儒经、儒书，于是儒家学派就被称为儒教、孔教。旧时称儒生学医者名曰儒医，如宋代洪迈《夷坚甲志·谢与权医》中有"有蕲人谢与权，世为儒医"的记载；清代王士禛在《池北偶谈·谈异五·刘大成》中有"文登生员刘大成以儒医耆德，为乡党所推，卷修学宫"的论述。讲的是"以儒医耆德"的刘大成，既是一名秀才，又是一位名医。"良相燮理阴阳，平治天下；良医燮理阴阳，挽回造化"清代顾松园《顾松园医镜》，说明了历代名医都是通晓四书五经，具有文史哲的雄厚知识的人。生员是指封建社会国家及州、县在学的学生。后来是指经各省级考试取入府、州、县学习者，统称秀才。邹韬奋在《无所不专的专家》文中，称谓："医生原是一种很专门的职业，但在医字之上加一个'儒'字，称为儒医，儒者是读书人也。于是读书人不但可以'出将入相'，又可以由旁路一钻而作'医'。"综上所述，儒医的概念有古今之不同，但历代儒医的学术思想仍然脱离不了黄老道家学术思想的窠臼。

狭义的道论，是指道家的理论。广义的道论系指先秦诸子之道。即"夫阴阳、儒、墨、名、法、道德，此务为治也"。

一、诸子道论

周秦之际，诸子峰起，百家争鸣。其中影响较大的有儒、墨、道、法，还有阴阳家、名家、纵横家、杂家、农家、小说家。正如《汉书·艺文志》诸子略中所云："诸子十家，其可观者九家而已。皆于王道既微，诸侯力政，时君世主，好恶殊方，是以九家之术峰出并作。各行一端，崇起所善，以此驰说，取合诸侯。其言虽殊，辟犹水火，相灭亦相生也。仁之与义，敬之与和，相反皆相成也。《易》曰：'天下同归而殊途，一致而百虑。'今异家者各报所长，穷知究虑，以明其旨，虽有蔽短，合其要归，亦六经之支与流裔。使其遭明王圣主，得其所折中，皆股肱之材已。"由此可见，诸子之论，不外乎以天、地、人之事理，阐发其"帝王之道"。

其实《汉书》对"诸子道论"的"同归而殊途"的认识，源自司马谈的《论六家要旨》。司马氏为颛顼、唐虞、夏商及周诸朝史官，可谓之家学源远。司马谈"学天官于唐都，受易于杨何，习道于黄子"，又均得之于真传，故而对先秦诸子之学研究颇深。司马谈在论及六家要旨时，首先指出了阴阳、儒、墨、名、法、道德，此务为治也者，乃"天下一致而百虑，同归而殊途"。在对六家学说进行评说的同时，肯定了阴阳之术以其"春生夏长、秋收冬藏""天道之大经"，以"序四时之大顺"；儒者，"序君臣父子之礼，列夫妇长幼之别，虽百家弗能易"；墨者，"强本节用，则人给家足之道也。此墨之所长，虽百家弗能废也"；法家，"正君臣上下之分不可改也"；名家，"挖名责实，参伍不失，此不可不察也"，以上五家的"帝王之道"，取其一端而为重。当论及道家，则每以天地人事理泛论王道，而赞誉不已："道家使人精神专一，动合无形，瞻足万物。其为术也，因阴阳之大顺，秉儒墨之誉，摄名法之要，与时迁移，应物变化，立俗施事，无所不宜，指约而易操，事少而功多。儒者则不然，以为主天下之仪表也，主倡而臣和，主先而臣随。如此则主劳而臣逸。至于大道之要，去健羡，绌聪明，释此而任术，夫神大用则竭，形大劳则蔽，形神骚动，多与天地长久，非所闻也。"又云："道家无为，又曰无不为，其实易行，其辞难知。其术以虚无为本，以因循为用。无成势、无常形，故能究万物之情，不为物先，不为物后，故能为万物主。有法无法，因时为业；有度无度，因物与合。故曰'圣人不朽，时更为守。虚者道之常也，因者君之纲'也。群臣并至，使各自明也。其实中其声者谓之端，实不中其声者谓之窾。窾言不听，奸乃不生，贤不省自分，白黑乃形。在所欲用耳，何事不成！乃合大道，混混冥冥。光耀天下，复反无名。凡人所生者神也，所托者形也。神大用则竭，形大劳则蔽，形神离则死。死者不可复生。离者不可复反，故圣人重之。由是观之，神者生之本也，形者生之见也。不先定其神，而曰：我有以治天下，何由哉？"

由此可见，司马谈推崇道家，以形神及有为无为的辩证关系阐发道家的理论，从而说明道家的理论是最基本的东西，而其他五家的理论则是枝叶的东西。故尔后世研究道家学说，多由司马谈《论六家要旨》入手，方可窥其奥旨。《汉书·艺文志·诸子略》云："道家者流，盖出于史官，历及成败存亡祸福古今之道，然后知秉要执本，清虚以自守，卑弱以自持，此君人南面之术也。合于尧之克攘，《易》之嗛嗛，一谦而四益，此其所长也。"此论言简意赅地说明了道家出于史官，而巫、史又合而为一。占卜为古代宗教活动的重要内容，如《礼记·月令》记立冬之日，"命太史衅龟筮，占兆审卦吉凶。"注云："占兆者，现《龟书》之繇文；审卦者，审《易》书之休咎。皆所以明其理而待用也。衅龟而占兆，衅筮而审吉凶，太史之职也。"古代卜筮之书，只存《周易》，其余皆失。《周易》为古代卜筮活动的记录，《周易》中许多思想与道家相合。

每一文化区域，都有它的中坚思想，每一中坚思想都有它最崇高的概念和最基本的原动力。而中国古代最崇高的概念是道，而周秦诸子之道均认为道为"万物之宗"。

刘邵《人物志》谓"老子以虚为道，以无为为德"。《管子·心术篇》有"虚无无形谓之道，化育万物谓之德"的记载，是以道德并论。而《老子》有"圣人处无为之事，行不言之教"；《淮南子·原道论》有"无为为之而合于道，无为言之而通于德"的记载。皆兼统二者而言。即道可通于德，德复可通于道。德者，道之殊称也。"道德"之旨，归于无为，无为之用，系于人主，其术以虚无为本，以因循为用。周秦诸子，以道德为主术，为君道，故而凡习帝王之术者，则谓修道德，或谓习道论。

二、《老子》道论

道家思想以其旷达玄远，气势清高，素为世人所推崇。道家思想的基本特征是"道法自然"的哲学框架，并以此形成博大精深的道家哲学理论体系，并对中国古代哲学的发展起到了主导作用，其本体论、方法论、认识论诸方面，立论宏伟、远见玄妙，均为先秦诸子哲学所不及。《道德经》又称《老子》，共 81 章，分上下篇。上篇言道，下篇言行，又称上篇为道经，下篇为德经。《老子》思想在先秦诸子百家争鸣中，以其独特的学术包容精神，不断地融摄异家思想，从而形成"其为术""因阴阳之大顺，采儒墨之善，摄名法之要"新的道家思想。

（一）道家源流

道家学说源远流长，《汉书·艺文志》著录了伊尹、太公、辛甲、鬻子、筦子诸书，皆在老子前。而且老子《道德经》有"古之善为道者，微妙玄通，深不可识"的论述。说明了《道德经》乃道家理论之集大成者，其起源更早。正如宋代理学大家朱熹所云："盖老聃，周之史官，掌国之典籍，三皇五帝之书，故能述古事而信好之。如五千言，亦或古有是语，而老子传之，未可知也。《列子》所传黄帝书，即《老子》谷神不死章也。"说明了《道德经》是汇集古代道家的语录。

《汉书·艺文志》云："道家者流，盖出于史官，历记成败存亡祸福古今之道，然后知秉要执本，清虚以自守，卑弱以自持，此君人南面之术也。合于尧之克攘，《易》之嗛嗛，一嗛而四益，此其所长也。及放者为之，则欲绝去礼学，兼弃仁义，曰独任清虚可以为治。"此论言简意赅地说明道家出于史官，其学术思想包括了帝王之术和《易》学原理。

夏商时期中国就有了史官制度，史官便是巫师。史官分工很细，有大史、小史、内史、外史、御史等，各司其职。由于巫史合一，史官在记载立事、"以司典籍"等工作中便有一个重要特点，就是记载帝王统治经验和国家祭仪、宗教、巫术、民俗活动。于是巫文化与史官文化合一，形成独具特色的巫史文化，因此道家学说的形成吸收了原始宗教的许多思想。占卜为古代宗教，《龟书》和《易》为原始宗教典籍。《周礼·春管》尚有太卜"掌三《易》之法：一曰《连山》，二曰《归藏》，三曰《周易》，其经卦皆八，其别皆六十有四"的记载。《连山》《归藏》《周易》又称"三易"。古代《龟书》和《易》书，现仅存《周易》，其余皆佚失。《周易》为古代宗教卜筮活动的记录，其中除有大量母系氏族宗教传统外，同时《周易》中许多思想与道家相合，于是又产生了一个《老子》源于《周易》的说法。如宋人邵尧夫云："老子得《易》之体，留侯得《易》之用。"近人李大昉云："老子之书多与《周易》合。"由此可见《老子》与《易》的思想亦有其血缘关系。黄剑在《论老子哲学同〈易〉的血缘关系》一文中则有详论。而胡孚深则有四点立论：其一，《易经》中阴阳二爻与老子诸多二元对立或相反概念在思想上相通，《易》在没有卦辞之前，仅以阴阳二爻表示阴阳、消息、奇偶相反相成之象；而《老子》一书是专论阴阳、消息、相反相成之理的，提出美恶、正奇、生死、祸福等概念，均与《易》思想相合，而《周易》六十四卦的排列上也是两两相对，如"乾"与"坤"，"泰"与"否"，"既济"与"未济"等等。其二，《易经》由天道及人事，这与道家的究天人之际的传统是一致的，而和罕言天道的儒家是有别的。其三，《易经》虽然"崇刚"，但有"亢龙有悔，盈不可久"等诸多论述，与《老子》的"物壮则老"的原始道家思想俯拾皆是。其四，《汉书·艺文志》称道家为"《易》之嗛嗛，一嗛而四嗌，此其所长也"，这也是道家思想源自古代宗教文化，及《老子》继承和发挥了《易经》关于变易之佐证。

（二）《老子》的哲学观

《老子》是一部探索宇宙、社会、人生的书，是古代哲学理论宝库中重要的著作之一。以老子为代表的道家思想，在漫长的历史长河中，是能够始终与以孔子为代表的儒家思想相抗衡的最大思想流派。它的思想对后世的哲学、社会科学、文化思想、医学、兵法等各领域，都有深刻的影响。

"道"是《老子》哲学最高的概念。《老子》的哲学思想博大精深，它既包括丰富的哲学思想，又蕴藏着丰富的政治、伦理、美学、医学及其他学术思想。道家的"道法自然"的自然观，强调了人与自然的统一，锐意探索宇宙的生命的奥妙。其对于自然科学的发展无疑有着多方面的启迪作用。例如《黄帝内经》就是继承了道家的宇宙本体论和辩证思维的哲学体系而成的医学巨著。

1. 宇宙本原论

老子终生研究天道，化入自然，法道寻律，至大器晚成之时，竟然驱青牛过函谷关，留墨迹真经流传。所以老子道家哲学有究天人之际的特点。老子以天道来规范人道，援人道融入天道，追求天人合一的最高境界。老子云："道大、天大、地大、人亦大。域中有四大，而人居一焉。人法地，地法天，天法道，道法自然。""道法自然"，即函法于自然，以自然为法则，此乃老子思想的一个核心问题，也是道家学派的思想主旨之一。

"道"在《老子》里，首先被看着是生育天地万物的本原。《老子》中"无名天地之始，有名万物之母"的"无名"和"有名"，就是道的代名词，就是把道看成了物的始祖或母体，把道看成生育天地万物的本原，从而形成本原论的观点。"本体论"亦称"本原论"，关于这一点，《老子》在诸多篇章中均有论述。如四十章中有"天下万物生于有，有生于无"的记载；四十二章中有"道生于一，一生二，二生三，三生万物"的论述。由此可见，"道"的第一要义是指生育天地万物的最终本原，这在天道观上又是一次重大的理论变革，是对我国古代本体论思想发展的一大贡献。《淮南子·齐俗篇》有如下的赞誉："道德之论，譬犹日月也，江南河北，不能易其指；驰骛千里，不能易其处。"

2.《老子》的辩证法思维

在《老子》看来，天地万物运动变化，是以"道"来规范的，就其所揭示的自然规律而言，寓有深刻的辩证法思想。

"有无相生"——对立统一规律

《老子》第三章里有"有无相生，难易相成，长短相形，高下相倾，音声相合，前后相随"的论述。以"有无相生"反映了"相反相成"的矛盾法则。文中的"有无""难易""长短""高下""音声""前后"可用"相反"二字概括；而"相生""相成""相形""相倾""相合"，可用"相成"二字概括。"有无相生"的内容，表达了"相反相成"的思想，即今天哲学上的对立统一规律，这一思想贯穿于《老子》全书中。其中反映自然的矛盾有"寒热""大小""轻重""壮老""死生""雄雌"等；反映社会领域矛盾的有"强弱""刚柔""贵贱""祸福""治乱"等；反映思想领域里的有"是非""睿愚""巧拙""辩讷"等。这些矛盾观念的表露，均是基于"万物负阴而抱阳"这一主题，表达了"阴阳"是天下万物万事的总纲。《老子》重视的不是排斥和对立的倾向，而是阴阳的相互依存。对立统一是《老子》朴素辩证法精华所在。至于阴阳学说渗透到医学领域，才促进了《黄帝内经》理论体系的形成，并用以来分析、论证人体的生理活动和病理变化规律。《素问·阴阳应象大论篇》中开宗明义阐明了"阴阳者，天地之道也"。张介宾注云："道者，阴阳之理也。阴阳一分为二也。太极动而生阳，静而生阴，天生于动，地生于静，故为天地之道。"由此可见，阴阳的思想方法、理论观点普通地贯穿于《黄帝内经》中，并成为中医学理论基础。

"反者道之动"——否定之否定规律

《老子》第四十章中有"反者道之动"的命题，讲的是事物向相反面转化是"道"的运动，揭示了世上一切事物都是走向自己的对立面这一规律。"飘风不终朝，暴雨不终日"，"天地尚不能见，何况人乎"，"曲则全，枉则直，洼则盈，敝则新，少则得，多则惑"。一切事物都必然走向反面，体现当今哲学中的"否定之否定"法则。"反者道之动"的规律同样影响着《黄帝内经》的思想，如《黄帝内经》中的"寒极生热，热极生寒""重寒则热，重热则寒"及"壮火食气""少火生气"，在《黄帝内经》称为"阴阳反作"，这与《老子》的"反者道之动"是同出一辙，当属现代哲学的"否定之否定"规律范畴。

"大小多少"——量变质变规律

《老子》第六十三章有"大小多少，图难于易，为大于其细；天下难事，必作于易，天下大事，必作于细"的论述。讲的是大生于小、多起于少的道理，即天下难事是从一个个易处完成的；天下的大事，是从一个个具体部分完成的。这一思想在第六十四章中则有形象的比喻："合抱之术，起于毫末；

九层之台，起于垒土；千里之行，始于足下。"由"毫末"到"合抱之术"，由"垒土"到"九层之台"，由"足下"到"千里之行"，《老子》讲的是事物的变化都有一个量的积累过程——即量变规律。尽管老子忽略了从量变到质变的规律，但在此章中已接触到了量变到质变的内涵。而《黄帝内经》的"积阳为天，积阴为地""阳化气，阴成行""寒气生浊，热气生清"及"地气上为云，天气下为雨"亦寓有《老子》"大小多少"规律及现代哲学的"量变质变"规律之雏形。

应当讲，从《老子》的"有无相生""反者道之变"及"大小多少"的有关论述，可看到现代哲学三大规律雏形，是难能可贵的。

《老子》的宇宙本体论及其辩证法思维，在上面的论述中已涉及了对《黄帝内经》的影响，如后世称《黄帝内经》为黄老之学就是卓证。同时《老子》也对后世的诸子之学的发展也起到了主导作用，例如稷下黄老道家，提出了"道"即"精气"的思想。用气来说明"道"，是中国哲学史上的一个重要观念。《老子》的"道生一"，学术界多解释为"元气"。而《管子·枢言》有"有气则生，无气则死，生者以其气"的论述，《心术》篇有"气者，身之充也"，《内业》篇则有"道者，所以充形也"的记载。由此可见，《管子》中有一个明显的变化，是把"道"与"气"等同。它如《庄子》同《老子》一样，把"道"看成产生世界万物万事的最后本体。如其在《则阳》篇中有"是故天地者，形之大者也；阴阳者，气之大者也，道为之公"的论述；在《大宗师》篇中则有"夫道有情有信，无为无形；可传而不可受，可得而不可见；自本自根，未有天地，自古以固存……在太极之先而不为高，在六极之下而不为深，先天地生而不为久，长于上古而不为老"的记载。再如其后的《吕氏春秋》，不仅继承了《老子》的本体论思想，而且发展了稷下学派的"精气观"，认为精气不仅是世界事物的本原，而且是精神的根源。它如《老子》创立"精气"的概念，有"精气为人""精气有以相传"的文字，开创了中国哲学的"气一元论"之先河。

3. 老子的养生思想

《老子》不但重视哲学、政治、伦理等问题，也极重视养生之道。它明显提出"摄生""自爱"的立论。并对后世道家思想起到了很大的影响，而"养生之道"成了道家和医家的主体思想和重要活动之一。除了《黄帝内经》之外，尚有皇甫谧、葛洪、陶弘景、孙思邈等先贤，均是集道、医于一体之集大成者。尚有道人陈抟的《先天图》《无极图》及其内丹学理论，金元时期全真七子的养生之道、气功修炼，马丹阳的《马丹阳天星十二穴治杂病歌》传世。而邱处机在继承了王重阳、马丹阳的学术思想，主张清心寡欲为修道之本，并有《摄生消息论》传世。其后清初有傅山，在医学上有《傅青主女科》《男科》《产后篇》传世，尚博通经史，潜心诸子和佛道的研究，兼通诗文、书画、金石之学，而有《霜红龛集》传世，周作人称其"于儒释道三者都能通达"。

《老子》所阐明的养生之道，主要注重保养精气、寡情少欲和不自益其生。注重养气，是古代医家的重要思想。《老子》第十章中所说的"抱一"论，讲的是聚结精气，即精神与体魄统一于道的要求，"一"即是"道"。第五十五章所讲的"赤子"论，是阐明保持平和之气，即保守精气的重要性。所以《老子》的守气和聚气当是后世医家"卫生之道"之源头。同时《老子》认为"寡性少欲"是保养精气的重要手段。如在第十二章中有"五色令人目盲；五言令人耳聋；五味令人口爽；驰骋数猎，令人心发狂；难得之质，令人行妨"的论述，告诫人们情欲过多不利于养生。过度的物质享受，会导致过早地衰老，不合养生之道。同时在第五十章、五十二章告诫人们控制人喜怒哀乐情感对人体健康的重要性，及"清静可以天下正"的养生之道。《老子》的这一思想，在《黄帝内经》中得以充分发挥，前已谈到《黄帝内经》是一部黄老道家思想为主体的医学著作。它除了继承和发扬了道家、阴阳家的道论之外，更重要的是它继承了黄老之学的精气学说。

道家思想发展至战国中期产生了变化，其稷下学派把老子的"道"，一变为"气"，建立起唯物主义精气学说的思想体系。而《黄帝内经》将精气作为宇宙万物的本原，气是万物资生的物质基础。如《素问·天元纪大论篇》中关于《太始天元册》有"太虚寥廓，肇基化元，万物资始，五运终天，布气真灵，揔统坤元。九星悬朗，七曜周旋，曰阴曰阳，曰柔曰刚，幽显既位，寒暑弛张，生生化化，品物咸章"的论述。而在《素问·宝命全形论篇》中则有"天地合气，别为九野，分为四时，月有大小，日有短长，万物并至，不可胜量"及"人以天地之气生，四时之法成"的记载。说明了万物的产生都是以气为基础的。

三、阴阳家与数术学

阴阳家在理论方面的建树是阴阳五行学说。阴阳、五行的起源很早，至战国时期方发展成阴阳学说和五行学说。阴阳家的代表人物邹衍，将阴阳学说和五行学说揉为一体，拘成了系统的解释宇宙－社会－人类的理论图式。

司马谈在《论六家要旨》中，把阴阳学派列为六家之首："夫阴阳四时，八位、十二度、二十四节各有教令，顺之者昌，逆之者不死则亡……春生夏长，秋收冬藏，此天道之大经也，弗顺则无以为天下纲纪，故曰：四时之大顺，不可失也。"

《汉书·艺文志·诸子略》记有"阴阳二十一家，三百六十九篇"，称"阴阳者流，盖出于羲和之官，敬顺昊天，历象日月星辰，敬授民时，此其所长也"。《兵书略》记有"阴阳十六家，二百四十九篇，图十卷"，称"阴阳者，顺时而发，推刑德，随斗击，因五胜，假鬼神而为助者也"。由此可见，《史记》《汉书》中阴阳家与诸子一样，就其"道论"的内容而言，仍是"帝王之道""南面之术"。对各家学说起源的描述是"诸子出于王官"。

在诸子百家兴起以前，官师政教合一，学在官府。到了春秋末期，天子失政周朝衰落，王官散于民间而诸子兴起。诸子之学则代替了"王官之学"，从而形成了诸子百家争鸣的时代。据《汉书·艺文志》所载刘歆的观点："儒家出于司徒之官；道家出于史官；阴阳家出于羲和之官；法家出于理官；名家出于礼官；墨家出于清庙之守；纵横家出于行人之官，杂家出于议官；农家出于农稷之官，小说出于稗官。"此即诸子之学之渊源。从而说明了周朝是一个贵族政治制度的社会，贵族养了一班专家为他们从事政治经济活动，历史称为"养士"。在春秋后期，贵族制度衰微，则士散于民间，于是"私学"兴起。

《史记》所记的阴阳家是以天道为天下之纲纪，而《汉书》引刘歆的观点，阴阳家出自"羲和之官"。阴阳家以"敬顺昊天，历象日月星辰，敬授民时"为其长。由此可见，阴阳家的学术源于方士传艺的数术学。

根据冯友兰的观点是阴阳家出于方士，他认为古代贵族养有大量的巫和数术专家，随着贵族政治的崩溃，这些专家流于民间，靠传艺为生，就成了方士。司马迁说方士传阴阳家邹衍之术，讲的是邹衍之术出于方士，此即阴阳五行学说与数术学之源薮。

《汉书·艺文志》根据刘歆《七略》称"凡数术百九十家，二千五百二十八卷"，"数术者，皆明堂、羲和、史、卜之职也"。数术略包括天文、历谱、五行、蓍龟、杂占、形法五种。称"天文者，序二十八宿，步五星日月，以犯吉凶之象。圣卫所以参政也""历谱者，序四时之位，正分至之节，会日月五星之辰，以考寒暑杀生之实。故圣王心正历数，以定三统服色之别，又以探知五星日月之会""五行者，五常之形气也……言进用五事以顺五行也……其法亦起于五德终始，推其极则无不至""蓍龟者，圣人之所用也""杂占者，纪百事之象，侯善恶之征""形法者，大举九洲之势以立城郭室舍形，人及六畜之度，器物之形容以求其声气贵贱吉凶。优律有长短，而各征其声，非有鬼神，数自然也"。

据《史记·孟子荀卿列传》所载，邹衍"称引天地剖判以来五德转移"，为"学者所共术"。以"深观阴阳消息而作怪迁之变""以阴阳主运"，将阴阳五行学说结合起来，以五行相生相胜为核心，建构了阴阳家的一套融宇宙 – 社会 – 人生于一体的运行法则。《汉书·艺文志》将邹衍归于阴阳家，成为阴阳家的代表任务；但有人根据《汉书·孟子荀卿列传》，以该篇中以大量篇幅介绍邹衍其人其书为例，将邹衍列为儒家人物；又有人以邹衍以阴阳立说，立黄帝为古史第一人，又称邹衍为道家。

邹衍是稷下学派的代表人物，齐国稷下学派产生于战国时期百家争鸣的时代，又称百家言。大约兴起于邹忌封下邳号成侯的前一年，即公元前355 年，齐威王二十二年间，在山东临淄的稷门外设立了一座大学堂，史称为"稷下之学"，集中了各国文学派别，是专门争论讲学的地方。《史记》有"宣王喜文学游说之士，自如邹衍、淳于髡、田骈、接予、慎到、环渊之徒，七十六人，皆赐列第九为上大夫，不治而议论，是以稷下学士复盛，却数百千人。邹衍总绘道家的阴阳数术原理，而有《终始》《大圣》之篇十余万言，受到当时各国诸侯的重视，而儒家的孔子、孟子却受到诸侯的冷遇。邹衍冠百家之首，他的"霸九州为天下雄"和"大圣"的大统一思想，影响了秦汉以后人们"达九州而方瀛海，牧胡而朝万国"的志向。儒家在"罢黜百家"之举中，却容纳了邹衍之说。从《汉书·五行志》"董仲舒治公羊春秋，始推阴阳，为儒者宗"的记载中，可以看出西汉董仲舒在糅和了阴阳家的思想，渗入到儒学之中，从而形成了阴阳五行之儒。但是应当看到邹衍的阴阳家和阴阳之儒有不同的区别，邹衍的"乃观阴阳、消息"，阴阳是作为矛盾的对立统一体的关系，而汉儒则将阴阳用来解释灾异的纬书。至此，说明邹衍以后再没有纯正的阴阳家可言了。至于邹衍是何家也不重要了，我们关注的是以阴阳消长为核心，结合五行生克所建构的宇宙－社会－人生的运行图式和数术学内容，及阴阳五行学说和中国数术对中医学的影响。

2007 年 9 月 20 日

论 "艺由己立　名自人成"

此语出自班固《与超弟书》："得伯章书稿，势殊工，知识读之，莫不叹息，实亦艺由己立，名自人成。"

班固，字孟坚，扶风安陵人。东汉史学家、文学家，撰《汉书》，其文辞渊雅，叙事详赡，继承了司马迁纪传体史书的形式，并开创了"包举一代"的断代史体例。原文中的"伯章"，即徐幹，字伯章，汉朝扶风平陵人，官至班超军司马。原文大意为：我得到徐伯章的书稿，其字体笔势工巧，熟识他的人看了它，没有不表示赞叹的。这实在可以说明，才能和技艺靠自己去建立，名声和荣誉在于别人的促成。

这篇书信，文极短，但被班氏家族奉为家训，因其道出了千古深奥的道理："艺由己立，名自人成。"

今天我为什么要讲这一段家训呢？是想与大家探讨复健医院"创建名牌医院，造就名优中医"的建院方略。名牌医院的内涵是以"复健六病"为医疗内容，以"三瘫一截"为新亮点。独木不成林，万木竞天方是春。"名院"是由名医团队构成，而名医是怎么形成的？班固已讲得很明白了——"艺由己立，名自人成"，即《礼记·学记》所讲的"玉不琢，不成器；人不学，不知道"。历代名医的成才之路可以借鉴《名老中医之路》三集及《名老中医之路续编》六集。而我入选的那篇《至重惟人命，最难却是医——从师，治学，传薪之路概述》，大家读了也许有所裨益。

"艺由己立"，告诉我们学医要付出艰辛努力，尤其要有深厚的中医基础理论知识。清代陈士铎《洞天奥旨·劝医六则》云："人不穷理，不可以学医；医不穷理，不可以用药。"试问一下，学针灸推拿专业的医生，经络学说掌握得如何？《灵枢·经脉》篇记云："经脉者，所以能决死生，处百病，调虚实，不可不通。"宋代窦材在《扁鹊心书·当明经络》篇中语云："学医不知经络，开口动手便错。盖经络不明，无以识病症之根源，究阴阳之传变。"若经络循行背不下来，学业结束尚不知每经"是动""所生病"的内容，是老师教得不好？还是自己学得不好？还是教材编得有问题？所以"先天"不足"后天"补课吧！

清代吴仪洛《本草从新》原序云："夫医学之要，莫先于明理，其次则在辨证，其次则在用药。理不明，症于何辨？证不辨，药于何用？"所以"辨证论治"是中医学的两大特点之一。仍以针灸为例，临床选用外治法，也要辨证论治。如《灵枢·背腧》篇专论"五脏之腧出于背者""灸之则可，刺之则不可"，并有补泻之法，盖因五脏之腧皆本于足太阳经而应于督脉也。阴阳水火之气交，灸之可者，能启脏阴之气也。刺之伤其阳损其阴，故云不可。若邪犯太阳经，可"扬刺"，或行刮痧，或行走罐之术，以祛皮部、孙络之外邪。有的人针灸取穴只知"天女散花""满天星"，扎得人像个刺猬，什么根结、标本、气街、四海理论不会应用，更不用说子午流注针法了。

《黄帝内经》是我国现存最早的一部医学典籍，是中国医学发展史上影响最大的鸿篇巨制。它包括《素问》和《灵枢》两部分。汉代孔国安序《尚书》称"伏羲、神农、黄帝之书，谓之三坟，言大道也"。张景岳《类经·序》云"《内经》者，三坟之一。盖自轩辕同岐伯鬼臾区等六臣，互相讨论，发明至理遗教后世，其文义高古渊微，上极天文，下穷地极，中悉人事，大而阴阳变化，小而草木昆虫，音律象数之肇端，脏腑经络之曲折，靡不缕指而胪列焉。"而张隐庵在《黄帝内经素问集注·序》中称："《素问》一册，帝与俞跗巫彭诸臣论次一堂。所详者，天人一原之旨；所明者，阴阳选乘之机；所研者，气逆更胜之微；所稽求者，性命攻荡之本；所上穷者，寒暑日月之运行；所下极者，形气生化之成败。"故《礼记·曲礼》云："医不三世，不服其药。"唐代孔颖达《礼记正义》注云："三世者，一曰《黄帝针灸》，二曰《神农本草》，三曰《素女脉诀》，又《夫子脉诀》。"《素问》古称《素女脉诀》，《灵枢》古称《黄帝针灸》。明代张介宾解云："内者，性命之道；经者，载道之书。平素之所讲问，是谓《素问》；神灵之枢要，是谓《灵枢》。"由此可知，《内经》其言质奥，旨义弘深，为医家之宗旨，若儒家之有"五经"，故《周礼》称谓医家之《素问》，即儒家之六经。其词隐，其旨深，非资禀上智、功极研究者，不能窥其影响。《黄帝内经》之所以流传至今，说明了其乃"医理之总汇，临证之极则，此不废江河万古流也"。对此，元代罗天益尝有"凡学医道，不看《内经》，不求病源，妄意病证，又执其方，此皆背本趋末之务"之论。由于《黄帝内经》的成编，确立了中医学的理论体系，为中国数千年来的医学发展奠定了坚实的基础，故后世有"医家之宗"之誉。清代陈修园《时方歌括·序》云："医者三：贯通《灵》《素》及仲景诸经之旨，药到病瘳，曰名医；讲究唐宋以后方书，按症施治，功多过少，曰时医；剽掠前医，套袭模棱，以文其过，迎合而得其名，曰市医。"足见《黄帝内经》在中医临床中的重要作用。

《难经》乃解说《黄帝内经》奥蕴之书；《伤寒杂病论》六经辨证大法其理源自《黄帝内经》，其药用源自《神农本草经》，其方源自《汤液经法》。于是《黄帝内经》《难经》《神农本草经》《伤寒杂病论》成为中医学经典之作。而隋唐、两宋、金元、明清之著，均为传承之作。故清代费伯雄《医方论》云："学医不读《灵》《素》则不明经络，无知致病之由；不读《伤寒》《金匮》无以知立方之法，而无从施治；不读金元四大家则无以通补泻温凉之用，而不知变化。"

接着讲一下"名自人成"。其义有二：一是前面讲的，通过自己的刻苦努力而成才、成名；二是有师教，有名师传授。即汉代杨雄《法言·学行》所云之"务学不如务求师"。传统教育中的"师"，分为"人师"与"经师"。人师的责任是教学生化性、立命学做人，经师是负责传授知识；人师就像今天中、小学里的班主任，经师像任课老师。唐代韩愈《师说》云："古之学者必有师。"又云："师者，所以传道受业解惑也。"传道、教做人是第一位的，知识传授在其次。若不会做人，知识多了不见得是好事。所以古语讲得好："行止不端，读书无益。"所以读书不光是读业务知识之书，而且要读如何做人的书！为了彰显中医学之"人文教化"，我编辑出版了《中国名中医名言辑释》一书。《吕氏春秋·劝学》云："不疾学而能为天下魁士名人者，未之尝有也。"高诱注："名人，名德之人。"此乃"名人"一词之语源。宋代欧阳修《归田录》云："公尝语尹师鲁曰：'恩欲归己，怨使谁当？'闻者叹服，以为名言。"故"名言"，为著名的言论或话语，且多富有哲理及道德准则，故又称格言。格者，法也，言之可以为人法则者也。《归田录》的这段话，极富哲理，所阐明的是甘当"冤大头"的奉献精神。《易》曰："观乎天文，以察时变；

观乎人文，以化成天下。"此为"文化"一词之语源。人文，为人类社会中各种文化现象；化，即教化，所以广义"文化"，即人类在社会历史实践过程中所创造的物质财富和精神财富的总和，特指精神财富，如教育、科学、文艺、法律等。从人文教化的角度看，名言为中华民族优秀文化的组成部分。《易》之"天行健，君子以自强不息"，"地势坤，君子以厚德载物"，此乃中华民族之精神也。于是自强不息、厚德载物，成为炎黄子孙之美德，人称"中国魂"。张仲景"感往昔之沦丧，伤横夭之莫救，乃勤求古训，博采众方"，有《伤寒杂病论》传世；唐代王冰有"拯黎元于仁寿，济羸劣以获安者，非三圣道则不能致之矣"之论；唐代孙思邈之"大医精诚论"；明代李中梓之"不失人情论"，均为中医药文化之精粹。故"大医精诚"被中医界称为"中医魂"。我习医之初，家父吉忱公即以"医之为道，所以续斯人之命，与天地生生之德不可一朝泯也"语训之；以"认真读书，老实做人"家训导之，意在造就后学"至重唯人命，最难却是医"之立品；"学所以为道，文所以为理"之学风。话讲到此处，大家会明白为什么将"明确医疗目的，恪守医道尊严"定为复健医院之院训了。

《中国名中医名言辑释》中，有元代杜思敬《济生拔粹》之语："天宝不泄于非人，圣道须传于贤者。"意谓神圣宝贵的医术，不能传于无道德的人，神圣高洁的医道，必须传于高尚贤明的人。杜思敬之言，实源于《黄帝内经》。如《素问·金匮真言论篇》云："非其人勿教，非其真勿授，是谓得道。"及《素问·气交变大论篇》："余闻其人不教，是谓失道，传非其人，慢泄天宝。"从《史记·扁鹊仓公列传》中可见，师徒传承模式，在中医学术发展过程中的重要作用。诸师获得意弟子后，均悉将"禁方"及医术传予弟子，并嘱其"毋泄""毋以教人"。诚如清代喻昌《医门法律》所云："医，仁术也。仁人君子，必笃于情，笃于情，则视人犹己，问其所苦，自无不到之处。"从《史记·扁鹊仓公列传》中所述可知，"长桑君亦知扁鹊非常人也，出入十余年"，又有"乃悉取其禁方书，尽与扁鹊"。长桑君何以知扁鹊为"非常人"？是长桑君以扁鹊对其"常谨遇之""出入十余年"的长期考察，认可其人品，而收为弟子，尽传其所学。仓公淳于意先拜公孙光，尽受其精方，公孙光嘱其"毋以教人"，而仓公亦表示"死不敢妄传人"。其后公孙光"为书以意属阳庆"，并告诫仓公："必谨遇之，其人圣儒。"由此可见，名医收徒是重在人品。诚如郭蔼春《医道溯源》所云："天下有非常之任，必待非常之人。而天下非常之人，乃能真胜天下非常之任。"扁鹊以"天下非常之人，乃能真胜天下非常之任"，济世活人而成为"方者宗"；"若仓公者，可谓近之矣"，故太史公司马迁将二人合篇立传。由此可见"择师难，择徒更难"。

讲到此处，或许有人会误解："柳老师是不想传授医术了么？"我一生有两个职业，一个是医师，一个是老师。上述的一段话算是做为人师的一段讲课吧！

下面仍然要讲"择师难，择徒更难"的话题，我从《黄帝内经》之论继续讲起。《灵枢·官能》篇云："雷公问于黄帝曰：《针论》曰得其人乃传，非其人勿言，何以知其可传？黄帝曰：各得其人，任之其能，故能明其事。"闵士先释云："官之为言司也。言各因其所能而分任之，以司其事，故曰官能。"

"各得其人，任之其能，故能明其事"，讲的是对学生要因材施教。我有一篇文章《从古今名医简析谈中医人才的知识结构》，可供大家参阅。结构有整体性、转换性和自调性，结构学家认为：结构的整体性是说结构具有内部的融惯性，各成为在结构中的安排是有机的联系，而不是独立成分的混合。整体与其成分都有一个内在的规律决定。具有代表性的中医学著作《黄帝内经》《难经》《神农本草经》《伤寒杂病论》及至明、清崛起的温病学派的著述，就是通过不断吸收同时代的自然科学知识而丰富起来的。就其理论体系而言，基本上可分为基础医学、临床医学、药物和方剂学三个方面。

历代德高望重、有真才实学的名中医，都有文学、历史、哲学的深厚基础且精通医学（广义），故有"文为基础医为楼"之说。这形象地说明了医学巨匠大师们的知识结构。古今名医家的知识结构横跨了专业的界河，纵横捭阖于不同领域，涉猎医学、哲学、数学、天文、地理、气象学等许多学科。

目前，国内中医机构的设置，分临床、科研、教学三种类型。省一级有中医院（或综合医院中医科）、研究所、中医学院（或中医学校），而省级以下中医机构主要进行临床工作。加之其他一些原因，致使目前中青年中医中，专才尚可数之，而通才则甚少，实是一个发人深思的问题。

中医人才的培育，同其他科技人才育才路径一样，分自学成才和教育成才两途。下面谈一下振兴中医，开拓中医成才之路的问题。上限自春秋战国，下限至晚清，中医人才的培养，主要是采取"师承家传"的方法。扁鹊拜长桑君为师，仓公受业于阳庆，张仲景受业于张伯祖，李东垣从师张元素，庞安时为祖传家承。这种传统育才方式，虽然由于师资高低不同，讲授时间少，鉴于学生是从实践入手，故使理、法、方、药融为一体，亦培养出不少人才。这种传统教育成才形式，造就了大批中医学巨匠。也有一些名医为自学成材，如皇甫谧、葛洪、徐大椿等名医，就是靠博览群书，刻苦钻研成才的。山东中医药大学的周风梧、李克绍教授，亦是自学成才的。中华人民共和国成立前及成立初期，中医人才的培养仍是传统的带徒方式。及至 20 世纪 50 年代后期，开办中医院校形成了一种新型的教育成才形式，并培养出不少中医人才，其中不少已成为中医队伍中的中坚。但由于教学工作照抄西医办学模式，违背了中医学自身的发展规律，注重讲授、忽视实践，甚至连《伤寒论》《金匮要略》及《温病学》这些临床经典学科亦被列入基础学科，使学生接受许多不明晰的概念。这种脱离实践的教学，不利于中医人才的培养。根据《灵枢·官能》篇"各得其人，任之其能"的育才模式，我认为在育才过程中，要根据学生的智力（天赋）类型，智能状况，以确定其人才定向（通才还是专才，临床还是科研、教学）

但不管做什么样人才，人才本身要运用人脑思维，思维方法是知识活化和运用的核心。培养锻炼运用思维能力，有人称之为"脑育"，中医治学称之为"悟性"。程钟龄在《医学心悟》自序中所云："凡书理有未贯彻者，则昼夜追思，恍然有悟。"从而形象地说明了灵感产生于知识的积累中，灵感的颖悟，对中医人才的成长是相当重要的。我院对于目前已从事临床的中医人才，亦要根据各自的智力类型和智能状况，调整其发展方向和中医人才的专业构成，此即这次讲座的目的之一。希望大家结合个人的具体情况，做一个合理的取向，以期在某个专科或某个专病有所成就。

"功以才成，业由才广。"要创名牌医院，造就大批名医。送《礼记·学记》的一句话，愿与大家共勉："知不足，然后能自反也；知困，然后能自强也。"

2012 年 2 月 3 日

从《三字经》《千字文》《礼记》
谈家教、师教

引言

《礼记·曲礼上第一》云："人生十年曰幼，学；二十曰弱，冠；三十曰壮，有室；四十曰强，而仕；五十曰艾，服官政；六十曰耆，指使；七十曰老，而传。"此乃人生大致之轨迹也。我一生同时从事两种被人称为先生的职业，即医师和老师。上周刚过了生日，算是步入"七十曰老，而传"之年了。"而传"，一是家务、校务、院务的事少问了，要交班了；二是关注学术传承的事多了。故而近期以己所学撰述《国学讲记》《象数医学讲记》《针经讲记》，以备作学术讲座之用。

《礼记·学记》云："既知教之所由兴，又知教之所由废，然后可以为人师也。"因深忧中国传统文化日渐淡化及中医乏人乏术的状况，也就不避"人之患在好为人师"之嫌，从韩愈"化当世，莫若口，传来世，莫若书"之说，尽管视力低下，仍不懈于"传道受业解惑也"。

"养不教，父之过，教不严，师之惰。"是传统启蒙教育读物《三字经》中的一段话，意为家教要有严父，师教要有严师。所以这是教育的两条原则，而且表述了育人必须家教与师教相结合。家庭教育是父母或家族中长辈对子孙的教育；学校教育是老师对学生的教育，古语"严师出高徒"，是对师教模式的高度概括。宋代欧阳修《答祖择之书》，有"古之学者必严其师，师严然后道尊"之论，其语源自《礼记·学记》，有"凡学之道，严师为难"，又有"师严然后道尊，道尊然后民知敬学"。教学楼墙前标语"师严、道尊、敬学"

即源于此。

先向大家讲一下有关家教的内容。家教之所以重要，因为它是最基础的教育，有人称其为"扎根教育"。某人不懂道理，做人做事有悖常理，人们就会骂他："少教！"即从孩提时没有家教。没有家教的小孩子，即使在其后的学校教育中再优秀，一生中也很难有大成就。"孩提"乃幼小，幼年之意。《孟子·尽心上》云："孩提之童，无不知爱亲也。"赵岐注："孩提，二、三岁之间，在襁褓知孩笑，可以提抱者也。"在启蒙教育读物《千字文》里有"外受傅训，入奉母仪"之语，讲的也是教育的原则，即将师教与家教结合起来，在外要接受老师的教诲，在家要奉持母亲的规范。在古代，父亲大都在外做事以养家糊口，孩子的教育主要由母亲负责，因此重视"母仪母教"。周朝有三太：太姜、太任、太姒，才有文王、武王、周公，才有周朝八百年的天下。世间有孟母，然后才有孟子。南宋有岳母刺字"精忠报国"，京戏有"三娘断织教子"的故事，均是母教的典范。当今社会则是由父母一起教育孩子，若父母自己不自尊、不自重、不严格要求自己，小孩子难道会学好么？

我出生于一耕读世家，从小有严格的家教。予名柳岸，望子成才；字少逸，乃多劳之意，故以字行。因家父吉忱公一生是教学、业医，又于抗日战争时期参加革命工作，所以我的家教主要是由母亲承担。我一生衣食无忧，但家母对我要求很严，除以家训"认真读书，老实做人"对我进行训导外，尚有严格教育。

下面讲一下在我成长过程中，我所受的师教和父教。家父吉忱公，六岁入本族私塾，至民国接受现代教育，其后又入天津尉稼谦国医班、上海恽铁樵国医班学习。曾拜晚清贡生儒医李兰逊先生为师，从而走上了济世活人之路。七七事变后，日军侵入胶东，家父一介书生，在民族存亡之际投笔从戎，参加抗日工作。中华人民共和国成立后，家父先后任栖东县县立医院院长、栖霞县人民医院业务院长、莱阳专署中医药门诊部主任、烟台市莱阳中心医院中医科主任。自1954年起，受莱阳地区专员公署委任，负责胶东地区的中医培训工作，培养了大批中医骨干。1960年又受聘于山东中医学院（现山东中医药大学）讲授温病学。20世纪60~70年代又教子课徒数人，家父以其从医及教学的切身经历，探求培养中医人才的模式，故山东诸多名医出自其门下。

唐代柳宗元有"养树得养人术"之论，意谓从培养树木中悟出培养人才的法则。我有四姊一妹，然父母从不溺爱，恪守"父母威严而有慈，然子女畏惧而生孝"之家风。并以《周礼·三行》"亲父母""尊贤良""事师长"戒之，而祖父恒宝公则明示"认真读书，老实做人"乃柳氏家训。家父按其意愿从小就对我进行国学及医学启蒙教育，动辄从文字源流谈《说文》，从数字组合说"河洛"，从古人结绳记事讲八卦及神农尝百草的传说。家父告云："浩浩苍穹，茫茫下土，《河图》《洛书》足以包罗，古人研究性命之学，无不从'河洛'入手。"然那时听之茫茫然若天书，尽管食而不知其味，但还是将"医之道，本岐黄"之《医学三字经》及"乾三连，坤六断"之八卦符号歌背诵下来。家父耳提面命以清代叶之雨"涉山必历层蹬，登屋必籍高梯；欲明《素问》之旨，必赖后人之解说"训之。由于家父及蒙师牟永昌公重视我对《伤寒杂病论》的学习，一部《伤寒论》，书中三百九十七条，一百一十三方，每日必背诵一遍，从不间断。从而成为我一生学以致用之根基。故其后得以有《少阳之宗》《伤寒方证便览》二书付梓。家父于 20 世纪 50 年代尚负责山东省莱阳专区的中医培训工作，曾主办了七期中医进修班，自编讲义，亲自讲授《黄帝内经》《伤寒论》《金匮要略》《温病条辨》《神农本草经》和《中国医学史》。所培养的学员一部分成为创办山东中医学院的骨干教师，一部分成为组建股东半岛地、县级医院的中医骨干。当我师事家父时，家父戏称我一人为"第八期学员"，习医之初，家父以清代程芝田《医法心传·读书先要根》语训之："书宜多读，谓博览群书，可以长见识也。第要有根底，根底者何？即《灵枢》《素问》《神农本草经》《难经》《金匮》、仲景《伤寒论》是也。"在我熟读中医典籍以后，又指点选读后世医学之著，并以清代刘奎"无岐黄而根底不植，无仲景而法方不立，无诸名家而千病万端药症不备"语戒之。每晚授课后，要我必读书至子时，方可入睡，至今已成习惯。

历代医籍，多系古文，就字音字义而言，又涉及文字学、训诂学、天文历法学等中国传统文化知识。诚如《伤寒来苏集·季序》所云："世徒知通三才者为儒，而不知不通三才者，不可以言医。医也者，非从经史百家探其源流，则勿能广其识，非参老庄之要，则勿能神其用；非彻三藏真谛，则勿能究其奥。故凡天以下，地以上，日月星辰，风雨寒暑，山川草木，鸟兽虫鱼，遐方异域之物，与夫人身之精气神形，脏腑阴阳，毛发皮肤，血脉筋骨，肌肉津液之属，必极其理，夫然后可以登岐伯之堂，入仲景之室耳。"而且家父要求"凡书理有未彻者，须昼夜追思，方可有悟。"并告云此即"心悟"

也。一些古籍，若周诰殷盘，佶屈聱牙，泛泛而学，可谓苦也。故我读书亦有"定力"欠佳时，有一次对家父低声语云："何谓'熟读王叔和，不如临症多？'"家父笑云："屈原《九章·惜诵》云：'九折臂而成医兮，吾今而知其然。'昔清代陈梦雷尝云：'医为司命之寄，不可权饰妄造，所以医不三世不服其药。九折臂者，乃成良医，盖学功精深故也。''三世'者何？明代宋濂语云：'古之医师，必通于三世之书。所谓三世者，一曰《针灸》（即《灵枢》），二曰《神农本草经》，三曰《素女脉诀》（即《素问》）。《脉诀》所以察证，《本草》所以辨药，《针灸》所以祛疾。非是三者，不可以言医。'汝读书无笃志，仍不明为学之道也。朱子尝云：'为学之道，莫先于穷理；穷理之要，莫在于读书。''读书之法无他，惟是笃志虚心，反复详玩，必有功耳。'汝当熟知，博览群书，穷理格物，此医中之体也；临证看病，用药立方，此医中之用也。不读书穷理，则所见不广，认症不真；不临证看病，则阅历不到，运动不熟。体与用，二者不可偏废也。"尝以元代王好古"盖医之为道，所以续斯人之命，而与天地生生之德不可一朝泯也"语训之。从而造就了我"至重惟人命，最难却是医"之立品；"学所以为道，文所以为理"之文风。我的父亲既是慈父，又是我一生的人师与经师。

我的父母去世十几年了，可是父母的容颜音貌常浮现在我眼前，永不晦暗。这种刻骨铭心的思念之情，对父母的真敬、真爱，是语言无法表达的。若要说我的人生有一点成就的话，是父母教会我知道为何要读书，明白如何做人。

本系列讲座冠以"国学讲记"之名，是以中国传统文化为根基切入的。故弘扬我国优秀的传统文化，是当代人无可推脱的责任。弘扬优秀的传统文化，包括今天讲的师教文化、家教文化、胎教文化及中医文化，最重要的是接触研究国学典籍。早在1906年，章太炎先生在《国学讲习论》中就有"国学者何？一国所有之学也"的精辟论述。自十九世纪以来，弘扬国学与颠覆传统之争一刻也未曾停止过。若说数典忘祖是偏见，而连典都不读的人是无知的。所以鄙视国学，就会失去文化自信，就会生出精神漂泊的卑微心态。"一个国家的经济落后并不可怕，可怕的是文化与传统的消亡。只有文化在，国家亡了尚可以复国，民族衰落了可以振兴；如果文化消亡了，这个民族就永远没有翻身之日了。"刘宏毅先生言简意赅地说明本民族文化的重要性。那些熟读中医历代文献及先秦诸子之学，又把西医的书看多了的名老中医，是以中医为国粹而自信的。

本文就师教、家教而言，多引用《三字经》《千字文》《礼记》及名家家训的内容。《三字经》的文字只有 1145 个，古称"小纲鉴"，是一部高度浓缩的中国文化简史。《三字经》《百家姓》《千字文》合称"三百千"，是我国传统启蒙教育第一丛书。过去是家喻户晓，妇孺皆知。尽管《千字文》成文于六朝时期，出现得最早，而《三字经》成文于南宋末年。然从先简后繁，或从"经"与"文"的根本区别而论，则《三字经》为首，称为"经"；《千字文》殿后，称为"文"。"经"者，乃经與大道，是讲真理大道的，意谓规律、原则与方法的，古今圣贤称谓经典之作。

《三字经》，语言朴实无华，用极简洁通俗的白话讲出了亘古不变的大道理。但"三百千"中最难理解的也是《三字经》。没有扎实的文化功底及丰富的学识，仅凭字义是很难读懂的。《千字文》与《三字经》同理，亦是一部高度浓缩的中国文化简史。不同的是《三字经》不受文字限制，而以通俗文字将中国文化各部分知识糅合在一起，有"淹贯三才，出入经史"之誉。"三才"是什么？即天、地、人，指天文、地理、人事。"经史"是什么？是中国传统文化的代名词，即经、史、子、集等国学典籍。清人王晋升称《三字经》是"蒙求之津逮，大学之滥觞"；清人贺兴思谓其是一部"袖里《通鉴纲目》"。"津逮"，比喻引导后学。"滥觞"，比喻事物起源发端。"蒙求之津逮"，意谓《三字经》为蒙学（小学）之导读，又为"大学"（经学）内容的缩影。《通鉴纲目》，南宋朱熹所撰，据司马光《资治通鉴》《举要历》和胡安国《举要补遗》等书所称，本儒家纲常名教，简化内容，编为纲目。纲为提要，目以叙事，模仿《左传》，用意在于用《春秋》笔法，"辨名分，正纲常"，以维护封建社会的正统思想。"袖里《通鉴纲目》"，意谓《三字经》为"小通鉴"。而且《三字经》不像《百家姓》《千字文》是四字四言，难以上口。而是三言形式，即三个字一句，四句一组，符合儿歌特点，容易上口。故有"句短而易读，殊便于开蒙"之誉。

《千字文》，成文于梁武帝大同年间，矩今已有 1400 多年的历史了。是由名重一时的文豪周兴嗣（字思纂）所撰。他是一个既有学问又有能力的人，六朝历史上名篇《铜表铭》《檄魏文》等，均出自其手笔，所以深受酷爱文学的梁武帝萧衍器重。梁武帝要教子侄们练习书法，又舍不得将王羲之真迹拿出来，于是便命摹帖高手殷铁石从内府所藏王氏墨迹中勾摹出一千个不同的字，供子侄临摹。但这一千个字凌乱无序，不便于记忆，于是将"次韵王羲之千字"任务交给周兴嗣，并云："卿有才思，为我韵之。"周兴嗣绞尽脑汁，像小孩子玩拼图一样编排次序，而且又要押韵。周兴嗣虽然只用了一夜的时间将一千个文字编次好了，但当他交文时，一夜间已是两鬓之发皆白了。因奉皇帝旨意承办，故《千字文》称为"敕周兴嗣次韵"。

《礼记》，即《小戴礼记》，为西汉戴圣选编，多为战国至秦汉时期儒家的论文集。其影响大于戴德选编的《大戴礼记》。《礼记》在介绍"礼"的过程中，涉及了包括社会、政治、伦理、哲学、宗教诸方面的内容，其中《大学》《中庸》《礼运》《乐记》等篇章，含有丰富的哲学、伦理学思想。《大学》《中庸》还被抽出来与《论语》《孟子》一起列为"四书五经"中的"四书"。《礼记》一书是研究中国古代社会情况、政治制度和儒家思想的重要著作。而所彰显"礼"的存在不是可有可无的，《礼记》一书给社会各方面制定了严格而不可逾越的"礼"，从而规范人们的言行。今天学习《礼记》，对于我们研究中国传统文化和古代社会政治、军事、伦理道德都有着一定的现实意义。

今以家教、师教为题，结合国学典籍谈一下个人的读书心得，仅为引玉之作。

2013 年 3 月 11 日

从古今名医简析谈中医人才的知识结构

当今世界正面临着新的科技浪潮。振兴中华，振兴中医，是一件刻不容缓的大事。造就大批中医人才，是一个亟待解决的大课题。

科技人才的成长都有其个人因素和社会因素。其个人因素是指经过主观努力具备极高的知识素养、思维素养和毅力，而个人天赋也是一个不能忽视的因素。其社会因素主要是国家重视科技发展和人才的作用，同时一个安定、繁荣的社会环境也是促进人才成长的必要条件。

中国是一个文明古国，它自成体系的东方文化与其他体系的文化有明显区别，但文化本身总是各自独立发展又互相渗透。中国天文学、中国历法学、中国农学乃至中国文学、艺术都有其民族特色。中国的固有医学，我们叫中医，就是通过不断吸收同时代的自然科学知识而丰富和发展起来的。仅《黄帝内经》一书，就集医学、哲学、数学、气象学、物候学、天文学、历法学、地理学于一体，从而形成一部以医学为主体的百科全书。在漫长的历史长河中，中华大地这块沃土上出现了大批中医人才，本文试对古今名医作一简析，谈一下中医人才的知识结构，并谈一下对人才培育的粗浅看法。

一、中医学的结构

结构有整体性、转换性和自调性。结构学家认为：结构的整体性是说结构具有内部的融贯性，各成为在结构中的安派是有机的联系，而不是独立成分的混合，整体与其成分都由一个内在规律所决定。具有代表性的中医学著作《黄帝内经》《难经》《神农本草经》《伤寒杂病论》及至明、清崛起的温病学派的著述，就是通过不断吸收同时代的自然科学知识而丰富起来的。就其理论体系而言，基本上可分为基础医学、临床医学、药物和方剂学三大方面。

中医学的结构，国内学者认为，包括医学（狭义）、医术、医道三个级层。医学是指中医对人体生理、病理的认识、疾病的概念及其防治，其内涵主要是医疗。医术是指数术，这种中国特有的象数哲学在医学上的应用，即天文、易学、训诂、地理、历法、数学、气象学多学科的渗透的历史产物。医道则主要包涵医学哲学。

历代德高望重、有真才实学的名中医，都有文学、历史、哲学的深厚基础且精通医学（广义），故有"文为基础医为楼"的说法。这形象地说明了医学巨匠大师们的知识结构。他们的知识结构横跨了专业的界河，纵横捭阖于不同领域，涉猎到医学、哲学、数学、天文、地理、气象学等许多学科。

中医学又称"岐黄之学"，就《黄帝内经》中所谈到的岐伯，不但精于医学（广义），而且是"司日月星辰，阴阳历数，尔正尔考，无有差贷"的通才，当认为是古代中医人才的"模式"。

医术高明的，有"起死回生"之术的秦越人；举孝廉，创辨证大法的医圣张仲景；知识渊博，通晓经书，精于外科的华佗；晋代王叔和，官至太医，编著《脉经》，纂修仲景之书；著《针灸甲乙经》的皇甫谧，自学了四书五经，因得风疾而勤学于医；著《肘后方》的葛洪，所著还有神仙传史集，五经诸史百家之言；学识渊博，被誉为"山中宰相"的陶弘景，不仅精于医学，而且天文、历法、诗文、书法学方面亦有造诣；被尊为"药王"的孙思邈，通百家说，善庄老之学，兼好释典；身为太傅令的王冰，笃好医学，注释经典；宋代钱乙，是一位集儿科之大成者；被东坡称为"异人"的庞安时，在医学上是一位勇于进取和探索的医学家；以第六名登科，官至翰林的许叔微，是一位《伤寒论》学者；金元时期又有四位学识渊博，在医学上各有突破的医家——刘完素、张从正、李东垣、朱震亨；集"中国医药学之大成"者李时珍，是我国古代四位被现代国际公认的科学家之一；王肯堂以其渊博的常识、丰富的实践，而著《证治准绳》；明清时期，我国长江流域还涌现出诸如张介宾、吴有性、李中梓、龚延贤、喻嘉言、叶桂、徐大椿、陈修园、吴鞠通等有名望的医学家，他们大都是精于经史，博于天文、律吕而有造就的医家。尤其徐大椿是一位多才多艺的人，他不仅精通医学，对于哲学、音乐、书画、武术，甚至于水利工程都有很深的造诣。

至于近代有造就的医家，大都是有通才的基础。像民国时期的张锡纯、恽铁樵及《名老中医之路》中所载的医家，他们既是临床家、研究家，又大都是学者与理论家。

二、中医人才的知识结构

中医人才，由于各自的基础及各自的实践不同，各类人员所具备的知识和能力亦不同。中医人才分临床型、研究型、学者及理论工作者型三种不同的实践类型。

临床型：具备临床医学的基础及专业方面的知识，具备辨证论治、理法方药运用的能力和应变对策。

研究型：在基础研究、临床研究方面，对本专业、专题知识有一定的造诣。掌握科研立题构思、设计、实验、观察、分析、统计、基本判断、理性概括的知识及能力。

学者及理论工作者型：具备多学科的基础知识，并对中医临床、科研及中医学的发展趋势，具有观察、分析、对比、判断、评价、抽象、归纳、综合的能力。

三种实践类型有一个共同点，即必须具备医学和与医学有关的自然科学基础知识，以及方法论知识。同时鉴于中医学属实践医学范畴，即是从事科研、教学工作者，亦应有临床医学的基础和一定的实践经验。

由于各人才的实践类型不同，及其知识储备、机能水平、智力类型的不同，从而形成了不同的知识结构。鉴于通与专的格调组合不同，人们对科技人才分为四种造型：横超型（横长方形），知识面广而不精，博而不专；竖超型（立长方形），知识专而不博，纵向深入，有专才而失于窄；博而尖型（宝塔式或金字塔式）；博而凸型（凸字式）；

后两型，都是在博的基础上而专。即知识渊博、基础雄厚，具有一两门专业知识，水平较高，视野广阔，对某些新问题、新设想有高深见识，而又不受学科的历史界线束缚。

由于中医学的结构层次（文史哲——医学——医术——医道）及中医人才各自的实践类型（临床型、研究型、学者及理论工作者型），从而形成了人才的不同智能构成（横超型、竖超型、博而尖型、博而凸型）。本文所述的历史上的医家，大都精通经史，熟谙诸子百家，而且都是结合自己的临床实践和研究成果，写出了医学著述而又成为医学理论家。他们都是以博取胜，以通成才的。秦越人、张仲景、孙思邈、李时珍、张介宾等人，乃属塔式的中医人才；而钱乙、金元四家、陈自明、傅青主、叶桂、王清任等，则属凸字式的人才。所以从人才开发来看，不管从事什么实践，当从通才考虑。

目前，国内中医机构的设置，分临床、科研、教学三种类型，分为对应省一级中医院（或综合医院中医科）、研究所、中医学院（或中医学校）。而省级中医机构主要进行临床工作。加之其他一些原因，致使目前中青年中医中的专才尚可数之，而通才则甚少，实是一个发人深思的问题。

三、振兴中医，开拓中医成才之路

中医人才的培育，同其他科技人才育才路径一样。分自学成才和教育成才两途。

上限自春秋战国，下限至晚清，中医人才的培养主要是采取"师承家传"的方法。这种传统育才方式，虽然师资高低不同、讲授时间少，但鉴于学生是从实践入手，故使理、法、方、药融为一体，亦培养出不少人才。如扁鹊拜长桑君为师，仓公受业于阳庆，张仲景受业于张伯祖，李东垣从师张元素，庞安时为祖传家承。这种传统教育成才形式，造就了大批中医学巨匠。然而目前有一种误解：把通过带徒培养出来的人才，亦称为"自学成才"。"自学成才"是有的，皇甫谧、葛洪、徐大椿等名医，就是靠博览群书，刻苦钻研而成。山东中医药大学的周风梧、李克绍教授，亦是自学成才的。

中华人民共和国成立前及成立初期，中医人才的培养仍是传统的带徒方式。及至20世纪50年代，由于开办中医院校，才形成了一种新型的教育成才形式，并培养出不少中医人才，其中不少已成为中医队伍中的中坚力量。但由于教学工作照抄西医办学方式，违背了中医学自身的发展规律，注重讲授、忽视实践，甚至于连《伤寒论》《金匮要略》及《温病学》这些中医临床经典亦列入基础学科，使学生接受了许多不明晰的概念。这种脱离实践的教学，不利于中医人才的培养。

我们同意黄建平同志的见解，今后培养中医人才，应采取多种途径，容许多种教育制度并存。除进一步按中医本身的规律办好中医院校外，应容许和鼓励师带徒的传统教育形式。同时我们认为，应继续推行 60 年代开创的"名师带高徒"的中医带徒政策；在大力发展正规高等教育的同时，还要发展"函大""刊大""夜大"，并大力发展中等教育，允许集体或私人办学和开业；鼓励自学成才，改革录用人才的制度，以开拓中医成才的多种途径。

同时，在育才过程中要根据学生（或学者）的智力（天赋）类型、智能状况，以确定其学制和人才定向（通才还是专才，临床还是科研、教学）。

人才本身要运用人脑思维，思维方法是知识活化和运用的核心。培养锻炼运用思维能力，有人称之为"脑育"，中医治学称之为"悟性"。程钟龄在《医学心悟》自序中所云："凡书理有未贯彻者，则昼夜追思，恍然有悟。"从而形象地说明了灵感产生于知识的积累中。灵感的颖悟，对中医人才的成才是相当重要的。

对于目前已从事临床、科研、教学的中医人才，亦要根据其智力类型和智能状况，作为其发展方向和调整中医人才的专业构成。

2002 年 12 月 27 日

"三十而立"解读

　　孔子无候伯之位，而太史公司马迁在《史记》中称为世家而立传，盖因"孔子布衣，传十余世，学者宗之，可谓至圣矣。""古者《诗》①三千余篇，及至孔子，去其重，取可施于礼义，上采契②、后稷③，中述殷周之盛，至幽厉④之缺，始于衽席⑤，故曰：'关雎⑥之乱以为《风》始，《鹿鸣》⑦为《小雅》始，《文王》⑧为《大雅》始，《清庙》⑨为《颂》始。'三百五十篇皆弦歌之，以求合《韶》《武》《雅》《颂》之音，礼乐自此可得而述，以备王道，成六艺⑩。""孔子晚而喜《易》⑪，序《彖》《系》《象》《说卦》《文言》。读《易》，韦编三绝⑫。""以《诗》《书》礼乐教，弟子三千焉，身通六艺者七十有二人。如颜浊邹之徒⑬，颇受者甚众。""孔子以四教⑭：文，行，忠，信。绝四⑮：用意，毋必，毋固，毋我。所慎⑯：斋，战，疾。子罕言利与命与仁⑰。不愤不启，举一隅不以三隅反，则费多也⑱。"孔子的一生正如他自己所述的"志于道，据于德，依于仁，游于艺"和"兴于诗，立于礼，成于乐"。由此可见，孔子的核心思想是"仁"，仁是道德修养的核心，其目的是行仁道，而"艺"是他行道的工具。正如班固《汉书·艺文志》所云："《乐》以和神，仁之表也；《诗》以正言，义之用也；《礼》以明体，明者著见，故无训也；《书》以广听，知之术也；《春秋》以断事，信之符也。五者，盖五常之道⑲，相须而备，而《易》为之原。故曰：'《易》不可见，则乾坤或几乎息矣'，言与天地为终始也。至于五学⑳，世有变故，犹五行之更用乃焉。古之学者耕且养，三年而通一艺，存其大体，玩经文而已，是故用日少而畜德多，三十而五经立也。"

　　孔子在《论语·为政》中云："三十而立，四十而不惑，五十而知天命，六十而耳顺，七十而从心所欲，不踰矩。"讲述自己在学习和成长过程中的不同境界，而立是人生处世、施教、为政的基础。"而立"的内容就是孔子的"四教""六艺"和"六经"。"六艺"是晚周的文化典籍，其中射和御是技术，未必有书流传，六艺之数当与易学有关，孔子以诗、书、礼、乐教当有典籍依据，后对《诗经》《尚书》《礼记》《易经》等做过删定、编次和修文，同时又亲自撰写《春秋》，故而"六经"是儒学的研究核心。孔子在三十岁左右，不仅掌握一般贵族必须通晓的"六艺"（礼、乐、射、御、书、数），而且学业已超过六艺的范畴，而且把高等"六艺"，后来被尊为"六经"的实际内容和精神也已系统地融会贯通了，说明了孔子时代的教育注重文武兼备的多学科知识。孔子崇尚周公的"文武之德"，多次赞叹"周公之才之美"，"周礼尽在鲁矣，吾今乃知周公之德与周之所以王也"，认为周公多才艺，堪称完美之人，故"学而不厌"。孔子靠着这种锲而不舍的追求，后来虽无周公之位，但终成誉满天下的至圣先师，同时促进了先秦时代"十家九流"的诸子蜂起、百家争鸣的学术氛围，形成中国历史上第一个学术高潮。至汉由于罢黜百家、独尊儒术，儒家学说一跃为经学，至此经学研究出现误区。《汉书·艺文志》在对六经内容作了阐发以后，又切重时蔽："后世经传既已乖离，博学者又不思多闻阙疑之义，而务碎义逃难，便辞巧说，破坏形体，说五字之义，至于二三万言。后进弥以驰逐，故幼童而守一艺，白首而后能言；安其所习，毁所不见，终以自蔽，此学者之大患也。"后儒整理历代典籍，别为经、史、子、集四部，将儒家之外的百家著述统于子部，从此"子学"一词成为与儒学对立的百家之学的代称。清代傅山通注诸子书，掀起复兴子学之帜，从此子学研究受到学者的重视，成为中国传统文化研究的重要方面，以至于近代，儒学又重新回到诸子行列。

从孔子《论语·为政》中的"三十而立"，到班固《汉书·艺文志》中的"三十而五经立也"，均论述了古代学者至三十岁时，即具有"六艺"和"六经"的知识和技艺，并以此作为人生处世、施教、为政的基础。孔子从一介布衣至"万世师表"，是以"志于道，据于德，依于仁，游以艺"，"兴于诗，立于礼，成于乐"之立身处世，成就了旷古绝今的伟大事业，人们当从"三十而立"中有所启悟，有所规范，并以此而有所成就。

注：①诗：诗经的简称，儒家列经典之一，故称《诗经》。《诗经》为中国最早的诗歌集，原三千余篇，大抵是周初至春秋中叶的作品。经孔子整理，

成305篇，分为风雅颂三大类。

②契：商朝。

③后稷：周代的始祖，善种粮食，尧舜时作农官，教民种植。

④幽厉：厉，即周厉王，"好利"。幽，即周幽王，"嬖爱褒姒"，有烽火戏诸侯以悦褒姒之典。《汲冢纪年》云："自武王灭殷，以至幽王，凡二百五十七年也。"史称西周。

⑤衽席：睡席。

⑥关雎：又称王雎。《诗小序》云："《关雎》，后妃之德也，风之始也，所以风天下而正夫妇也。"

⑦鹿鸣：《诗小序》云："《鹿鸣》，宴群臣嘉宾也。"以恳诚相招呼以成其礼也。

⑧文王：即周文王。《诗小序》云："《文王》受命作周。"

⑨清庙：《诗小序》云："《清庙》，祀文王也。"毛苌云："《清庙》者，祭有清明之德者之官也。"

⑩六艺：古代学校的教育内容。《周礼》云："蕃国子以道，乃教之六艺。"即礼、乐、射、御、书、数。

⑪孔子晚而喜《易》：孔子研《易》作《传》，也称《十翼》包括《彖》上下、《象》上下、《系辞》上下、《文言》《序卦》《说卦》《杂卦》十篇。阐发了中国古代若干卦象辩证法观点。

⑫韦编三绝：古代用竹简书写，用皮绳编缀，称之"韦编"。孔子整理《易经》，编撰《十翼》，绳简之皮绳因断而三缀，后遂以"韦编三绝"为勤奋读书，刻苦学习之典。晋葛洪《抱卦子》自序有云："圣者犹韦编三绝，以勤经业，凡才近人，安得兼修。"

⑬颜浊邹之徒：《正义》云："颜浊邹，非七十二人数也。"

⑭四教：即文、行、忠、信。何晏注云："四者有形质，可举以教。"

⑮绝四：指毋意、毋必、毋固、毋我。毋意，何晏曰："以道为度，故不任意。"毋必，何晏曰："用之则行，舍之则藏，故无专必。"毋固，何晏曰："无可无不可，故无固行也。"毋我，何晏曰："述古而不自作，处群萃而不自异，唯道是从，故不有其身。"

⑯所慎：即慎斋、慎战、慎疾。何晏注曰："此三者人所不能慎，而夫子慎也。"

⑰子罕言利与命与仁：何晏注曰："罕者，希也。利者，义之和也。命者，天之命也。仁者，行之盛也。寡能及之，故希言之。"

⑱不愤不启，举一隅不以三隅反，则弗复也：何晏注曰："孔子与人言，必待其人心愤愤，叫非愤，乃后启发之说之，如此则识思之深也。说则举一端以语之，其人不思其类，则不重教也。"意谓求知之人，有发愤图强之心，有其表达不明的问题，即"识思之深"者，则孔子以启发诱导而讲解之。若一些人不能举一反三，即非"识思之深"者，则不再重复讲解之。

⑲五常之道：即以《诗经》《尚书》《礼记》《周易》《春秋》五经以表述仁、义、礼、智、信五常之道。

⑳五学：周大学之名。《礼记》有辟雍、上庠、东序、瞽宗，成均为五学。

2014 年 7 月 24 日

《跋君谟飞白》解读
——兼论"分科而医,医之衰也"

苏轼《跋君谟飞白》云:"物一理也,通其意则无适而不可。分科而医,医之衰也。占色而画,画之陋也。和缓之医,不别老少;曹吴之画,不择人物。谓彼长于是则可矣,曰能是不能是则不可。世之书篆不兼隶,行不及草,殆未能通其意者也。如君谟真、行、草、隶无不如意,其遗力余意,变为飞白,可爱而不可学,非通其意能如是乎?"

词解:

(1)苏轼:苏东坡(公元1037—1101年),名轼,字子瞻,号东坡。父洵,弟辙,父子三人均为北宋著名的文学家。在书法史上,苏轼又与黄庭坚、米芾、蔡襄,并称"宋四家"。宋代有《苏沈良方》传世,该书是采集沈括的医方和苏轼的医药杂说而成。其书目见载于《宋史·艺文志》,故被认为是宋末时所集。全书共分十卷,体裁近乎医药随笔,论述范围很广,主要内容涉猎本草学和疾病治疗学两部分。本草学部分,除介绍药物的功效主治,尚对其进行了简单的考证。治疗学部分,除介绍了临床各科的治疗方法外,尚附有验案,故该书是一本中医临床可资之书。

(2)君谟:宋代书家蔡襄,字君谟,兴化仙游(今属福建)人,官至端明殿大学士,知机要。工书,学虞世南、颜真卿,并取法晋人,其正楷书、行书、草书,各具特色。传世作品有《谢御赐诗书》及书札、诗稿,碑刻有《万安桥记》等。

(3)飞白:一种特殊风格的书法,点画中间着墨不全,露出纸色,如枯笔写成。相传东汉灵帝时修饰鸿都门，工匠用刷石灰的刷帚写字，蔡邕从中受到启发，遂创"飞白书"。

（4）和缓：春秋时期，秦国有医和、医缓两名医，医术高超，后人以"和缓"并称，作为称誉良医的代名词。

（5）曹吴：古之画家。"吴"，唐代著名画家吴道子。"曹"有二说，一为曹不兴，二为曹仲达。

释文：

（1）"物一理也，通其意则无适而不可"：世上诸多事物，尽管形式不同，但多具有共同的内涵和规律，此即"理者，意也"之谓。即具有同一道理和内旨，没有不适合的。

（2）"分科而医，医之衰也"：医者，理也，意也。许多疾病，尽管临床的症状不同，因其内在病机相同，故治法则相同，此即中医"异病同治"之法则；而一些疾病，病证相同或相似，因其病机不同，治疗方法则不同，此即中医"同病异治"之法则。中医临床若失整体观念和辨证论治法则，只着眼于局部的治疗或局限一方一法，就不会是一个良医了。若医生不注重中医基础理论的学习，只注重了专科、专病或单一的医疗技术的应用，必然造成学术水平的退化，即中医泛人、泛术的局面，此即"分科而医，医之衰也"之谓。

（3）"占色而画，画之陋也"：承接上句"分科而医，医之衰也"句，以借喻笔法，引申到作画上来，同理，没有掌握绘画的理论和内涵，只会用颜料涂画，只会是一个画匠粗陋的作品。

（4）"和缓之医，不别老少；曹吴之画，不择人物"：和缓是古代医术高明的医生医和、医缓，其医疗对象不分男女老幼，医疗范围不分内外妇儿各科，均有所长；曹吴是两位画技高明的画师，他们不但有高超的画技，而且有厚重的文化内涵，所以能画各种人物形象。

（5）"谓彼长于是可矣，曰能是不能是则不可"："分科而医"之医生，"占色作画"之匠人，说他擅长于某一方面技能是可以，而说擅长这样就不擅长别的是没有道理的。

（6）"世之书篆不兼隶，行不及草，殆未能通其意也"：世上的书家，写篆的而不兼通隶书，写行书的不会写草书，大都是没有弄懂书法的规律和意旨。这样的人只能说是个"书匠"。

（7）"如君谟真、行、草、隶无不如意，其遗力余意，变为飞白，可爱而不可学，非通其意能如是乎"：比如君谟真、行、草、隶诸书体没有写不好的，他倾尽全力研究书法的内在规律，会其意研究创新出了"飞白"这一特殊书法技艺，让世人能够喜欢而无法掌握这种书写技巧，如果他不是掌握了书法的基本功和内涵，他能达到这种水平和境界吗？

解读：书法分为楷、行、草、隶、篆各体，但其共性存在于个性之中，个体之间虽形式不同，但是有共同的规律存在其中。这个共同的规律，苏轼东坡公名之曰"意"。只要掌握了这个"意"，也就掌握了书法的共同规律，则各种书体都能掌握和书写。"飞白书"不具有独立的艺术个性，是依附于行、草书体而存在的一种技法，所以"飞白书"虽受到很多人的喜爱，但不可依样画葫芦地学，学习飞白技法当从行草书体开始。

蔡襄的"飞白书"是在其雄厚的书法理论和熟练的书法技艺中的一种创新技法，而知方药、知针灸、知推拿则是在中医理论指导下的医疗技术，若不在中医理论指导下实施这些治疗技术，就不是一位真正的医家。同理，中医学的内、外、妇、儿各科虽然不同，但也是其共性存在于个性之中，各科之间虽然形式不同，但其整体观念和辨证施治的规律是其共性，只有在中医的理论指引下，方可取得好的临床效果。医者，意也，理也。这就是东坡先生"分科而医，医之衰也"之谓也。

中国是个文明古国，它有着自成体系的东方文化，如中医、书画、京戏、武术四大国粹，虽然存在的形式不同，但均有深厚的中国传统文化底蕴，其共性即东坡先生所讲的"物一理也"。说明了整体与局部之间存在内部的一个规律。故结构学家认为：结构的整体性是说结构具有内部的融贯性，其在结构中是有机联系在一起，而不是独立成分的混合。整体与其成分都由一定的内在规律所决定。中医学的结构包括医学（狭义）、医术、医道三个层次。

医学：是指中医学对人体组织，人体生理、病理的认识，疾病的概念及其防治。其内涵主要是以临床的诊疗技艺为核心，属中国数术学中形神论象论范畴。

医术：是数术。是中国特有的象数哲学在医学上的应用，即易学、天文、历法、训诂、地理、数学多学科渗透的历史产物，属中国数术学中三五论的数论范畴。

医道：又称医理，主要包涵医学哲学，现统称医学辩证法，是一个医学理论与临床诊疗技术的总纲，属中国数术学太极论的道论范畴。

中医学理论体系的三个层次密不可分，缺一不可。医道是医学理论的原理，由医道而产生了医术、医学（狭义）；医学（狭义）是临证之主体，由医学（狭义）而完成医学治病救人之功利；医术则为其中介，是联系医学、医道之纽带；由医术而使医道之原理和指导意义在医学（狭义）实践过程中得以实现，亦使医学（狭义）对医道之原理进行验证。医道是医术、医学（狭义）的基础，是其最终的说理工具。但它只能也仅仅能提供一般的本体论、方法论（即说理工具），而不能实现医学之目的，尤其不能检验自身的正确性。医学（狭义），是完成医学目的的手段和方法，它必须受医道之指导，只有在医道的指导下，才能正确或尽可能正确地完成医学的任务，并在大量的实践活动中检验医道的正确与否，使医道走上更正确、更准确地反映医学本质及更能够体现其指导意义的轨道。医术在医道的统率下，使医道原理在医学活动中得以充分体现，又使医学之实践尽可能合乎医道之指导，使医道、医学这联系得以形成。由此可见，由医道产生了医术，由医术产生了医学；反过来，由医学而能体现医术，由医术而能产生医道，由此而使医道、医术、医学三者之间建立起一种辩证统一的关系，使中医学的理论体系得以系统。

历代德高望重有真才实学的医家，都有雄厚的文史哲学基础而精通医学，故有"文是基础医为楼"之说。这实际最形象地说明医学巨匠大师们的知识结构。余曾以《从古今名医简析谈中医人才的知识结构》为文，列举了54名古今医家，尤其是从春秋战国至晚清时期著名的29名医家的知识结构，横跨专业的界河，纵横捭阖于不同领域，涉猎到医学、哲学、数学、天文、地理、气象学等自然科学的许多学科。

综上所述，纵观中医学的发展史，正是这些以博取胜、以通成才的医家促进了中医学的发展。而反视目前中医泛人、泛术之现状，当警觉出现"分科而医，医之衰也"之局面。

2019 年春

"七年之病　求三年之艾"解读

一、引言

《诗·采葛》传云："艾所以疗疾。"说明艾叶治病源远流长。而"七年之病，求三年之艾"，语出自《孟子·离娄上》。"今之欲王者，犹七年之病，求三年之艾也。苟为不畜，终身不得。苟不志于仁，终身忧辱，以陷于死亡。《诗》云：'其何能淑？载胥及溺。'此之谓也。"表达的是要想统一天下的人，就像常年患病想去寻求陈年旧艾做药一样，要是平日不注意储藏艾蒿，怎么会得到呢？一个不施行仁政的统治者，必然导致灭亡的地步。"其何能淑？载胥及溺。"语出《诗经·大雅·柔桑》篇。淑，善也；载，则也；胥，相互之意；溺者，沉溺、灭亡之谓。大意是不行仁政的那些人怎么会变好呢？只会相互为非作歹，最终导致灭亡。《史记·越王勾践世家论》云："禹之功大矣，渐九川，定九州，至于今诸夏艾安。"《汉书·公孙弘等传赞》曰："汉兴六十余载，海内艾安，府库充实。"艾，安也；艾安，乃民生安定，宇内承平之谓也。此乃"犹七年之病，求三年之艾"语之寓意也。

孟子在《离娄上》开篇记云："离娄之明，公输子之巧，不以规矩，不能成方圆。师旷之聪，不以六律，不能正五音。尧舜之道，不以仁政，不能平治天下。"离娄：人名，古代一个视力极好的人，常被当作视力极好的代名词。公输子：名班，鲁国人，故人称鲁班，著名的木匠。规矩：规，画圆的工具；矩，画方的工具。师旷：晋国人，著名的音乐家。六律：确定音的高低、清浊的乐器。分别为：太簇、姑洗、蕤宾、夷则、无射、黄钟。五音：

五种音阶，即角、徵、宫、商、羽。平治：治理。此段经文表述了历史上尧帝、舜帝能平治天下的原因在于圣明而施仁政。像离娄那样有洞彻是非的观察力；像鲁班那样理政有尺度；像师旷那样懂音律。六律称阳律，尚有阴律，即六吕。分别为大吕、夹钟、仲吕、林钟、南吕、应钟。六律、六吕，合称十二律，以应十二月。五音分太少：太宫、少宫、太商、少商、太角、少角、太徵、少徵、太羽、少羽。一律包括五音，十二律包括六十音，用六乘之，得六六三百六十音，以当一岁之日。故十二律像自然规律一样，节律严谨，次序固定，周而复始。由此可知，"历律"有同源之故，而《史记》有《律书》，《汉书》有《律历志》专篇。《乐记》中有"知律吕声音之道也，可以行天地人事也"之论。故景岳云："盖一切万事，不离乎阴阳二义，则阴阳之道尽矣，是律历之本源，数学之鼻祖也。"此即明是非，守规矩，知音律，行仁政，以平治天下之道也。亦切中"七年之病，求三年之艾"之弊端也。

二、艾之治未病观

"七年之病"，指大病，难愈之顽疾；"三年之艾"，指三年以上之陈艾。"犹七年之病求三年之艾也。苟为不畜，终身不得。"意谓凡事要平时准备，事到临头再想办法就来不及了。故郑观应《盛世危言·技艺》附录云："然有七年之病而不蓄三年之艾，则因循颓废，痼疾果何日瘳乎。"同理，良医要有"治未病"的思维方法。"使圣人预知微，能使良医得蚤从事，则疾可已，身可活也"。此乃司马迁在《史记·扁鹊仓公列传》中，表述了扁鹊治未病的学术思想。治未病有两种意义：一是防病于未然，二是既病之后防其传变。前者主要内容是摄生，即养生之道；后者是疾病得以早期诊断和早期治疗，其主要内容是及时控制疾病的发展演变。对此，《素问·四气调神大论篇》中记云："夫四时阴阳者，万物之根本也。所以圣人春夏养阳，秋冬养阴，以从其根，故与万物沉浮于生长之门"，"是故圣人不治已病治未病，不治已乱治未乱，此之谓也。夫病已成而后药之，乱已成而后治之，譬犹渴而穿井，斗而铸锥，不亦晚乎！"

传说楚人所撰《鹖冠子》一书，载有魏文侯问扁鹊，其兄弟三人间谁的技术高明，扁鹊告云：兄弟具有同样的诊疗技术，其长兄神视，因治未病而名不出乡里；仲兄神毫因争取疾病在早期得以治疗，而名不出县；扁鹊自己医迹列国，以针人血脉，用猛药而名闻天下。扁鹊之语强调了治未病及既病防变可使疾病得以及早康复的重要意义。此即《素问·八正神明论篇》所云："上工救其萌牙……下工救其已成，救其已败。"再从《扁鹊传》中扁鹊过齐诊齐桓侯之疾时，预见齐侯之病机，阐明其"既病防变"的学术思想。它如《难经·七十难》中有预防疾病传变的论述："所谓治未病者，见肝之病，则知肝当传于脾，故先实其脾气，无令得受肝之邪。故曰治未病焉。"对此，《黄帝内经》中尝有详尽的论述。如《素问·上古天真论篇》中有"其知道者，法于阴阳，和于术数，食饮有节，起居有常，不妄作劳，故能形与神俱，而尽终其天年，度百岁乃去。"及"恬惔虚无，真气从之，精神内守，病安从来"的摄生观点。此即阐明了调摄精神形体，增强身体健康，对人体能否适应外界环境的变化，以防御疾病的发生，有着非常重要的意义。

三、艾之良药观

艾，菊科多年生草本植物，《尔雅》名冰台，又名艾蒿。《别录》谓之"医草"；《埤雅》名之"灸草"。故艾之名，取于治病。《诗》毛传云："艾，治也。"《尚书大传》卷三云："言之不从，是谓不艾。"郑玄注："艾，治也。"《诗·小雅·庭灯》云："夜未艾。"毛传注："艾，久也。"即以艾治疗，"久而弥善"，故灸病之草名艾。汉代恒宽《盐铁记·未通》云："五十已上曰艾老，杖于家，不从力役，所以扶不足而息高年也。"故艾老，是对五十岁以上的人的称谓。清代纳兰性德《与顾梁汾书》云："老父艾年，尚勤于役，渺予小子，取惮前躯。"艾年，乃老年之谓。故艾者，治病之药，陈久者良。

艾，入药始载于《别录》："艾叶，生田野。三月三日采，暴干。作煎，勿令见风。"意谓作煎剂，当采于春之三月。《本草图经》云："艾叶，旧不著所出州土，但云生田野，今处处有之。以复道者为佳，云此种灸百病尤胜，初春布地生苗，茎类蒿而叶背白，以苗短者为佳，三月三，五月五，采叶暴干，经陈久者方可用。""三月三""五月五"，乃采集时月也。"复道者""苗短者""陈久者"之艾叶良，此亦"求三年之艾"治病之语源也。《别录》云："主灸百病。可作煎，止下痢，吐血，下部䘌疮，妇人崩血。利阴气，生肌肉，辟风寒，使人有子。"明代李中梓《雷公炮制药性解》云："艾叶，味苦，性微温，无毒，入肝脾二经。主灸百病，温中理气，开郁调经，安胎种子，止崩漏，除久痢，辟鬼邪，定霍乱。生捣汁理吐衄血。"盖因艾之温能令肝脾舒畅，而无壅瘀之患。夫人之一身，惟兹气血两端，今土木得调，则荣卫和而病自却矣。至于温中等效，又举其偏长耳。"煎服者宜新鲜，灸火者宜陈久；生用则寒，熟用则热"。清代汪昂《本草备要》谓艾叶"苦，辛，生温，熟热。纯阳之性，能回垂绝之无阳。通十二经，走三阴，理血气，逐寒湿，暖子宫，止诸血，温中开郁，调经安胎，治吐衄崩带，腹痛冷痢，霍乱转筋，杀蛇治癣，醋煎。以之灸火，能透诸经而治百病，血热为病者禁用"。又云："陈者良，揉捣如绵，谓熟艾，灸火用。妇人丸散，醋煮捣饼，再为末用。煎服宜鲜者，苦酒（醋），香附为使。"太凡生用则寒，熟用则温，炒炭有止血之用。而"复道者"，禀受阳气则足，故"能回垂绝之无阳"。采于"三月三"者，禀受春阳生发之机，有调达枢机，理气开郁之功；采于"五月五"者，禀受阳和之气，具温阳通经，理血气，逐寒湿，暖子宫之治。故作灸疗，当用"三月三"之叶；作温经当用"五月五"之叶。煎服者，宜新鲜之叶，而灸火之用者，陈久者良。《本草纲目》记云："宋时以汤阴复道者为佳""近代惟汤阴者谓北艾，四明者谓海艾。自成化以来，则以蕲州为胜……谓之蕲艾。"并谓："相传他处艾灸酒坛不能透，蕲艾一灸则直透彻为异也。此草多生山原，二月宿根生苗成丛，其茎直生，白色，高四五尺。其叶四布，状如蒿，分为五尖，桠上象有小尖，面青背白，有茸而桑厚。"然亦有茎紫赤。据清代《栖霞县志》记载："艾山上产灵艾，异凡种传世，苍紫茎光，五月五日神人采之，遂以名山。"此即"先有灵艾，后有艾山"命名之说。我的友人刘明久先生，对自然药用植物有深厚的兴趣和爱好，走遍栖霞山山水水，考察栖霞中草药资源，认为现栖霞产的艾叶与胶东半岛各地的艾叶无异。曾走访老农，过去艾山确有此异种灵艾之传说。栖霞为胶东屋脊，艾山海拔九百余米，为群山之冠。据说此艾多生于300~500米之悬崖峭壁间，采之不易，而现今早已绝迹经年了，"灵艾"也成为有关艾山的神话传说了。

故而"犹七年之病，求三年之艾"之语意，重在一个"求"字。求民生安定，宇内承平之艾；求治未病之艾，求良药之艾。

2017 年春月

青州驼山遇知音

——陶刻文纪事

　　2018 年 5 月中旬，我与永前出席在青州举行的山东省中医肾病学术会议。并邀李震老师，意在拍摄云门山、驼山及青州博物馆的佛家石刻造像。5 月 20 日会议结束，与永前、昭明及李震老师同去驼山览胜。我于几年前已登顶驼山，尽览石窟佛家石刻造像，这次因腿脚的原因就没有登顶，由永前、昭明陪同李老师攀登拍照，而我则在拜佛台之亭内小憩。见亭内尚坐一老者，一问是从北京来的田村先生，亦是来驼山览胜的，其老伴原是国家文物局文物研究所的所长，已登山考查，而田老也是因疾未登山。闲话间得知田村先生原为香港商务印书馆的资深编辑，属鸡的，小我两岁。

　　谈到佛家造像艺术，田村先生是业内行家，退休前曾编辑莫高窟艺术画集 26 卷，故宫艺术品画集 60 卷，于 2003 年由香港商务印书馆出版发行。当得知我下周将去敦煌览胜，他说返京后寄两册有关敦煌的画册给我。

　　我由西行敦煌、麦积山石窟，延安红都，西安博物馆归莱后，于 6 月 8 日收到田村先生寄来的《敦煌全集》第 5 集之"阿尔陀经画卷"和第 8 集之"塑像卷"。见之如获至宝，阅之，欣喜之情难以言表。

　　后于 6 月 9 日寄去了荣宝斋出版社给我出版的《柳少逸书法陶刻集》，以回赠新结识的文化界朋友。田村先生收书后，随即打电话，对我的钟鼎书法及陶刻文艺术予以很高的评价。然而我关注到他讲了一个我不熟知的史料，介绍了古希腊的迈锡尼文化。即在 20 世纪初的历史考古中，发现了约在公元前 1450 年的黏土泥板上文字，由于宫殿的一次大火意外地烘烤成型，这些泥板上辨认出一种未知的文字，被称为泥板文字。据田先生讲，这种文字如同殷商甲骨文一样，属象型文字。并评谓："你的陶刻文契刻，乃'泥板文字'的中国版。"当然，我的陶刻文与古希腊泥板文字的对接是一种偶然性，这之前我也根本不知道古希腊有泥板文字。我搞的陶刻文，是将商周甲骨文、钟鼎文，秦国之石鼓文刻于陶器上，意在将制陶艺术、篆刻艺术、书法艺术融于一体，追求一种古朴、祥和之美。文字的出现，是人类文明史的里程碑，中国古代的甲骨文与古希腊的泥板文字、古埃及的纸草文字，均是整个人类文化的瑰宝。故研究甲骨文是自晚清以来文字学家的一个重要研究课题。而书写甲骨文或陶刻甲骨文，当是传承中国古文化的内容之一。于是通过辨识甲骨文、钟鼎文，并书写之、陶刻之，我这小鱼又无意中串上了古文字研究的大串了，当然我只是业余的业余了。

2018 年秋

解读《扁鹊仓公列传》 论师徒传承模式

一、"庆有古先道遗传黄帝、扁鹊之脉书，五色诊病，知人生死，决嫌疑，定可治，及药论，甚精。"

本节要讲述的主要内容是："名师带高徒"是造就名医的重要因素。从《史记·扁鹊仓公列传》可知，仓公淳于意"少时，喜医药，医药方试之多不验""意闻淄川唐里公孙光善为古传方"，"意即往谒之。得见事之，受方化阴阳及传语法"，"意悉受书之"，"意欲尽受他精方，公孙光曰：'吾方尽矣……是吾年少时受妙方也，悉与公毋以教人'"。后公孙光"为书以意属阳庆"，遂"至高后八年，得见师临淄元里公乘阳庆。庆年七十余，意得见事之。谓意曰：'尽去而方书，非是也。庆有古先道遗传黄帝、扁鹊之脉书，五色诊病，知人生死，决嫌疑，定可治，及药论，甚精。我家给富，心爱公，欲尽以我禁方书悉教公……意即避席再拜谒，受其《脉书》、《上》《下》经、《五色诊》《奇咳术》《揆度》《阴阳外变》《药论》《石神》《按阴阳》禁书，受读解验之，可一年所。明岁即验之，有验，然尚未精也。要事之三年所，即尝已为人治，诊病决死生，有验，精良。"太史公这段叙述，说明了拜名师、得真传，是造就名医的重要因素。同时，在该传之首文记有："越人，少时为人舍长，客舍长桑君过，扁鹊独奇之，常谨遇之。长桑君亦知扁鹊非常人也。出入十余年，乃呼扁鹊私坐，间有语曰：'我有禁方，年老，欲传于公，公毋泄。'扁鹊曰：'敬诺。'……乃悉取其禁方书尽与扁鹊。"古代科技知识是以"官学"形式传承，在诸子百家兴起之前，官师政教合一，学在官府。到春秋末期，天子失政，周朝衰落，王官散于民间而诸子兴起。"诸子之学"代替了"王官之学"，从而形成了百家争鸣的时代。据《汉书·艺文志》所载刘歆的观点："儒家出于司徒之官，道家出于礼官，墨子出清庙之守，纵横家出于行人之官，杂家出于议官，农家出于农稷之官，小说家出于稗官。"此即诸子之道之渊源。从而说明了周王朝是一个贵族政治制度的社会，贵族养了一班专家为他们从事政治经济活动，历史称为"养士"。至战国时期，周王朝衰落，为了生计，学者流入民间，于是"私学"兴起则形成诸子百家争鸣的学术氛围，于是古代朝廷珍笈禁传之医学知识以"禁方"流传于民间，亦造就诸多济世活人的名医。故而才有长桑君"悉取其禁方书，尽与扁鹊"，并嘱"毋泄"；公孙光"善为古传方"授仓公，并嘱"毋以教人"；公乘阳庆尽以"禁方书教公"。

从《扁鹊仓公列传》中可知，诸师获得意弟子后，均悉将"禁方"及医术传予弟子，并嘱其弟子"毋泄""毋以教人"，其理有一个很重要的伦理学问题。对此，张仲景在《伤寒论·序》中指出，医者要"精究方术，上以疗君之疾，下以救贫贱之危"。如清代喻昌《医门法律》所云："医，仁术也。仁人君子，必笃于情，笃于情，则视人犹己，问其所苦，自无不到之处。"从《传》中所述，"长桑君亦知扁鹊非常人也，出入十余年"，"乃悉取其禁方书，尽与扁鹊"。长桑君何以知扁鹊为"非常人"，是其以扁鹊对长桑君"常谨遇之""出入十余年"的长期考察，认可其人品而收为弟子，尽传其所学。仓公淳于意先拜公孙光，尽受其精方，公孙光嘱其"毋以教人"，而仓公亦表示"死不敢妄传人"。其后公孙光"为书以意属阳庆"，并告诫仓公："必谨遇之，其人圣儒。"由此可见，名医收高徒是重在人品。诚如郭霭春《医道溯源》所云："天下有非常之任，必待非常之人。而天下非常之人，乃能真胜天下非常之任。"扁鹊以"天下非常之人，乃真胜天下非常之任"，济世活人而成为"方者宗"；"若仓公者，可谓近之矣"，故太史公将二人合篇立传。余深感于此而叹之："择师难，择徒更难！"于此时方悟《素问·气交变大论篇》之言："得其人不教，是谓失道，传非其人，慢泄天宝。"此即元代杜思敬在《济生拔粹》所云"天宝不泄于非人，圣道须传于贤者"之谓也。

二、"吏民尝有事学意方，及毕尽得意方不？何县里人。"

本节要讲述的是"师徒传承"模式在中医学术发展中的重要作用。本节标题是《史记·扁鹊仓公列传》中的一段话。大意是"曾经那些官吏和百姓跟随你学习你的方技，等到他们学完的时候，都能掌握你所传授的方技不能？能掌握的是什么地方的人呢？"仓公均一一回答之，并讲述了众弟子的学习内容。先后有"临淄人宋邑""教以五诊"；有"济北王遣太医高期、王禹学""教以经脉高下及奇络结，当论俞所居，及气当上下出入邪正顺逆，以宜镵石，定砭灸处"；有"淄川王时遣太仓马长冯信正方"，"教以案法逆顺，论药法"；有"高永候家丞杜信喜脉，来学"，"教以上下经脉五诊"；有"临淄召里唐安来学"，"教以五诊上下经脉，奇咳、四时应阴阳重。"由于仓公师承公乘阳庆，其师"悉以禁方予之，传黄帝、扁鹊之脉书，五色诊病。"《传》中尝记云："受其《脉书》、《上》《下》经、《五色诊》《奇咳术》《揆度》《阴阳外变》《药论》《石神》《按阴阳》禁书，受解读验之，可一年所，明岁验之，有验。"由此可见，《传》中有两条师承关系脉络：其一是长桑君"悉取其禁方书，尽与扁鹊。"这是历史上最早见于史书中的医学承传，且扁鹊有弟子子阳、子豹等；其二，公乘阳庆"悉以禁方予之"仓公，仓公又有宋邑、高期等数位弟子。鉴于阳庆"传黄帝、扁鹊之脉书，五色诊病"，说明了仓公的学术体系源自扁鹊医学体系。于是仓公系与扁鹊系又以扁鹊著作为基础，形成了渊源自有的医学传承体系。故《太史公·自序》中有"扁鹊言医，为方者宗，守数精明。后世修序，弗能易也，而仓公可谓近之矣"的论述。说明医学起源很早，且在扁鹊之前代有名医。但对后世医学影响最大的当属扁鹊秦越人。

《四库全书提要》曰："《难经》八十一篇，汉《艺文志》不载。隋唐志始载《难经》二卷，秦越人著。吴太医令吕广长注之，则其文当出三国前。《文苑英华》王勃序曰：《黄帝八十一难经》，是医经之秘录也。昔者岐伯以授黄帝，黄帝历九师以授伊尹，伊尹授汤，汤历六师以授太公，太公以授文王，文王历九师以授医和，医和历六师以授秦越人，秦越人始定章句，历九师以授华佗，华佗历六师以授黄公。黄公以授曹夫子，夫子讳元字真道，自云京兆人也。盖授黄公之术，洞明医道，至能遥望气色，彻视府脏，浇肠剔胸之术。"王勃之论，今已无法实考，且因"九"为老阳数，"六"为老阴数。故王勃用九、用六乃为约数，说明了自古医学是师徒传授，渊源自有，代有传人。

相传古代黄帝时有名医岐伯、雷公、俞跗。据《史记·扁鹊仓公列传》

所载："俞跗治病不以汤液、醴洒、镵石、挢引、案扤、毒熨","乃割皮解肌，诀脉结筋，搦髓脑，揲荒爪幕，湔浣肠胃，漱涤五脏。"是一位以外科见长的著名医生；春秋时有秦人医和，《左传·昭公元年》有"晋平公求医于秦，秦伯使医和视之"的记载；战国时有师承长桑君之齐人扁鹊秦越人；汉有师承公乘阳庆之仓公淳于意，庆"悉以禁方予之，传黄帝、扁鹊之脉书，据《三国志·魏书·方伎略·华佗传》记载，华佗兼通数经，精于方药，熟谙针灸，"若病结积在内，针药所不能及，当须刳割者，便饮其麻沸散，须臾便如醉死，无所知，因破取；病若在肠中，便断肠湔洗，缝腹膏摩","一月之间，即平复"。上述古代诸名医均以脉色诊法为其诊察技术，以外治法为临床治疗特点，且以高超的诊疗技术，名垂青史。诚如张仲景在《伤寒论》序中所云："上古有神农、黄帝、岐伯、伯高、雷公、少俞、少师、仲文，中世有长桑、扁鹊，汉有公乘阳庆及仓公。"但医缓、医和虽然医术高明，受诏治病，然其真足迹罕至民间，病员受限，故影响不及扁鹊。上古之医，史籍无实考，唯《史记》中太史公为扁鹊、仓公列传。他们均以师承名家，又以多有成效的医术而见传。尤其扁鹊为"方者宗"，其重要的原因是他有医学著作传世。这些传世之作，是他在长桑君传授给他的古典医籍的基础上，结合自己的医学实践而完成的。扁鹊行医足迹遍及中原诸国，弟子达十余人之多，《史记·扁鹊仓公列传》有"扁鹊使弟子子阳厉针砥石，使子豹为五分之熨"，《韩诗外传》有"子同捣药，子明灸阳，子游按摩，子仪反神，子越扶形"的记述。由此可见，扁鹊是我国历史上第一个公开带徒传授医术给弟子的人。弟子复有弟子，师徒相传，于是扁鹊诊疗技术及其医学流派跨越地域界河，纵横捭阖于历史的长河中，故司马迁称"扁鹊言医为方者宗""扁鹊名闻天下""至今天下言脉者，由扁鹊也"。《史记·扁鹊仓公列传》载有公乘阳庆"悉以禁方予之"淳于意"传黄帝、扁鹊之脉书，五色诊病，知人死生，决嫌疑，定可治，并有及药论"。此乃太史公认为上至黄帝时代，下至春秋战国时代，先秦医学由历代医师传至扁鹊，然后由扁鹊加以完善成医学专著传于世。从《传》中记载可知，阳庆传仓公之医籍书目有《脉书》《上》《下》经《五色诊》《奇咳术》《揆度》《阴阳外变》《药论》《石神》《按阴阳》等，由此可知，扁鹊医学的内容和知识结构。诚如儒经源于六艺，而医经发端于扁鹊，正是由于扁鹊医著的形成，才有了《汉书·艺文志·方技略》所载的"医经"七家 216 卷、"经方"十一家 274 卷。故扁鹊为先秦医学之大成者，扁鹊医术为中国医学之宗。

《黄帝内经》一书包括《素问》《灵枢》两部分。据龙伯坚氏考证,《素问》的著述年代分三部分。第一部分为战国时代的作品;第二部分为东汉时期的作品;第三部分为魏晋时期的作品。《灵枢》同《素问》一样,不是成于一人之手,也不是成于一个年代,亦有早晚之分。据龙氏考证,早期的作品为战国时代的作品,晚期的作品是汉代的作品。由此可见《黄帝内经》成书当晚于扁鹊时代,是以扁鹊著作为基础而形成的。同时,前面已讲到《白氏内外经》比《扁鹊内外经》卷数多出四倍,比《黄帝内外经》多一倍,从古籍由简而繁的发展趋势来看,《白氏内外经》应晚于《黄帝内外经》,更晚于《扁鹊内外经》。所以,当诚信太史公"扁鹊言医为方者宗"之论。

综上所述,扁鹊以其高超的诊法及"起死回生"之医术,形成了扁鹊医学流派,从而确立了其为医学开山之祖的地位。因封建社会旧礼教的束缚及药物的广泛应用,扁鹊医学中的脉色诊法及外治法医技则湮没于历史的长河中。就诊法而论,古代诊法有遍诊法、三部诊法及寸口诊法之分。扁鹊医学流派以针灸等外治法立法,施术于全身,故遍体考脉为古代诊法之大成。迄至《素问》仍有"人有三部,部有三位,以决死生,以处百病,以调虚实,而除邪疾"的记载;《灵枢》中,尚有十二经脉盛衰,都可在"寸口""人迎""少阴"(太溪)或"跌阳"等处诊之的论述。张仲景在诊察全身疾病时用独取寸口法,而在诊察杂病则注重跌阳诊法,有关妇女病时则多诊少阴脉。其在《伤寒论·序》中赞"越人入虢之诊,望齐侯之色,未尝不慨然叹其才秀。"并批判了那种"按寸不及尺,握手不及足,人迎跌阳三部不参"的不良医疗作风。说明了东汉时期一些医家只注重寸口诊法,而遍身诊法及三诊法已处江河日下之势了。

古有《素女脉诀》《夫子脉诀》,《宋志》尝记有《扁鹊脉经》《扁鹊脉髓》《黄帝脉经》《张仲景脉经》,《隋志》载有《华氏观形察色并三部脉经》,现皆已失传。晋太医令王叔和,史称其"博好经方,洞摄养生之道",整理张仲景之医著,并著有《脉经》十卷。王叔和鉴于"脉理精微,其体难辨";"医药为用,和鹊至妙,犹或加思;仲景明审,亦候形证",故而"撰集岐伯以来,逮于华佗,经论要诀,合为十卷"。《脉经》为我国现存的最早的脉学专著,学习《脉经》的意义,诚如叔和自序所云:"百病根源,各以类例相从,声(听声)色(音色)证(问证)候(切脉)靡不赅备","诚能留心研究,究其微赜,则可比踪古贤,代无夭横。"《脉经》分门别类,条分缕晰,汇集先贤群言，使后世有所考见。故宋代陈言有"脉为医门之先，是以圣人示教，有精微气象之论，后贤述作，为《太素》《难经》之文，仲景类集于前，叔和诠次于后"之论，叔和任晋太医令，由于有职务之便，而能得见内府秘藏。故在《脉经》中除引用《素问》《针经》《四时经》及张仲景、华佗之医著外，尝引用扁鹊的著作。如《脉经》卷五有"扁鹊阴阳脉法第二""扁鹊脉法第三""扁鹊华佗察声色要诀第四""扁鹊诊诸反逆死脉要诀第五"等篇。故宋代林亿称"其为书，一本《黄帝内经》，间有疏略未尽之处，而又辅以扁鹊、仲景、元化之法"。陈孔硕序称"《脉经》十卷，该祖黄帝扁鹊经以及张氏《伤寒论》，条贯甚明"。由此可见，王叔和之《脉经》，乃上承先秦扁鹊之医术，后贯两汉之脉法而成。

综上所述，从《史记·扁鹊列传》中可知，扁鹊得长桑君之术，成为"方之宗"，并有《扁鹊内经》《扁鹊外经》及《难经》传世，并形成了扁鹊学派之学术体系。仓公得公乘阳庆之传，继承扁鹊学派的学术体系，成为继扁鹊之后的一代名医，故司马迁将二人合而立传。扁鹊、仓公是师徒传承模式下形成的名医。经先秦贤达对扁鹊医学的承传和发展，从而形成了托名黄帝的《黄帝内经》《黄帝外经》问世，从而形成了以现存《黄帝内经》为内容的《内经》医学体系。其后在古医经及《难经》的基础上，王叔和有《脉经》传世。加之先秦托名神农之名的《神农本草经》的问世，及东汉"张仲景论广汤液为十数卷"而有《伤寒杂病论》的传世，从而形成了以《黄帝内经》《难经》《神农本草经》《伤寒杂病论》等四部经典著作为代表的中医学理论体系。

从《史记·扁鹊仓公列传》中可以看出，"名师带高徒"是造就名医的重要因素。举凡要掌握金元时期易水学派的学术思想及其对中医学的贡献，首先要熟悉易水学派的师承授受关系及其学术演变的过程。易水学派是以宋金时代易州名医张元素为代表，以探讨脏腑病机及其辨证治疗为研究课题的一个医学流派。易水学派的形成，经历了一个发生、发展和学术演变的过程。始祖张元素继承了前人的理论，而倡脏腑辨证之说，有《医学启源》《洁古家诊》传世。李杲，晚号东垣老人，宋金时真定之富家子弟，幼年学文，亦爱好医学，20多岁时，因母病死于庸医而立志学医。李杲捐千金师从张元素习医，从而继承了张元素的医学理论和经验。其主要著作有《脾胃论》《兰室秘藏》《活法机要》《医学发明》等近十种。被称为易水学派承前启后的中坚人物和"补土"派的开创者。王好古曾同李杲学医于张元素，以其年幼于李杲二十岁，又师事之，尽传其学，亦是金元著名的医家之一。王氏有《阴症略例》《医垒元戎》《此事难知》传世。罗天益乃李杲得意的入室弟子。《卫生宝鉴·序》云："十数年间，虽祁寒盛暑，亲炙不少辍，真积力久，尽传其私淑不传之妙。"所以罗天益不仅医术精湛，而且其"发言造诣，酷类其师，有裨于前人之未备"。故独得李杲之正传，成为当时一代名医，著有《卫生宝鉴》传世。

从《时病论》《医家四要》中亦可反映出师承授受促进了学术的发展轨迹。《时病论》之作者雷少逸，为清代名医。其父逸仙，集古人医书为《医博》四十卷，又自著《医约》四卷，咸丰中遭兵乱失之。雷少逸就仅存之方案为编四卷。是书据自序所云，亦渊源于家学，专为时病而作，著有《时病论》传世。雷氏逸仙之学，由雷少逸传其子雷大震，弟子程豳、江诚，从而三人又有合著《医家四要》传世。《医家四要》序云："凡业之精，必有可传，凡业之传必有其要"，"父以是诏子，子以是承之父；师以是授其弟，弟以是受之师，皆不离乎近是也。"并感而叹曰："父子祖孙一家渊源，其于脉病方药四者，皆有以别其流派，得其要领，投之所向，无不如意。而其门下士，亦类能守师说，择精语详，其述斯编，相与以有成。"

由此可见，从中国医学发展史来看，师徒传承模式是中医学术发展的重要组成部分。诚如名老中医张奇文教授在《名老中医之路续编》第一辑代前言中所述："要学好中医，除了靠自己辛勤努力外，还必须要经过名师的指教，传道、授业、解惑，只有这样，才能使世代相传的中国医药学永盛不衰。"

2019 年春

果行毓德　救世济人
——柳吉忱及其学术思想简介

一

　　家父吉忱公，山东省栖霞县东林人。六岁入本族私塾，较系统地学习了四书五经。及至民国入高小、中学接受现代教育，十九岁毕业于烟台育才中学。其后，因患类风湿关节炎多次延医，均罔效。后幸得同邑晚清贡生、儒医李兰逊老先生诊治，用药仅二十余剂，内服兼外熨，而病臻痊愈。诊治间，谈经说史，评论世事，深得先生赏识。于是，先生进言家父习医："儒之从政，医之行道，皆以救世济人为其责任者也。昔范文正公作诸生时，辄以天下为己任，尝曰：'异日不为良相，便为良医。'盖以医与相，迹虽殊，而济人利物之心则一也。社会动乱，尔当学医，以济世活人。"家父欣然应之。从而成为李老先生晚年的入门弟子，并赐号"济生"，济世活人之谓也。

　　兰逊公精通经史，熟谙岐黄之学，兼通律吕诸子百家。其于医学，深究博览，采精撷华，独探奥蕴，卓然自成一家。先生立法谨严，通达权变，常出奇有制之师，应无穷之变。在随师期间，见先生用"阳和汤"治疗多种疾病，弗明不解，请师释迷。问曰："昔日弟子患痹，师何以阳和汤愈之？"师曰："王洪绪《外科全生集》用治鹤膝风，列为阳和汤主治之首，君疾已愈，当晓然于心，王氏非臆测附会之语也。"又问："某君腰疾，师诊为痛痹，不予乌头汤，而以阳和汤愈之，恭听师言"。师曰："景岳尝云：'以血气受寒则凝而留聚，聚则为痛，是为痛痹，此阴邪也'"诸痹者皆在阴分，亦总由真阴衰弱，精血亏损，故三气得以乘之而为此诸证。经曰：邪入于阴则痹，正谓此也。是以治痹之法，最宜峻补真阴，使血气流行，则寒邪遂去。若过用风湿痰滞等药而再伤阴气，必反增其病矣'。故今用治痹，非出臆造也。"

家父在先生指导下，首先阅读了《黄帝内经》《难经》《伤寒论》《金匮要略》及《神农本草经》等经典著作，并选读了一些名家注释。同时熟诵了后世本草、药性诸书。其后又学习了"千金""外台""金元四家"和《景岳全书》《温热经纬》《温病条辨》诸家之学。先生以"读书者，尚能细心研读自有深造逢源之妙"启迪。先生晚年辑生平所治验案若干卷付家父。公循以治病直如高屋建瓴，节节既得，所当无不奏效，故尽得先生之传。

1930年春，家父曾考入天津尉稼谦国医班学习3年。其间曾应余舅父范廷凯先生之邀，去香港和广州经商、业医。1935—1938年学习于上海恽铁樵国医班。因受恽氏学术思想影响，家父临证师古不泥古，参西不背中。在辨病与辨证、中西医结合治疗多种疾病中，取得可喜成果。"七七"事变后，日军侵入胶东。家父于1941年，参加了抗日工作，并化名"罗林"，以教师身份为掩护开展抗日活动。其间曾开设"济生药房"，以医生身份为掩护，从事地下革命活动。中华人民共和国成立后，家父曾先后任栖东县立医院、栖霞县医院业务院长，莱阳专署中医药门诊部主任，烟台市莱阳中心医院中医科主任等职。

二

家父吉忱公尝祝于医者曰："贵临机之通变，勿执一之成模。"成模者，规矩也。通变者，运巧也。不能运巧，则无所谓规矩。家父栖身医林几十载，深感于"神行于规矩之中，巧不出规矩之外"，尝云："中医学理论无一不是常规，临床实践处处有技巧，若津津于常规，则作茧自缚；因证用方，则出神入化。故既要重规矩，又要运巧制宜，庶几左右逢源。"湿与热，是病理变化的反应，又同属六淫范畴。《内经》《金匮要略》及历代文献均有治疗规范。鉴于湿分内外，热有表里，湿能化热，热能转湿。其在临床中，根据季节、时令、气候变化和冷热失常进行推理诊断、辨证求因与审因论治。临证从整体观念出发，脉证合参，分清虚实及外邪偏胜或正气偏虚，作为临证处方用药准则，因势利导，拨乱反正而愈病，并根据多年临床实践，归纳出"湿热证治十九法"。

辨证论治是中医学术特点的集中表现。就是对于现代医学诊断的疾病而言，中医治疗的主要依据仍然在于证。且中医辨证不可受西医诊断之限，否则如胶柱鼓瑟，束手受败。如静脉血栓形成与血栓性静脉炎，家父认为同属中医学"脉痹"范畴。二者虽均为湿热、瘀血痹阻脉络所致，然验诸临床，前者为瘀血阻络而致湿热蕴滞，故"瘀血"为病的主要矛盾，而"湿热"则居次要矛盾，治宜活血通脉，佐以清热利湿。1973年3月某部队医院接诊一右股静脉栓塞引起下肢淋巴水肿患者。处理意见：手术治疗。因病人不同意施行手术，故请家父会诊。病者患部水肿，皮色白而光亮、舌苔黄、脉沉数，为湿热之候；舌质紫暗尚具瘀斑，故血瘀为致病之主证。遂以上法治之，处以当归、川芎、赤芍、牛膝、桃仁、红花、防己、忍冬藤、白芷、牡丹皮、甘草。服药3剂而痛止，5剂而肿消过半，30剂后而病臻痊愈。血栓性静脉炎，则为湿热蕴结，引起络脉瘀阻，故"湿热"为主要矛盾，而"瘀血"为次要矛盾。治宜清热利湿，佐以活血通脉。1974年12月，家父曾接诊一左下肢血栓性静脉炎病人，患病20余日，几经治疗罔效。查患肢皮肤灼热、潮红、肿胀，口干不欲饮，便秘，舌质深红、苔黄腻脉滑数，遂以清热利湿、活血通络法治之。处以金银花、玄参、当归、赤芍、牛膝、薏米、苍术、木瓜、黄柏、泽兰、防己、土茯苓、甘草，迭进二十剂，肿势尽消，但患肢仍拘挛灼痛。又以原方去苍术、黄柏、薏米诸药，加鸡血藤续服五剂，病情悉除。

古人尝云："兵无常势，医无常形，能因敌变化而取胜，谓之神将；能因病变化而取效，谓之神医。"兵家不谙通权达变，无以操出奇制胜之师；医家不能圆机活法，无以操出奇制胜之功，其理同也。药贵合宜，法当权变，知常达变，着手回春；拘方待病，适足偾事。脑囊虫病，实为临证难愈之疾。家父于前人之验，潜心体验，持循扩充，每屡获效验。如一孙姓男性患者，遍体黄豆粒大之圆形结节，质地不坚，推之不移，不痛不痒，且时发痫证，舌质淡红，白薄苔，脉沉缓。经皮下结节活体切片检查，确诊为脑囊虫并发癫痫。即以豁痰开窍、杀虫定痫为法而施治；半夏、陈皮、茯苓、白芥子、胆星、全虫、天虫、榧子仁、郁金、远志、薏米、甘草，以水煎服，并以磁珠丸佐服。迭进20剂，结节消失1/3，痫证仅半月一发。即于原方加竹沥冲服，续服30剂，皮下结节消失殆尽，痫证偶发。拟健脾化痰、宁心定痫之剂。

复进 30 剂，诸症悉除，体质康复，一如常人。囊虫病由绦虫的幼虫囊尾蚴寄生于人体组织而发病。脑囊虫病的临床主症为癫痫、失明。癫痫常反复发作。故其治法，宜先杀虫理气，后健脾养胃；囊虫病皮下结节，治宜化痰利湿，软坚散结；脑囊虫发作癫痫者，治宜豁痰开窍，杀虫定痫；平时治宜健脾化痰，杀虫散结。总之，以消补兼施，扶正祛邪为大法。

破伤风是一种严重急性外科感染性疾病，中医学根据其症状和感染途径，而有众多的病名。究其病因病机，家父认为皆由风毒经创口乘隙侵入肌腠经脉，营卫不得宣通，筋脉失濡而致诸症。甚则内传脏腑，毒气攻心，痰迷心窍，致病情恶化。故立祛风解痉、化痰通络之法。验诸临证，因《医宗金鉴》之玉真散祛风之力虽强，而解痉之功则逊，故合入"止痉散"，则祛风解痉之效倍增，合二方加味，立"加味玉真散"（胆星、白附子、防风、白芷、天麻、羌活、蜈蚣、僵蚕、蝉蜕、鱼鳔胶、钩藤、朱砂、甘草）作汤剂服，临证化裁，每收效于预期。

脑积水，与中医学"解颅"一证相伴。因其前囟宽大，头颅若升似斗，故俗称"大头星"，实属难愈之证。肾主骨生髓，脑为髓海，肾气亏损，脑髓不足，致后天气血亏损而发解颅。续发于温病者，多由热灼营阴，肝风内动，循行不利，脉络受阻，则青筋暴露而水湿停滞。在临床中，家父以常法内服补肾地黄丸（脾胃虚弱者用扶元散），而变通"封囟散"，立"加味封囟散（柏子仁、南星、防风、白芷、羌活、猪胆汁）"外敷（本方入选高等医学院校教材《中医儿科学》），治愈小儿脑积水 30 余例。"封囟散"方出《医宗金鉴》，意在疏风、温通、利湿、消肿。加白芷芳香透窍，有疏风、温通、胜湿之功；羌活辛平味苦，祛风燥湿，散血解痉，有治"颈项难伸"之能。加味封囟散养血解痉、利湿消肿治其标；设补肾地黄丸补肾益髓、益气养血培其本，标本兼治，内服外敷合用，协同奏效，俾肾强髓密，气充血足，痉解络通，囟封颅合，肿消水除。临床经验：先天亏损、气血两虚者易治，预后佳良；后天温热诸疾继发者难治，预后较差。1989 年一中年女子告知，30 年前因脑炎续发解颅，病情重笃，濒于危殆，经公治愈后，至今神志正常，智力很好。是以后天温热病续发解颅者，亦不能率以预后不良，而贻误病机。

夫六淫七情相同，而罹受之人各异，禀赋有厚薄，质性有阴阳，性情有刚柔，年岁有长幼，形体有劳逸，心情有忧乐，天时有寒热，病程有新久。家父认为：临证当洞悉天地古今之理，南北高下之宜，岁时气候之殊，昼夜阴晴之变，方能谙达病机，把握治疗。此即五运六气、子午流注学说在临床上的现实意义。例如1966年下半年烟台地区病毒性肝炎流行，循以常法茵陈蒿汤疗效不著。岁值丙午，少阴君火司天，阳明燥金在泉。在治疗上则宗《内经》"阳明在泉，湿毒不生，其味酸，其气湿，其治辛苦甘"的治疗原则，主以辛开苦降之剂，佐以甘味健脾之药，于是郁火得清，湿热得除，中州枢转，病臻痊愈。其后于1972、1978年，该地区又逢病毒性肝炎流行高峰年份，发病季节又均在古历七月份左右，其地支又均分属子、午，为少阴君火司天，"其化以热"，"热淫所胜，怫热至，火行其政"，"四之气，溽暑至，大雨时行，寒热互至，民病寒热，嗌干、黄瘅"。俱湿热郁蒸之候，家父乃治以辛苦甘味诸药而获大效。

　　冠心病，属中医学胸痹、心痛范畴。此病本虚标实、虚实错杂。痰浊为病变前提，气滞血瘀为病变结果。家父临证依据"急则治其标，缓则治其本"和"间者并行、甚者独行"的治则，根据不同阶段各有侧重。将"通"与"补"两大治法有机地联系和密切结合，或标本兼治、扶正祛邪，或先通后补，或先补后通，或通补兼施。"不通则痛"，为痛证共同机制。然通有多法：调气以和血，调血以和气；上逆者使之下行；中结者使之旁达；虚者助之使通；寒者温之使通，无非通结而已。本虚应针对阴阳气血、脏腑的不同虚证表现，采取相应的补法。早期病急，疼痛剧烈，治标为主，以通为用，治本为辅。病情缓解或稳定，则通补兼施，标本兼治。后期补虚纠偏以固本，而有"冠心病临证十法"传世。家父认为：临证若不识标本缓急，妄投芳香开窍之品，滥使活血化瘀之剂，则耗血伤阴，损气败阳，沉弊滋多，适足偾事。

　　再如对高血压病的临床治疗中，鉴于引起高血压病之眩晕、头痛的主要因素是"阳亢"，治疗的当务之急是"潜阳"，故将"潜阳法"作为一个重要法则（但不是唯一法则）来探讨。所谓治标潜阳法，即"阳亢"为标证、兼证的方法。鉴于阳亢之由多端，潜阳之法不一，故方药亦因之而异。如有痰火蕴伏，扰动肝阳者；肝脾同病而阳亢者；及阴阳俱虚而阳亢者，尤其后者，似与理不通，但临床上屡见不鲜。"阳无阴则不长，阴无阳则不生"。肾阳不足或肝旺于上肾亏于下，必波及肾阳，反之亦然，家父拟加味真武汤，验诸临证，每收卓效。方由真武汤加石决明、杜仲、桑寄生、桑椹等药而成。其特点是附子与石决明等潜阳药物同用。附子为回阳救逆之必须，石决明为镇肝潜阳之要药，二药合用，交济阴阳，以求其平秘。药效殊异，确有异曲同工之妙。潜阳诸剂,潜降药物首当其冲,对高血压病而见肝阳上亢者,大有攻关夺邑、功效直截之誉。然潜阳药物质地沉重,药性沉降,且临证处方用药剂量较大,长期服用,易出腹泻之弊端,故临床上要中病即止,不可久用。

三

1954 年至 1960 年,家父受莱阳专员公署指派,负责胶东地区的中医培训工作。他先后主办了七期中医进修班,并亲自讲授《黄帝内经》《伤寒论》《金匮要略》《神农本草经》、温病学和医学史等课,为全地区培养了大批中医骨干。1960 年又受聘于山东省莱阳中医药学校讲授温病学,结合个人临床经验和心得,阐发温病学源流、病因病机、辨证方法及方药,发挥己见,注重实践,内容广博。并示所编"温病舌诊歌诀",让学生诵记。以"伤寒为法,法在救阳;温病为法,法在救阴"两大法门启迪学生,并倡临证应冶寒温于一炉,方不致墨守成规,胶柱鼓瑟。由博返约,深入浅出是其教学特点。20 世纪 60~70 年代又教子课徒十余人。《礼记·学记》云:"凡学之道,严师为难。"在授课带教中,常以清代林佩琴语训之:"学者研经,旁及诸家,泛览沉酣,深造自得,久之源流条贯,自然胸有主宰。第学不博,无以道其变;思不精,无以烛其微。惟博也,故腕行于应,则生面别开;惟精也,故悟彻于玄,而重关直辟。"故山东诸多名医出自其门下。

1955 年,家父为山东中医学会理事,后为烟台地区中医学会副理事长,主任中医师,莱阳市历届政协委员,1980 年为莱阳市政协常委及文史组副组长。他勤于笔耕,著述颇丰。诊务教学之暇,结合个人多年实践,先后著有《内经讲稿》《伤寒论讲稿》《温病讲稿》《本草经讲稿》《医学史讲稿》。尚著有《风火简论》《中医外治法集锦》《济众利乡篇》《热病条释》《柳吉忱医疗经验》《脏腑诊治纲要》《周易卜筮》等书。并撰写了《运气学说之我见》《哮与喘的证治》《癫狂痫痴的证治》《崩漏治验》等几十篇学术论文。

其喜咏"老夫喜作黄昏颂,满目青山夕照明"诗句,一生勤奋,堪为师表。栖身医林几十载,虽届耄耋之年,尚有"老骥伏枥,志在千里"之暮年壮志。1983 年 2 月因年迈而离休,对登门求医者,仍以医德为重,以"济生"为己任,以解除病人痛苦为最大的快慰。1987 年受山东中医界重托,与余创办山东扁鹊国医学校，并为首任校长。

　　家父之名毓庆，源自《周易》"蒙，君子以果行毓德"；字吉忱，乃祥和诚挚之谓也；以其素恪守孔子"宽裕温柔足以有容""发愤刚毅足以有执"之教而以字行；李兰逊公赐号济生，亦取《周易》"天行健，君子以自强不息"，"地势坤，君子以厚德载物"之意也。"万物并育而不相害，道并行而不相悖"的中庸之道为其一生立身之本；发愤忘食，乐而忘忧，仁以为己任是其一生之立品。故当外虏入侵之时，公虽一介书生，但能舍生忘死从事抗日工作，彰显其爱国主义精神。

2013 年 10 月 4 日

牟永昌及其学术思想简介

业师牟永昌先生（1906—1969），山东栖霞南埠人。先生为栖霞习儒望族及岐黄世家。其父熙光公为晚清秀才，攻举子业，兼修医学。先生守孝三年，潜修岐黄典籍，博涉医学，洞悉药理，而精于医。遂绝意仕途，弃举业而全力钻研医学，因而初涉杏林，即名噪胶东。业师自幼天资聪颖，幼承庭训，博览群书，刻苦自励，奋发图成，而成为栖霞一代名医。先生在熙光公的指点下，尤以精研《伤寒第一书》为著。

一

先生一生在栖霞行医，曾于20世纪50年代在灵岩寺的省中医进修班学习一年，同学者有陆永昌诸公。先生怀桑梓之情，修业期满仍返回胶东。先生于1946年参加工作，先后在栖东、栖霞县人民医院工作，并任栖霞县人民医院中医科主任。先生平易近人，人缘广博，桑梓情深。临证中胆大心细，行方智圆，谨守"审症求因""脉证合参"规范，每起沉疴。尤以医德为重，以解除病人疾苦为己任。省疾问病之际，深究医理，详察形候，付于至精至诚之思。尝云："良医处世，心存仁义，博览群书，精通医道，不矜名，不计利，此其立德也；挽回造化，而起沉疴，此其立功也。"故而受到群众爱戴。

先生三子，俱不习医。20世纪60年代初，兴"名师带高徒"之风，家父吉忱公惜牟师祖传医技无人继承，遂于栖霞县政府及先生商榷，议予拜师。家父于20世纪40~50年代任栖霞县医院业务院长，先生任医师，乃挚友也，故先生欣然允之。1963年8月22日，余负笈山城，从师先生，程门立雪，凡六易寒暑，为先生一生唯一的弟子。

二

先生中医理论精湛，学验俱丰，倾毕生之学，尽传余。临床亲灸之余，常言数术原理，每于户外夜观天象，指点九野列宿，道出太极奥理，河洛精微。继而有《伤寒第一书》治分九州之全书授之。该书有先生之父熙光公批注钩玄，为先生家传仲景之秘。书中所论内伤外感气运阴阳表里虚实，直从八卦图中穷源探本，辨析精微，合之《素问·热论篇》，仲景《伤寒论》，其间旨趣要妙亦先后同揆不越毫末，先生称此书为仲景逸书复出而传之于世，可与《金匮玉函》并为医林之至宝，使知岐黄仲景心法，先生遂传《伤寒第一书》。书中"五运六气说""藏府配八卦干支以应天地六气图"及"八卦有体有用"等诸篇，对余后来的运气学说、阴阳学说研究，及中国象数医学体系的建立，做了有益的铺垫。

先生治热病，宗《黄帝内经》热论，多用《伤寒第一书》之书。如治紫癜斑未透者用清斑解毒汤（穿山甲、牛蒡子、知母、黄芩、天花粉、连翘、玄参、地骨皮、厚朴、桔梗、淡竹叶）主之；若舌苔黄发斑毒未清者，则予以柴葛解肌汤（柴胡、葛根、桔梗、木通、牛蒡子、薄荷、连翘、黄芩、川朴、淡竹叶）主之。先生认为：舌苔黄，肌肤发斑，病在阳明，用柴胡以截入少阳经，故仍以解肌取之，鬼门开汗出自愈。若紫癜肾病初期，病在阳明少阳，邪热发斑将入太阴时，先生多用搜风汤（犀角、羚羊角、僵蚕、牛蒡子、皂刺、穿山甲、玄参、黄芩、连翘、桔梗、薄荷、防风、川朴、柴胡、竹叶），意在用提药使邪毒不得陷下；若舌尖红、舌根黑，面赤目红，唇燥发热伴鼻衄，或齿衄，或便血，或尿血之血热妄行者，则予以化斑解毒汤（玄参、知母、天花粉、连翘、蝉蜕、薄荷、青黛、犀角、羚羊角、赤芍、防风、牡丹皮、黄芩、牛蒡子、竹叶）主之，火毒炽甚权以二角清其肺肝，以赤芍敛肝求脾，俾斑毒化解。

《伤寒第一书》有通天解结汤，乃为"治伤寒诸结"——气结、痰结、水结、冷结、火结、胸结、藏结、肠结、幽门结、阑门结、热结，共十一结。先生认为：通天解结汤主治诸结，疗效卓著，概因诸结通治之机，在于枢机得调，升降开合有序。少阳主枢，"为入病之门户，出病之道路"。故方内寓小柴胡，以冀结散证除。如一阑尾周围脓肿案：王某，男，44岁，患阑尾周围脓肿20余天，曾予抗生素治疗两周，虽体温降至正常，疼痛有减，但右下腹包块仍在，舌干口燥，便结四五天一次，溺黄，脉滑大无力，舌红绛，苔黄厚而燥。予以通天解结汤加味，并配生大黄、生栀子研末醋调外敷。药十二剂，包块若失，再十剂而痊愈。

三

"医有慧眼，眼在局外；医有慧心，心在兆前"。如治小儿舞蹈病，先生知常达变，每妙手回春。先生认为此病概属中医"瘛疭"范畴。瘛，抽掣也，筋脉挛缩之谓；疭，纵缓也，筋脉纵伸之谓，因其是形容手足伸缩抽动不已之候，故先生认为与"抽搐"病症相伴，当从"瘛疭""抽搐"病证探讨。先生根据《素问·气交变大论篇》《素问·六元正纪大论篇》《素问·玉机真藏论篇》《素问·大奇论篇》《素问·五常正大论篇》《素问·至真要大论篇》，及后世《类经》《东医宝鉴》《小儿药证直诀》等典籍的论述，加之家学己见，而概其病机为热、痰、风、惊四候。四者既是致病病因，又是病理机制，更是临床见证，故立解热、息风、化痰、镇惊四法，拟牛黄定瘛散（牛黄、麝香、朱砂、天竺黄、蝉蜕、川军、甘草）治之。方中牛黄味苦性凉，其气芳香，以解心经热邪并平肝木，具涤热清心，开窍豁痰，凉肝息风，镇惊定搐之效；麝香辛温芳烈，备开窍醒神之功，共为主药，其化痰定惊有赖于牛黄，开窍醒神有恃于麝香；天竺黄味甘性守，清热豁痰，凉心定惊，为主治痰热候之佳品；镜砂甘寒质重，寒能清热，重可镇怯，镇心定惊，为惊恐抽搐证之必须；蝉衣甘寒，善于平肝息风；大黄苦寒，长于苦降泄热，共为辅药。甘草清热解毒，调和药性，任为佐使药。诸药合用，成清心解热，平肝息风，豁痰开窍，镇惊定搐之功。

又如眼㖞斜一症，又名面瘫。《灵枢·经筋》篇云："卒口僻，急者目不合，热则筋纵，目不开。颊筋有寒，则急引颊移口，有热则筋纵缓，不胜收故僻。"故先生认为其病属阳明经筋病。若因感风寒之邪郁于脉络、经筋而发者，属现代医学之周围性面神经瘫痪症，则予以牟氏家传方之柴胡牵正汤（柴胡、黄芩、荆芥、防风、白附子、天麻、僵蚕虫、甘草）治之。方中柴胡、黄芩和解表里，转枢阳气，鼓邪外出；天麻通络以祛风；荆芥祛血中之风；防风祛肌中之风；牵正散以祛风解痉通络。诸药合用，以期外邪得除，络脉以通，筋脉得濡。四剂柴胡牵正汤后，则先生处以大剂黄芪、党参四剂，名曰参芪汤，意在甘温益气之伍，大补三焦元气转输气机，此即《黄帝内经》

"形不足者，温之以气""气主煦之"之意也。

痹证，有文字记载始于《黄帝内经》，后世百家宗之，多有建树。先生认为与现代医学风湿、类风湿性关节炎，痛风相侔，为临床常见病多发病，且缠绵难愈。治之早者，病在肌肤体表，尚可速愈；迁延失治，或治之不得法，病在筋骨脏腑，则缠绵难医。先生宗《素问·痹论篇》"所谓痹者，各以其时，重感于风寒湿之气也"，及《济生方》"皆因体虚，腠理空虚，受风寒湿气而成痹也"的论述，而立牟氏"治痹三踆（热痹除外）：一踆乌头汤二剂，宗乌头善走于肌，逐风寒，故筋脉之急者以乌头治之，主药重在温阳散寒，则扶正次之；二踆独活寄生汤四剂，主药乃十全大补汤，益肝肾、补气血、和营卫，"治风先治血"重在补虚，则祛邪之药次之；三踆插用一二剂小柴胡汤或柴胡桂枝汤。少阳乃初生之阳，属半表半里，能使表里间阳气转枢出入，由于枢机不利，表里间阳气不能转枢通达，导致阳气不能鼓邪外出，致痹证不解，故加减治之。概因乌头汤祛邪意在温阳和卫散寒，独活寄生汤意在扶正散风调营，而邪留半表半里，则二方力逊也，插用柴胡剂，非出臆造，乃牟师深究博览，运用古方，独出新意之处也。

四

虚损是由于脏腑亏损，元气虚弱而致的多种慢性病的总称，亦称虚劳。《黄帝内经》有五虚的论述；《金匮要略》有"血痹虚劳病"篇的专论；《诸病源候论》则有"虚劳者，五劳、六极、七伤是也"的记载。究其因不外乎元气耗伤之由，先生于虚损诸病尤重益元补脾，滋养肝肾两大法门。

如治遗尿一证，重在益元补脾，每处以熟地、附子、黄芪、桑螵蛸、补骨脂、肉苁蓉、芦巴子、升麻、云苓、甘草，而愈其病。若肾阳虚衰者可加肉桂、覆盆子等益元温肾之品。先生对肾亏虚，精血不足之头目眩晕、恶寒脉虚大内伤于阴之证，多用《伤寒第一书》之神化汤（六味地黄汤加肉桂、当归、柴胡而成）治之，此方补阳之肉桂性上而下，当归补血补气，熟地补阴，茯苓补肾脾，山萸肉补肝，山药补脾。泽泻利水，丹皮泻肝胆，龙火一虚，雷火欲炽故以泻之，则心肾相交，水火既济，而眩晕得除。可见先生用药每贯以"刚柔相济""动静结合""升降相因"诸法，予命之曰"太极思维"，亦即景岳之"善补阳者，必阴中求阳，善补阴者，必阳中求阴"之意也。如先生治面色萎黄、胸闷、短气之便秘者，则处以人参、白术、当归、麻仁、川军、川朴、杭芍、枳实、杏仁。此病系升降之气机壅塞，清气不得上升，浊气不得下降，治以"升降相因"法，以欲降先升、通补相兼而愈其病。又如治疗脾胃虚弱，脉沉无力、胸闷、胃脘隐痛之胃溃疡病，先生处以人参、白术、云苓、山药、白芍、当归、首乌、内金、肉苁蓉、川军、甘草而愈其病。此方乃四君子汤加味组成，寓有"气血并调""寒热并用""升降相因"之配伍。如治疗脱发一证，先生每处以首乌、肉苁蓉、枸杞子、生地、补骨脂、肉桂、黄柏、云苓、丹皮、玄参、附子、山药、山萸肉、甘草，亦临床太极思维方法之典例。

戏有"戏眼"，卦有"卦眼"，病有"病眼"，即临床辨证要点。先生临床思路清晰，理法方药朗然。如崩漏一证，先生抓住月经是以肾为核心，以肾-冲任-天癸为轴的生理系统，治疗上则宗"急则治其标，缓则治其本"，及"血脱益其气"的原则，把握住"塞流""澄源""复旧"三个重要环节，以求理、法、方、药朗然。如"复旧"则以补虚固本为大法，继而有养肝肾、调脾胃、补血、固冲任四法备焉。"澄源"，即澄清本源，血热有清热养阴、清热凉血、平肝清热三法；血瘀有化郁去瘀、逐瘀止血、通经化瘀三法；血虚则养血止血；肝郁则疏肝解郁；气虚则补气摄血；阴虚则滋阴敛血；阳虚则温阳固脱；脾虚则健脾益气举陷；肾虚则有温肾固脱、滋阴敛血二法。"塞流"，意在止血，临床则根据寒热虚实之病机，又有温而止之，清而止之，补而止之，泻而止之四法。

五

先生内外妇儿各科均有所成，而对眼科、皮肤疮疡等科亦有建树。先生精研《眼科龙木论》，临床以风、火、瘀、虚为辨证要点，内治与外治相结合，每收卓效。胬肉攀睛，相当于现代医学之翼状胬肉，以清肝明目、滋阴降火为法，处方：木贼、蝉蜕、栀子、生地、石决明、磁石、谷精草、黄芩、车前子、夜明砂、甘草水煎服。若风热重者加荆芥、防风、菊花；实热重者加川军、黄连、黄柏；若血瘀者加桃仁、血力花；若肝肾虚者加山萸肉、枸杞子、连翘。外点《眼科龙木论》之七宝膏（珍珠末、龙脑、熊胆、石决明、琥珀、水晶、龙齿），或牟氏家传方连栀冰梅洗方（炉甘石、黄连、当归、栀子、冰片、乌梅、李仁、甘草），布包开水冲熏洗之。

慢性皮肤病病因多端，大凡因肾阳不足，卫外不固，风寒之邪乘虚侵袭，阻于肌腠，经络痹阻，营卫不和而导致皮损者，或久病不愈缠绵日久，属肾虚寒凝血滞者，先生予阳和汤治之。见于皮损之病，名曰皮肤病，故皮损情况为临证之首鉴。先生认为：阳和汤临证多用于"红斑"之属阴斑者（多呈慢性暗红色或紫红色斑块，且肿胀疼痛不著）；"风团"之属肾阳不振者（四肢厥冷，遇冷则发）；"丘疹"则见于慢性结痂性丘疹慢性瘙痒丘疹者；"水泡""脓包""糜烂"之属"阴症"者（亦多慢性）；"溃疡""脓肿"之属"阴疮""寒疡"者（多慢性反复发作，肿痛不著，脓液清稀）；"结节""肿瘤"不明显，发病日久者（多肢体畏寒厥冷）。

先生医术精湛，医德高尚，对一些疾病，常以单方土药治之。痔疮，为临床常见病，多发病，故俗有"十人九痔"之说。先生临床应用"羊蹄熏洗剂"治疗痔疮，疗效颇著，均俱"简、便、廉、验"的特点。方用生鲜羊蹄根 120 克，去泥沙洗净，切片，加水 2000~3000 毫升。煎沸 30 分钟，去渣，坐浴熏洗，日 2~3 次。羊蹄，又名牛西西、牛舌棵、洋铁叶、金不换、土大黄，为蓼科酸模属多年生草本植物。性寒味甘苦，具清热凉血、活血消肿，解毒镇痛之功。据现代药理研究，其主要成分为蒽醌衍生物，有止血、升血小板、镇静、健胃、润肠之效。

"斯文有传，学者有师。"值"山东省齐鲁名医学术思想研讨会"的召开，特撰本文，述公之医术，韶师之医德，以寄对恩师永昌公永久的怀念。

1994 年 6 月 24 日

话《针经》谈《灵枢》
——经络学说浅述

一、《针经》与《灵枢》

清代黄元御《灵枢悬解》云："昔黄帝传医，欲不用毒药砭石，先立《针经》，而欲以微针除百姓之病，故咨岐伯，而作《灵枢》。《灵枢》即《针经》也。"又云："《灵枢》乃《素问》之原，凡刺法、腧穴、经络、藏象，皆自《灵枢》发之。"故有"既解《素问》，《灵枢》不可不解矣"之论。故探讨深奥的中医学知识，必学研《黄帝内经》，而欲明经络学说及针刺之道，必熟谙《灵枢》，以探寻《针经》之奥蕴。

《礼记·曲礼》云："医不三世，不服其药。"唐代孔颖达之《礼记正义》注云："三世者，一曰《黄帝针灸》，二曰《神农本草经》，三曰《素女脉诀》，又《夫子脉诀》。"《素问》古称《素女脉诀》，《灵枢》古称《黄帝针经》。明代张介宾解云："内者，性命之道；经者，载道之书。平素之所讲问，是谓《素问》；神灵之枢要，是谓《灵枢》。"由此可知，《黄帝内经》乃医理之总汇，临证之极则，此不废江河万古流也。

《黄帝内经》有《素问》八十一篇，《灵枢》八十一篇。《灵枢》古以《针经》名之。《灵枢·九针十二原》篇云："欲以微针通其经脉，调其血气，营其逆顺出入之会。令可传于后世，必明为之法，令终而不灭，久而不绝，易用难忘，为之经纪，异其章，别其表里，为其终始。令各有形，先立针经。"

由此可知，《针经》是运用针刺之术，以"通其经脉，调其血气，营其逆顺出入之会"的一部医学著作。《素问·八正神明论篇》云："法往古者，先知《针经》也。验于来今者，先知日之寒温，月之虚盛，以候气之浮沉，而调之于身，观其立有验也。"《素问》此论阐明了两个问题，其一是要运用前人针刺之术，要首先懂得《针经》的医学知识。其二是要懂得日、月及四时节气的变化，结合阴阳四时的虚实，来分析病情和诊疗疾病。故而该篇中有医者"上工救其萌牙"，"下工救其已成，救其已败"之别。此即今天学习《黄帝内经》重要的现实意义。

《黄帝内经》记载的治疗方法，有毒药、九针、砭石、灸焫、导引、按跷、熨引等。一般原则是"毒药（药物）治其内，针石治其外。"（《素问·移精变气论篇》）。值得注意的是《黄帝内经》谈到具体疾病的治法时，绝大部分是针刺，全书用药物治疗的仅有十一处。这反映了当时治病是以针刺为主的。综上所述，《黄帝内经》所建立的经络学说，是针灸、按摩、膏贴、导引等疗法的理论基础。鉴于穴位与经络的密切关系，上述外治法，都要通过一定的穴位而施术。

在中医学理论体系中，经络学说有着系统的生理、病理内容，自成体系，反映着人体的系统整体关系。所以经络学说是中医学理论的重要组成部分，它和阴阳五行、脏腑、营卫气血等中医理论组成了中医学完整的理论体系。同时在中医学的生理、病理、诊断、治疗各方面，都占有重要的地位。因此学习中医学，必须重视这一学说的研究。《灵枢·本脏》云："经脉者，所以行气血而营阴阳，濡筋骨，利关节者也。"说明了经络学说，它主要阐述了人体内存在一个运行"气血"的经络系统。对此，《灵枢·经水》有"经脉十二者，外和于十二经水，而内属于五脏六腑"，"夫经水者，受水而行之；五脏者，合神气魂魄而藏之；六腑者，受谷而行之，受气而扬之；经脉者，受血而营之"的论述。由此而见，经络是内联脏腑，外络肢节，沟通内外，贯穿上下，运行气血的径路。经络遍布全身，并紧密地联系身体各个部分，"气血"在经络系统中周流不息，从而使整个机体很好地进行各种复杂的生命活动。对此，《灵枢·经脉》又有"经脉者，所以能决死生，处百病，调虚实，不可不通"的论述；《灵枢·卫气》有"能别阴阳十二经者"，则"知病之所生"的记载。由此可见经络学说在中医学中的重要作用，说明了经络学说是研究人体经络的生理功能、病理变化及其与脏腑相互关系的学说，是中医学理论体系的重要组成部分。经络的记载首见于《黄帝内经》，且以《灵枢》为详，如《经脉》《经水》《经别》《经筋》《脉度》《根结》等篇；《素问》亦有《脉解篇》《皮部论篇》《经络论篇》《骨空论篇》《调经论篇》《太阴阳明论篇》《阳明脉解篇》等。而《难经》对经络学说亦有所阐发，尤以对奇经八脉和原气的论述甚详。其后历代医家结合临床实践对经络学说亦多有著述，诸如《针灸甲乙经》《铜人针灸图解》《十四经发挥》《奇经八脉考》等医籍，这对经络学说的完善和发展做出了重要的贡献。

经络学说来源于历代医家长期的医疗实践，从而形成和发展成了我国独特的医疗保健方法，如针灸、按摩等，并结合当时的解剖知识，逐步上升到理论的基础上而产生。它不仅是针灸、按摩、药物外治等学科的理论基础，对中医临床各科理论体系的建立也有十分重要的意义。所以只有经络学说同脏象学说、气血津液理论、病因病机学说等基础理论结合起来，才能比较完整地阐释人体的生理功能、病理变化，并指导临床诊断和确定治法。鉴于此，历代医学家都十分重视经络学说，如隋代巢元方《诸病源候论》有"人之经络，循环于身，左右表里皆周遍。若气血调和，不生虚实，邪不能伤"的记载；宋代窦材《扁鹊心书·当明经络》有"学医不知经络，开口动手便错。盖经络不明，无以识病证之根源，究阴阳之传变。如伤寒三阴三阳，皆有部署；百病十二经脉，可定死生。既讲明其经络，然后用药径达其处，方能奏效。昔人望而知病者，不过熟其经络故也"之评论。它如明代王绍隆《医灯续焰》有"人身之有经络，犹地理之有界分，治病不知经络，犹捕贼不知界分。岂能无诛伐无过之咎乎"的论述。

二、经络的组成

经络系统，主要是十二经脉、奇经八脉、十五络脉和十二经别、十二经筋、十二皮部以及难以数计的孙络所组成。在内连属于脏腑，在外连属于筋骨、皮肉，故《灵枢·海论》有"十二经脉者，内属于脏腑，外络于肢节"。的论述；又因经脉"行气血"的功能，且按一定的方向循行，即经脉"流注"。故清代高士宗《素问直解》则有"人身经脉流行，气机环转，上下内外，无有已时"的记载。

人身十二经脉，皆以手足冠之，分手六经与足六经。其理诚如清代姜礼

《风劳臌膈四大证治》所云："人之一身，经络贯穿为之脉。脉者，血之隧道也。血随气行，周流不停。筋者，周布四肢百节，联络而束缚之"，"脉皆起于手足之端，故十二经皆以手足而名。"

1. 经脉

经脉可分为正经和奇经两类。

正经有十二，又称"十二经脉"，即手足三阴经和手足三阳经，是气血运行的主要通道。十二经脉有一定的起止、循行部位和交接顺序，在肢体的分布和走向也有一定的规律，同体内脏腑有相互表里的直接络属关系，故在疾病的发生和传变上，亦可以相互影响。即内脏发生病变，必然会通过它有关的经络反映到体表，而体表的组织器官和经脉本身的病变，同样可以影响其所属的脏腑。因此在治疗上，调整其内脏的生理机能，可使体表组织器官和经脉的症状消失；反之，治疗体表经络部分，也能使内脏的病变向愈。

奇经八脉是督、任、冲、带、阴跷、阳跷、阴维、阳维八脉的总称。古人发现十二经脉外，又另有八脉存在，称之为奇经。犹如三百六十五穴以外的穴，称为"经外奇穴"一样，故滑伯仁有"奇经相对正经而言"之论。其循行亦各有一定的道路，其中除督、任、带脉外，其余均匀分布于人体左右两侧。它们与十二经脉不同，不直接属于十二脏腑。对此，宋《圣济总录》有"脉有奇常，十二经者，常脉也，奇经八脉则不拘于常，故谓之奇经。盖以人之气血常行于十二经脉，其诸经满溢则流入奇经焉"的论述；对此，清代吴谦等《医宗金鉴》云："人之气血，常行于十二经脉，经脉满溢，流入他经，别道而行，故名奇经。奇经有八，曰：任、督、冲、带、阴跷、阳跷、阳维、阴维是也。"奇经八脉在生理功能上，与正经同样起着重要的作用，尤其有统帅阴阳的作用。如督脉总督一身之阳脉，称为"阳脉之海"；任脉统任一身之阴脉，称为"阴脉之海"。二经各有专穴，与十二正经合并为十四经的循环体系。其他六脉，贯穿在十四经之间，亦起着维系阴阳的作用。所以，李时珍之《奇经八脉考》，将十二经脉比作江河，八脉比作湖泽，相互间起着调节联系的作用。故云："阴脉营于五脏，阳脉营于六腑，阴阳相贯，如环无端，莫知其纪，终而复始。其流溢之气，入于奇经，转相灌溉，内温脏腑，外濡腠理。奇经凡八脉，不拘制于十二正经，无表里配合，故谓之奇"，"正经犹夫沟渠，奇经犹夫湖泽。正经之脉隆盛，则溢于奇经。"

十二经别是从十二经脉别出的经脉，它们分别起自四肢，循行于体腔脏腑深部，上出于颈项浅部。阳经的经别从本经别出而循行体内后，仍回到本经；阴经的经别从本经别出而循行体内后，却与相为表里的阳经相合。十二经别的作用，主要是加强十二经脉中相为表里的两经之间的联系，还由于它通达某些正经未循行到的器官与形体部位，因而能补正经之不足。

2. 络脉

络脉是经脉的分支，有别络、浮络和孙络之分。尝有外络、内络及阴络、阳络之别。对此，《素问·经络论篇》有"络之阴阳，亦应其经乎？岐伯曰：阴络之色应其经，阳络之色变无常，随四时而行也"的记载。张介宾注云"若单以络脉为言，则又有大络、孙络在内在外之别，深而在内者，是为阴络……浅而在外者，是为阳络。"

别络是较大的和主要的络脉。十二经脉与督脉、任脉各有一支别络，再加上脾之大络，合为"十五别络"。十五别络是在阴经与阳经之间相互连接的纽带，从而形成经络的循环体系。别络都是就其经脉别出之腧穴而定名。这些腧穴是经气与络气交会之处。在治疗功效上，对相互交纽的两经都有它特殊的功效。别络的主要功能是加强相为表里的两条经脉之间在体表的联系。

结络一词，最早见于《素问·皮部论篇》："皮有分部，脉有经纪，筋有结络，骨有度量。"结络，指筋有系结连络肌肉骨节的功能。清代张志聪注云："结络，言筋之系于分肉，连于骨节也。"

浮络是循行于人体浅表部位而常浮现的络脉，是位于皮部的络脉，因其位浅如浮，故名。《素问·皮部论篇》有六条"视其部中有浮络者"的论述，即十二经在其所属皮部出现的浮络，均为其络脉。对此，隋代杨上善在《黄帝内经太素》中有："所谓大小络见于皮者也"的注解。皮部按经脉分区，各部的浮络属于临近的经脉。临床上可根据其浮络的部位和色泽的变化而诊察疾病，并可在浮络的部位施术，治疗内脏的疾病。故浮络的临床应用，多以刺络或攒针法。

小络，指人体"别络""大络"之外较小的络脉。"小络"之名，首见于《内经》。如《素问·举痛论篇》云："寒气客于脉外则脉寒，脉寒则缩蜷，缩蜷则脉绌急，绌急则外引小络，故卒然而痛，得炅则痛立止……寒气客于肠胃之间，膜原之下，血不得散，小络急引故痛。"表述了寒邪侵入外络系统之

"小络"，致肢体的"卒然而痛"，此即临床常见的外感疾病之伤风感冒；寒邪"客于肠胃之间"之"小络"，而致腹痛，此即临床常见的外感疾病之胃肠型感冒。对于小络的应用，《灵枢·官针》有"络刺者，刺小络之血脉也"的记载；《素问·调经论篇》有"神有余，则泻其小络之血"的表述。何谓小络，王冰注云："小络，孙络也。"孙络是最细小的络脉，《素问·气穴论篇》云："孙络三百六十五穴会，亦以应一岁，以溢奇邪，以通荣卫。"对此，宋濂在滑寿《十四经发挥》序中尝有"所谓孙络者焉，孙络之数，三百六十有五，所以附经而行，周流而不息也"的记载。此约言孙络与三百六十五穴相会，所以用外治法对穴道施术，可通过外络系统之孙络达到攘外和内的功能，而解除疾病。《灵枢·痈疽》云："中焦出气如露，上注溪谷，而渗孙脉，津液和调，变化而赤为血，血和则孙脉先满溢，乃注于络脉，皆盈，乃注于经脉。"《素问·平人气象论篇》云："胃之大络，名虚里，贯膈络肺，出于左乳下，其动应衣，脉宗气也。"此约言血之生成，及胃中之孙络，即内络在经络系统中的重要作用。据《灵枢·血络论》可知，因"新饮而液渗于络"，而"合和于血"，此即营血源自水谷之精微之由也，即张志聪"水谷之精气，从胃之大络，注入脏腑之经隧，通于孙络，出于皮肤，以温肌肉"之故也。由此可知，内服药物的有效成分是通过胃之内络系统，即胃之孙络、大络、经脉，而达到祛病目的。

在《黄帝内经》中尚有"横脉"一词。《素问·刺疟篇》有"胃疟者……刺足阳明太阴横脉出血"的记载；此处的"横脉"为两经横行的络脉。《素问·刺腰痛篇》有"刺解脉，在膝筋肉分间郄外廉之横脉出血，血变而止"的论述。高世栻注云："横脉，络脉也，径直络横之意。"

从十五络脉分出细小的络脉，尚有"系络""缠络""丝络""血络"的称谓。对此，元代窦默《针灸指南》有"络有一十五，有横络三百余，有丝络一万八千，有孙络不知其数"的记载；明代钱雷《人镜经附录》则有"十二经生十五络，十五络生一百八十系，系络生一百八十缠络，缠络生三万四千孙络"的表述，这一说法其后被清代喻昌及翟良所引用。故系络、缠络、孙络均为人体细小络脉，而孙络实乃经络系统之始终，明代卢之颐《学古诊则》有云："夫脉者，水谷之精气，分流经隧，灌溉脏腑，斜行四体，贯串百骸。资始于肾间动气，资生于胃中水谷者，之为脉也。"清代程文囿《医述》尝云："人身有经、有络、有孙络，气血由脾胃而渗入孙络，由孙络而入各经大络，而入十二经。譬之沟涧之水流入溪，溪之水流入江河也。沟涧溪流有盈有固，至于江河则古今如一，永无干涸，若有干涸，则人、物消灭尽矣。"此约言脾胃为气血生化之源，气血始于胃内孙络而灌注十二经脉。上述皆说明脾胃为人身气血生化之源，气血首先经孙络注入经络系统的，故此处的孙络为经络系统之源头，内络系统之孙络相对体表外络系统之孙络而言则属内络，相对脏腑表膜之孙络而言则属阴络。由此可见，药物内服法，正是通过药剂入胃，被胃吸收后，通过内络系统之孙络而渗入脏腑经络、四肢百骸，从而起到治病效果。而药物外治法、非药物疗法则是通过外络系统之孙络施治而收效。

关于"血络"，《灵枢》中有《血络论》专篇。清代马莳认为："内论邪在血络，及刺法异应，故名篇。"清代张隐菴注云："血络者，外之络脉，孙络见于皮肤之间。"此处所论之"血络"，乃外络系统之血络。故临证中在体表针刺放血，称"刺络"。鉴于络脉有内外两系统，故尝存有内络系统之"血络"。如《素问·举痛论篇》云："寒气客于小肠膜原之间，络血之中，血泣不得注于大经，血气稽留不得行，故宿昔而成积矣。"张隐菴注云："此言膜原之间，亦有血络。寒气客于膜原之血络，不得入于大经而成积。"此即内科、妇科之癥瘕积聚及出血性疾病。此处之"大经"，泛指五脏六腑直接连属的经脉。浮络，为经络系统中最外层或最里层的部分，今当视为机体浅表，或内脏、体腔内膜的细小动、静脉及神经系统。

3. 经筋和皮部

经筋和皮部，是十二经脉与筋肉和体表的连属部分。经络学说认为：人体的经筋是十二经脉之气"结、聚、散、络"于筋肉、关节的体系，是十二经脉的附属部分，所以称"十二经筋"。经筋有连缀四肢百骸、主司关节运动的作用。经筋各起于四肢末端，结聚于关节和骨骼部，有的进入胸腹腔。但不像经脉那样属络脏腑。手足三阳之筋均到头目；手三阴之筋均到胸膈，足三阴之筋到阴部。筋有大有小或散布成片。若营卫失和，筋脉失濡，必致经筋凝滞，造成肢体运动障碍，且在经筋循行部位有呈条锁状，或在结络处有结节状的变化。故对患处施术，可使人体之经筋功能恢复正常。经脉、经别，络脉，经筋，大体上都是分手足三阴三阳，在体表的皮肤亦按经络来区分。全身的皮肤，是十二经脉的功能活动反映于体表的部位，也是经络之气的散布所在，所以，把全身皮肤分为十二个部分，分属十二经脉，称"十二皮部"。由于它居于人体最外层，所以是机体的卫外屏障。从皮部的诊察和施治，则可以推断和治疗内部的疾病。临床上的皮肤针、刺络、敷贴等外治疗法，均为皮部理论在临床中的应用。

三、经络的功能

经络是经脉和络脉的统称，经脉是人体运行气血的主干，络脉是由经脉支横别出的分支，由内络、外络两大系统组成。经络生理功能主要表现在具有沟通内外、贯穿上下、内联脏腑、外络肢节、运行气血、濡养脏腑组织、感应传导及调节人体各部分机能等作用。经络是广泛分布于人体脏腑组织间的网络系统，经络遍布人体上下内外，沟通联络脏腑百骸，形成外（体表阳络）、中（经脉）、内（体内脏腑阴络）的空间分布规律；且按一定的时速和常度，把经脉中运行的气血津液输布、弥散、渗灌到脏腑周身，发挥着"行血气而营阴阳，濡筋骨，利关节"的生理机能。于是形成了维持生命活动和保持人体内环境稳定的网络系统。此即中医学"太极思维的辩证观"思想。具体功能如下：

1.通表里，贯上下，属络脏腑组织

人体是由五脏六腑、四肢百骸、五官九窍、皮肉筋脉骨等组成的，它们虽各有不同的生理功能，但又互相联系共同进行着有机的整体活动，使机体内外、上下保持协调统一，构成一个有机的整体。这种有机配合、相互联系，主要是依靠经络的沟通、联络作用来实现的。对此，《灵枢·海论》云："夫十二经脉者，内属于腑脏，外络于肢节。"对此，明代杨继洲《针灸大成》有"经脉十二，络脉十五，外布一身，为血气之道路也。其源内根于肾，乃生命之本也。根在内而布散于外。犹树木之根本，若伤其根则枝叶亦病矣。苟邪气自外侵之，伤其枝叶，则亦累其根本矣。或病发内生，则其势必然。故言五脏之道，皆出经隧，以行血气。经为正经，络为支络，血气不和，百病乃生。但一经精气不足，便不和矣"的论述；清代高士宗《黄帝内经素问直解》有"人身经脉流行，气机环转，上下内外，无有已时"的记载。由于十二经脉及其分支的纵横交错，出入表里，通达上下，贯穿内外，相互络属于脏腑；

奇经八脉联系沟通于十二正经；十二经的根结、终始、标本与气街、四海，则加强了人体前后腹背和头身上下的联系；十二经筋、十二皮部联络筋脉皮肉，从而使人体的各个脏腑组织器官有机地联系起来，形成了脏腑居内，支节居外，以四海为总纲，以十二经脉为主体；又分散为三百六十五络遍布于全身，构成了一个表里、上下彼此间紧密联系，协调共济的统一的网络系统。经络的联络沟通全身脏腑组织器官，有如下几种联系。

（1）脏腑同外周肢节之间的联系。十二经脉内与五脏六腑络属，其经脉之气外又散络结聚于经筋，并散布于皮部。这样，就使皮肤与筋肉组织同内脏之间，通过经络系统的沟通而联系起来。例如风雨寒热之伤人，亦是经皮肤由经络系统传入内脏的，诚如《灵枢·百病始生》所云："虚邪之中人也，始于皮肤，皮肤缓则腠理开，开则邪从毛发入，入则抵深，深则毛发立，毛发立则淅然。故皮肤痛。留而不去，则传舍于络脉，在络之时，痛于肌肉，其痛之时息，大经乃代，留而不去，传舍于经，在经之时，洒淅喜惊。留而不去，传舍于输，在输之时，六经不通，四肢则肢节痛，腰脊乃强。留而不去，传舍于伏冲之脉（伏冲之脉，即冲脉），在伏冲之时，体重身痛。留而不去，传舍于肠胃，在肠胃之时，贲响腹胀，多寒则肠鸣飧泄，食不化，多热则溏出糜。留而不去，传舍于肠胃之外，募原之间，留著于脉。稽留而不去，息而成积，或著孙脉，或著络脉，或著经脉，或著输脉，或著于伏冲之脉，或著于膂筋，或著于肠胃之募原，上连于缓筋，邪气淫泆，不可胜论。"所以《灵枢·海论》有："夫十二经脉者，内属脏腑，外络于肢节"的记载。意谓脏腑与外周肢节间的联系，是由十二经脉实现的。

（2）脏腑同五官九窍之间的联系。目、耳、鼻、口、舌、前阴、后阴，都是经脉循行所过的部位，而经脉又多内属于脏腑。这样，五官九窍同内脏之间，亦可通过经脉的沟通而联系起来。例如：手少阴心经属心，络小肠，上连"目系"，其别络上行于舌；足厥阴肝经属肝，络胆，上连"目系"；足阳明胃经属胃，络脾，环绕口唇等等。由此可见，在经络的贯通下，五脏六腑之精气，皆上升于头，以成九窍之用，故头为睛明之府。对此，明代王肯堂《证治准绳》有"盖头象天，三阳六腑清阳之气，皆会于此；三阴五脏精华之血，亦皆注入此"的论述。

（3）脏腑之间的联系。十二经脉中每一经都分别络属一脏一腑，从而加强了相为表里的一脏一腑之间的联系。对此，明代张景岳《类经·针刺类》有云："凡脏腑经络，有是脏则有是经。脏居于内，经行于外。"有的经脉还联系多个脏腑，如胃经的经别"上通于心"；胆经的经别"贯心"；脾经"络胃""注心中"；心经"络小肠""却上肺"；肝经"挟胃""络胆"上"注肺"；大肠经"络肺"；胃经"络脾"；膀胱经"络肾"；心包经"历络三焦"；三焦经"散络心包"；小肠经"抵胃"；肺经"下络大肠"，还"循胃口"；肾经"络膀胱""贯肝膈，入肺中""络心"等等，这样就构成脏腑之间的多种联系。由此可知，经脉通行表里，出入脏腑，行气血，通阴阳，以荣于周身。故清代高士宗《黄帝内经素问直解》云："十二经脉，内通五脏六腑，外络三百六十五节，相并为实，相失为虚，寒热阴阳，血气虚实，随其病之所在而调之。"此即腧穴施术治病之机制。

（4）经脉之间的联系。《素问·血气形志篇》云："足太阳与少阴为表里，少阳与厥阴为表里，阳明与太阴为表里，是为足阴阳也。手太阳与少阴为表里，少阳与心主为表里，阳明与太阴为表里，是为手之阴阳也。今知手足阴阳所苦，凡治病必先去其血，乃去其所苦，伺之所欲，然后泻有余，补不足。"明确表述了通晓十二经的表里、阴阳的联系，就可以察其病情的虚实，运用"泻其有余，补其不足"的法则治疗。而经脉之间的联系，是由络脉沟通的。明代高武《针灸聚英》云："络脉者，本经之旁支，而别出以联络于十二经者也。本经之脉，由络脉而交他经；他经之交，亦由是焉。传注周流，无停息也。夫十二经之有络脉，犹江河之有沱潜也，络脉之传注于它经，犹沱潜之旁导于他水也。"沱潜者，支流也。高氏此论形象地说明了经脉之间的有机联系。且十二正经的阴阳表里相接，有一定的衔接和流注次序。分而言之，手足三阴三阳各主一脉。诚如《灵枢·逆顺肥瘦》篇所云："手之三阴，从脏走手；手之三阳，从手走头；足之三阳，从头走足；足之三阴，从足走腹。"合而言之，十二经脉如一脉相连，通行营卫，总贯骨骸，周游无已，对此，清代黄元御《灵枢悬解》有"脏腑之脉虽分手足，其实本是同经。以六阴之经升于足而降于手，六阳之经升于手而降于足。故六腑之经皆出足之三阳而上合于手，手之三阳即足之三阳之上半也"。十二正经与奇经八脉之间纵横交错，奇经八脉之间又彼此相互联系，从而构成了经脉与经脉之间的多种联系。例如：十二正经的手三阳经与足三阳经均会于督脉之大椎穴，阳跷脉与督脉会于风府穴，故称督脉为"阳脉之海"；十二正经的足三阴经以及奇经中的阴维脉、冲脉均会于任脉，足三阴经又上接手三阴经，所以称任脉为"阴脉之海";冲脉，前与任脉相并于胸中，后则通督脉，而督、任两脉通会于十二经脉，加上冲脉"其上者，出于颃颡，渗诸阳"，"其下者，并于少阴之经，渗三阴"（《灵枢·逆顺肥瘦》），容纳了来自十二经脉的气血，故称冲脉为"十二经脉之海"；督、任、冲三脉同起于胞中，故有"一源三歧"之说。故明代王绍隆《医灯续焰·奇经八脉脉证》云："奇经八脉者，在十二经之外，无脏腑与之配偶，故曰奇。"又云："盖督、任、冲三脉皆起于胞中，一源而三派，督行于背，总督诸阳；任行于腹，总督诸阴；冲则后行背，前行于腹，上行于头，下行于足，以至溪谷肌肉，无处不到，诚十二经内外上下之要冲也。"

（5）经脉的根结、标本、气街、四海。经络在人体中的沟通联络作用，尝有根结、标本与气街、四海等理论，也是组成经络学说的重要内容。

根结：《灵枢·根结》指出，足六经的"根"在四肢末端井穴，"结"则在头、胸、腹的一定部位。窦汉卿《标幽赋》则进一步指出十二经脉的"四根""三结"，即十二经脉以四肢为"根"，以头、胸、腹三部为"结"。即脉气所出为根，所归为结。故《灵枢·根结》有云："不知根结，五脏六腑，折关败枢，开阖而走，阴阳大失，不可复取，九针之玄，要在终始，故能知终始，一言而毕，不知终始，针道咸绝。""九针之玄"，指九针的玄妙之法。故熟知经脉之根结，即知致病之由和治病之法也。对此，《易·系辞下》有"《易》之为书也，原始要终，以为质也"的记载。表述的是凡事要以考察事物的起始、探求事物的终结作为其主体。而《灵枢·根结》尝有如下的记载："太阳根于至阴，结于命门，命门者目也（即睛明穴）；阳明根于厉兑，结于颡大，颡大者钳耳也（即头维穴）；少阳根于窍阴，结于窗笼，窗笼者，耳中也（听会穴）；太阳为开，阳明为阖，少阳为枢，故开折则肉节渎而暴病起矣。故暴病者取之太阳，视有余不足。渎者皮肉宛膲而弱也。阖折则气无所止息而痿疾起矣。故痿疾者取之阳明，视有余不足，无所止息者，真气稽留，邪气居之也。枢折即骨繇而不安于地，故骨繇者取之少阳，视有余不足。骨繇者，节缓而不收也。所谓骨繇者，摇故也，当穷其本也。"此约言足三阳之根结。"太阴根于隐白，结于太仓（胃与脾相表里，太仓即中脘穴）；少阴根于涌泉，结于廉泉；厥阴根于大敦，结于玉英（即廉泉穴，又名舌本），络于膻中。太阴为开，厥阴为阖，少阴为枢。故开折则仓廪无所输膈洞，膈洞者取之太阴，视有余不足。故开折者气不足而生病也；阖折即气绝而喜悲，悲者取之厥阴，视有余不足；枢折则脉有所结而不通，不通者取之少阴，视有余不足。有结者皆取之不足"。此约言足三阴经之根结。"足太阳根于至阴，溜于京骨，注于昆仑，入于天柱、飞扬也；足少阳根于窍阴，溜于丘墟，注于阳辅，入于天容、光明也；足阳明根于厉兑，溜于冲阳，注于下陵，入于人迎、丰隆也；手太阳根于少泽，溜于阳谷，注于小海，入于天窗、支正也；手少阳根于关冲，溜于阳池，注于支沟，入于天牖、外关也；手阳明根于商阳，溜于合谷，注于阳溪，入于扶突、偏历也。此所谓十二经者，盛络皆当取之。"此约言手足六阳经，皆自井而出，而入之于络。

标本：《灵枢·卫气》中有关于经脉的标与本的论述，大凡本在人体之四肢部，标在人体头面躯干部，其范围较根结更为广泛，对于识标本的意义，该篇有如下的记载："五脏者，所以藏精神魂魄者也；六腑者，所以受水谷而行化物者也。其气内干五脏，而外络肢节，其浮气之不循经者，为卫气，其精气之行于经者，为营气，阴阳相随，外内相贯，如环之无端，亭亭淳淳乎，孰能穷之。然其分别阴阳，皆有标本虚实所离之处。能别阴阳十二经者，知病之所生；候虚实之所在者，能得病之高下；知六腑之气街者，能知解结契绍于门户；能知虚石之坚软者，知补泻之所在；能知六经标本者，可以无惑于天下。"足见"知六经标本"在中医临床中的重要作用。

该篇首言及足六经之标本，即"足太阳之本，在跟以上五寸中（即跗阳穴），标在两络命门。命门者，目（即睛明穴）也；足少阳之本，在窍阴之间，标在窗笼之前，窗笼者，耳（听宫穴）也；足少阴之本，在内踝下上三寸（交信穴）中，标在背腧（肾俞）与舌下（廉泉穴）两脉也；足厥阴之本，在行间上五寸所（中封穴），标在背腧（肝俞穴）也；足阳明之本，在厉兑，标在人迎颊挟颃颡也；足太阴之本，在中封前上四寸（三阴交穴）之中，标在背腧（脾俞）与舌本（廉泉穴）也。"继而论及手六经之标本："手太阳之本，在外踝之后（养老穴），标在命门之上一寸（悬枢穴）也；手少阳之本，在小指次指之间上二寸（液门穴），标在耳后上角下外眦也（丝竹空穴）；手阳明之本，在肘骨中（曲池穴），上至别阳，标在颜下合钳上（头维穴）也；手太阴之本，在寸口之中（太渊穴），标在腋内动（中府穴）也；手少阴之本，在锐骨之端（神门穴），标在背腧（心俞穴）也；手心主之本，在掌后两筋之间二寸中（内关穴），标在腋下三寸（天池穴）也。"

对于经脉标本之应用，该篇有"凡候此者，下虚则厥，下盛则热，上虚则眩，上盛则热痛。故石（石，当作实）者绝而止之，虚者引而起之"的记载。

由此可见，十二经脉的"根"与"本""结"与"标"位置相近或相同，它们的意义也相似。根者，本者，部位在下，皆经气始生始发之地，为经气之所出；结者，标者，部位在上，皆为经气归结之所。标本根结的理论，补充说明了经气的流注情况。它如《灵枢·经脉》、《灵枢·逆顺肥瘦》、《灵枢·营气》等篇，阐述了十二经脉逐经循环传注的体系。气血在经脉内运行，环流不息，以营养全身。而标本根结理论不仅说明了人体四肢与头身的密切关系，而且强调了四肢部位为经气的根与本，在临床上针刺这些部分的腧穴易于激发经气，调节脏腑经络的功能，所以四肢肘膝关节以下的腧穴主治病症的范围较远较广，不仅能治局部病，而且能治远离腧穴部位的脏腑病及头面五官病。此即居于四肢部的"五输穴""原穴""络穴""郄穴""下合穴""八脉交会穴"等特定穴，广验于临床且疗效显著的理论根据。

气街：街者，路也。气街是指经气聚集通行的共同道路，也是人体气化的通道。其作用是在十二经脉之气血运行于四肢末端及头部时，因卒逢大寒或邪风侵袭而受阻时，经气则会沿着气街这一通道，复还原经脉而不失终而复始之循环，而无郁遏，故称为"气之径路也"。《灵枢·卫气》有"胸气有街，腹气有街，头气有街，胫气有街。故气在头者，止之于脑；气在胸者，止之膺与背腧；气在腹者，止之背腧，与冲脉于脐左右之动脉者。气在胫者，止之于气街，与承山踝上以下。取此者用毫针，必先按而在久应于手，乃刺而予之。所治者，头痛眩仆，腹痛中满暴胀，及有新积。痛可移者，易已也；积不痛，难已也"的记载。此约言气行有街，病有所刺之法，及所治之病。《灵枢·动输》有"四街者，气之径路"的记载，均说明了胸、腹、头、胫部是经脉之气聚集循行的部位。

因十二经脉气血"皆上于面而走空窍"，故《灵枢·卫气》有"气在头者，止之于脑"的记载。对此，张景岳《类经》注云："诸髓者，皆属于脑，乃至高之气所聚，此头之气街也。"；十二经脉脏腑之气集聚于胸腹背脊等部位，该篇又有"气在胸者，止之膺与背腧，气在腹者，止于背腧，与冲脉于脐左右之动脉者"的论述。对此，景岳注云："胸之两旁为膺，气在胸之前者止之膺，谓阳明少阴经分也；胸之后者在背腧，谓自十一椎膈膜之上，足太阳经诸藏之腧，皆为胸之气街也。"故景岳又云："腹之背腧，谓自十一椎膈膜以下，太阳经诸藏之腧皆是也。其行于前者，则冲脉并少阴之经行于腹与脐之左右动脉，即肓腧、天枢等穴，皆为腹之气街也。"下肢经脉的经气多汇集在少腹气街（气冲）部位，该篇又有"气在胫者，止之于气街与承山踝上以下"的表述。对此，景岳注云："此云气街，谓足阳明经穴，即气冲也。承山，足太阳经穴，以及踝之上下。亦足之气街也。"气街部位多为"结"与"标"的部位，基于这一理论，分布于头身的腧穴可以治疗局部和内脏疾患，部分腧穴又可治疗四肢病症。如"痿躄"一证，宗《黄帝内经》"治痿者独取阳明"，及"胃者水谷之海，其输上在气街，下至三里"，而主穴为气街和足三里。

四海：《灵枢·海论》云："人亦有四海、十二经水。经水者，皆注于海，海有东西南北，命曰四海……人有髓海，有血海，有气海，有水谷之海，凡此四者，以应四海也……必先明知阴阳表里荥输所在，四海定矣……胃者水谷之海，其输上在气街，下至三里；脉者为十二经之海，其输上在于大杼，下出于巨虚之上下廉；膻中者为气之海，其输上在于柱骨之上下（天柱），前在于人迎。脑为髓之海，其输上在于其盖（百会穴），下在风府。"此约言四海的部位与气街类似，髓海位于头部；气海位于人身上焦胸部；水谷之海位于人身中焦上腹部；血海位于人体下焦下腹部。各部相互联系，主持全身气血津液。脑部髓海，为神气的本源，脏腑、经络功能活动的主宰；胸部为气海、宗气所聚之处，推动肺的呼吸和心血的运行；胃为水谷之海，是营气、卫气的化源；冲脉起于胞宫，伴足少阴经上行，《难经》称"脐下，肾间动气者"，为十二经之根本，是为原气。原气以三焦为通道分布全身，是人体生命活动的原动力。宗气、营气、卫气、原气共同构成人身的真气（正气），真气行于经络者称"经气"或"脉气"，因此四海的理论进一步明确了经气的组成和来源。由此可见，人合天地四海升降出入，医者当善调之，否则败事至也。故《灵枢·海论》尝有"凡此四海者……得顺者生，得逆者败；知调者利，不知调者害"的记载。对四海之顺逆又有"气海有余者，气满胸中，悗息面赤；气海不足，则气少不足以言。血海有余，则常想其身大，怫然不知其所病；血海不足，亦常想其身小，狭然不知其所病。水谷之海有余，则腹满；水谷之海不足，则饥不受食"，"髓海有余则轻劲多力，自过其度；髓海不足，则脑转耳鸣，胫酸眩冒，目无所见，懈怠安卧"的论述。对于善调法，则有如下之问对，"黄帝曰：予已闻逆顺，调之奈何？岐伯曰：审守其输而调其虚实，无犯其害，顺者得复，逆者必败。"

2. 行气血，营阴阳，溉濡脏腑腠理

人体各个组织器官，均需气血以濡养，才能维持其正常的生理活动。诚如清代冯兆张所云："经脉流行，环周不休，通则不痛，何病之有？"而气血之所以能通达全身，发挥其营养脏腑组织器官、抗御外邪、保卫机体的作用，则必须赖于经络的传注。故《灵枢·本脏》有"经脉者，所以行血气而营阴阳，濡筋骨，利关节者也"的论述；清代高士宗《黄帝内经素问直解·调经论篇》有"五脏循行之路，皆从出于经脉之隧道，以行血气于周身。血气不和，则百病乃变化而生"的记载。就其运行血气的动力而言，《黄帝内经》首先要推举"宗气"。《灵枢·邪客》篇云："宗气积于胸中，出于喉咙，以贯心脉，而行呼吸焉。"《灵枢·刺节真邪》云："宗气留于海，其下者注于气街，其上者走于息道。"可知宗气是总括心肺的活动功能，脉气的宗主即称宗气。《难经·八难》尝云："脐下肾间动气"是"五脏六腑之本，十二经脉之根"，它是由肾脏所贮藏的精气转化而成，是人体生命活动的根本动力。这与胸内的膻中，一上一下，分别成为上、下气海。此外，产生于中部的营气和卫气，是依赖于饮食，由"水谷之气"转化而成，营气运行于经脉之中，起濡养全身的作用，并变化为血液；卫气则散布到经脉之外，起保卫全身的作用，抵抗病邪的侵犯，并有调节体温、管理汗液分泌、充实皮肤和温煦肌肉等功能。这样由于宗气和原气的参与和推动，营卫之气方能行气血，"内溉脏腑，外濡腠理"，从而使体内的脏腑和体表的五官七窍、皮肉筋骨均能息息相通，协调一致。"营阴阳"除了指经络气血营运全身内外，濡养所有的器官外，还包含有协调阴阳的意义。如人体的内外、上下、左右、前后、脏腑、表里之间，由于经脉的联系得以保持一种有序稳态和正常的节律。故《灵枢·根结》有"用针之要，在于知调阴与阳"的论述，《灵枢·本输》有"凡刺之道，必通十二经络之所终始，络脉之所别处，五输之所留，六府之所与合，四时之所出入，五脏之所留处，阔数之度，浅深之状，高下所至"的记载。故营阴阳是经络在正常生理上的主要功能之一。

3. 溢奇邪，通营卫，扶正气以祛邪

《灵枢·经别》云："十二经脉者，人之所以生，病之所以成，人之所以治，病之所以起，学之所始，工之所止也……"乃约言经络有"映征候"之用。在疾病情况下，经络有抗御病邪，反映征候的作用。如《素问·气穴论

篇》所云，"孙络"有"以溢奇邪，以通营卫"的功能，这是因为孙络的分布范围最广，最先接触到病邪。而营卫，特别是卫气，就是通过外络系统之孙络散布到全身皮部。同时，"邪气因入，与正气相搏"，也波及内络系统，损伤"胃络""胸络"，出现《伤寒论》中小柴胡汤之胃肠证："心烦喜呕""默默不欲饮食""腹中痛"及"下利证"，即现代医学之"胃肠型感冒"。当病邪侵犯时，孙络与卫气发挥了重要的抗御作用。临床上发现的体表反应点，一般均可从孙络的"溢奇邪""通营卫"的作用来理解。穴位（包括反应点）是孙络分布的所在，也是卫气所经过和邪气所侵犯的部位，即《素问·五藏生成篇》所云，"此皆卫气之所留止，邪气之所客也，针石缘而去之。"正邪交争，在体表部位可出现异常现象。如果疾病发展，则可由表及里，从孙络、络脉、经脉等逐步深入，并出现相应的征候，可行针刺疗法而去之。伤寒学派以《伤寒论》创立了以疾病定性、程度定量、脏腑经络定位、疾病转归定时的六经辨证体系；温病学派运用"卫、气、营、血"概念来分析热性病发展过程的浅深关系，其理论依据也是以经络运行营卫血气的生理功能为基础。经络及其所运行的营卫血气，是有层次地抗御病邪，同时也有层次地反映征候。故《灵枢·官针》有"故用针者，不知年之所加，气之盛衰，虚实之所起，不可以为工也"的论述。

经络反映征候，可分局部、一经、数经和整体。一般来说，经络气血阻滞而运行不通畅，就会造成有关部位的疼痛或肿胀。对此，《素问·举痛论篇》有"经络流行不止，环周不休。寒气入经而稽迟，泣而不行，客于脉外则血少，客于脉中则气不通，故卒然而痛"的论述。气血郁积而化热，则出现红、肿、热、痛，这些都属经络的实证。如果气血运行不足，就会出现病变部位麻木不仁、肌肤萎软及功能减退等，这些都属经络的虚证。如果经络的阳气（包括卫气、原气）不足，就会出现局部发凉或全身怕冷等症状，这就是《素问·疟论》所说的"阳虚则寒"；经络的阴气（包括营气、血液）不足而阳气亢盛，则会出现五心烦热（阴虚内热）或全身发热等症状，这就是所说的"阴虚而阳盛，阳盛则热"。可见寒热虚实的多种征候都是以经络的阴阳气血盛衰为根据。它如《灵枢·口问》所云，"夫百病之始生"，皆因"经络厥绝，脉道不通，阴阳相逆，卫气稽留，经脉虚空，血气不次，乃失其常"。

经络之间，经络与脏腑之间，在反映征候上也是互相联系。如《黄帝内经》中的"经脉流注""脏气法时""阴阳应象""五脏传移""五脏逆传"诸规律，及《伤寒论》一书所总结的热性病的"六经传变"规律，疾病的发展由表入里，可以从太阳经传至阳明经或少阳经，也可以由三阳经传入三阴经。在经络和脏腑之间病邪也可以相传，如太阳病可出现"热结膀胱"和小肠的腑证，阳明病也有"胃家实"证等。

关于十二经脉、奇经八脉、络脉、经筋等各有所属病症，是各经络所反映的征候，同时又是该经络穴位所能主治的适应证，两者是一致的。由此可以理解，运用针灸等外治法，激发了经络本身抗御病邪的功能，从而使有关的病症好转。抗御病邪、反映征候，是正邪交争的错综表现，针灸等外治法就是在经络理论指导下，辨别疾病为"是动者"或"所生病者"，以"经脉所过""主病所及"为辩证思维，采用一定的针灸补泻方法，通过扶正祛邪、调整阴阳的盛衰而达到补偏救弊的目的。

4. 审调气，明经隧，基于形神统一

感应传导，是指经络系统对于针刺或其他非药物疗法刺激的感觉传导作用。如针灸、按摩、导引等方法所以能防病治病，说明了经络具有传导感应和调整虚实的作用。《灵枢·官能》云："审于调气，明于经隧。"这是说，运用针灸等治法要讲究"调气"，要明了经络的通路，针刺中的"得气"现象和"行气"现象就是经络传导感应现象的表现。前面已经提到，与经络密切相关的有原气、宗气、营气、卫气，行于经络，可概称为"经气"，这是将"经"与"气"紧密结合起来说明经络的多种功能，《灵枢·平人绝谷》云："五脏安定，血脉合利，精神乃居。故神者，水谷之精气也。"要言精、气、神三者与后天之本的关系。而且《灵枢·本神》强调指出："凡刺之法，必先本于神。"因经气所表现出来的生命现象称"神气"，经络所属的腧穴就是《灵枢·九针十二原》篇所讲的"神气之所游行出入"的所在。针刺中的"得气""行气"等感觉现象说的是"气"，而这"气"是与"神"密切相连，所谓"气行则神行，神行则气行"。故关于经络传导感应的功能又可说是"神气"的活动。"神"与脑有关，后人所称"脑为元神之府"，如《医宗金鉴》有"头为诸阳之首，位居最高，内涵脑髓，脑为元神之府，以统全身者也"的论述。元者，大也，首也。元神指人的高级精神活动，元神之府，指脑是主管高级精神活动的器官。精神意识、记忆思维、视听运动、传导感应，皆发于脑，故名。《黄帝内经》对心的论述，有主血脉之心和主神明之心之分。

"诸血者，皆属于心。""心合脉"，均为血脉之心。而《素问·灵兰秘典论篇》云："心者，君主之官，神明出焉。"《灵枢·大惑论》云："心者，神之舍也。"《灵枢·邪客》云："心者，五脏六府之大主也，精神之所舍也。"《素问·解精微论》云："夫心者，五脏之专精也。"上述均为主神明之"心"。故隋代杨上善有"头是心神所居"之论；明代李梴有"有血肉之心，形如未开莲花，居肺下肝上是也。有神明之心，神者，气血所化，生之本也……主宰万事万物，虚灵不昧者是也"之言。已将血肉之心与神明之心分清。《灵枢》推本五脏之神而有《本神》篇传世。于是《灵枢·本神》有"心藏脉，脉舍神"以及"心怵惕思虑则伤神"等记载。从"脉舍神"的意义来理解，可见经络与神气活动是基于中医学形神统一的生命观的学术思想。

"法于阴阳，和于术数"，是《黄帝内经》的核心理论；而"形与神俱"，是中医学追求的终极目的。经络在正常情况下能运行气血和协调阴阳，在疾病情况下则出现气血不和及阴阳偏胜的虚实症候，这时运用针灸等治法以"调气""治神"，在于调枢机，司气化，扶正祛邪，俾"形与神俱"，使人之机体恢复到正常的状态。此即中医学"形神统一的生命观"思想。经络的调整虚实功能是以它正常情况下的协调阴阳作为基础，针灸等治法就是通过适当的穴位和运用适量的刺激方法，激发经络本身的功能，能使"泻其有余，补其不足，阴阳平复"。例如针刺患者的足三里和手三里，可治疗胃肠病，就是运用经络的调整虚实的功能而愈病。不同的经穴具有相对的特异性，例如针刺心经和心包经的神门、曲泽、内关等穴对治疗心律失常可获得较好的效果。它如《素问·痹论篇》云："风寒湿三气杂至，合而为痹。"又云："风气胜者为行痹；寒气盛者为痛痹；湿气盛者为着痹。"《灵枢·四时气》云："著痹不去，久寒不已，卒取其三里。"取穴之理，清代张志聪认为："此邪留于关节而为痹也。盖湿留于关节，故久寒不去，当卒取其三里，取阳明燥热之气以胜其寒湿也。"

5. 参天地，应日月，法于天人相应

《素问·四气调神大论篇》云："阴阳四时者，万物之终始也，死生之本也。逆之则灾害生，从之则苛疾不起，是谓得道。道者，圣人行之，愚者佩之。"说明了阴阳四时的时间节律对人体生理功能的影响。而经络具有运行气血和协调阴阳有序的功能，使人体机体活动保持一种有序稳态，即"阴平阳秘"的功能态。诚如明代王肯堂《证治准绳》所云:"夫经脉者,乃天真流行出入脏腑之道路也。所以水谷之精悍,为营卫行于脉之内外而统大其用。是故行六气运五行,调和五脏,洒陈六腑,法四时升降浮沉之气,以生长化收藏。"约而言之,当人体发生疾病时,出现气血不和及阴阳偏胜偏衰的证候,即可运用针灸等治法以激发经络的调节作用,以《灵枢·刺节真邪》"泻其有余,补其不足,阴阳平复"之论为要。广而言之,"人以天地之时生,四时之法成。"意谓自然界在强烈地影响着人类的生命活动,微妙地控制着人类的各种节律。故《素问·气交变大论篇》云:"善言天者,必应于人。"盖因"人与天地相参也,与日月相应也",且"经脉十二者,以应十二月"。对此,明代孙一奎在《医旨续余》中有"人有十二经,犹日十二时,岁有十二月"的记载;清代李学川在《针灸逢源》中有"子午流注者,谓刚柔相配,阴阳相合,气血循环,时穴开阖也"的论述。均说明了经络气血运行,随着自然界阴阳消长周期而盛衰。即人与"天地相参""日月相应"的节律变化,直接或间接地影响着人体。只有经脉的正常流注,才有机体正常生命活动,若流注终止,则神机化灭,生命终止,此即中医学"天人相应的整体观"思想。故明代张景岳有"凡四时之气,顺之则安,逆之则病"及"能顺阴阳之性,则能沉浮于生长之门矣"的论述。正是在《黄帝内经》的"经脉流注""阴阳应象""脏气法时""五脏法象""五脏逆传""五脏传移"等规律的基础,产生了后世的"子午流注"学说及时辰治疗学,同时产生了"五运六气"学说及气象医学。从而告诫人们,若违犯这些规律,人体经脉运行的有序稳态遭受破坏,就会产生病理反应,以致死亡。故医者在诊查疾病时,要"谨候气宜,无失病机",式为龟镜。对此,《素问·八正神明论篇》有"凡刺之法,必候日月星辰四时八正之气,气定乃刺之"的论述。

2013 年 4 月 6 日

漫《难经》脉学三讲

引言

扁鹊，原名秦越人，为先秦最著名的医学家。其受业于长桑君，又授徒子阳、子豹等弟子十余人。越人医术精湛，内、外、妇、儿各科均有所成。行医于战国时中原诸国，且能"随俗而变"。在赵为"带下医"，至周"为耳目痹医"，入秦"为小儿医"，于是"扁鹊名闻天下"。故太史公马迁在《史记·扁鹊仓公列传》中称"扁鹊言医，为方者宗，守数精明，后世修序，弗能易也"，"至今天下言脉者，由扁鹊也"。从而在史学上确立了秦越人为医学鼻祖的地位。

从《史记·扁鹊仓公列传》可知，长桑君"知扁鹊非常人也……乃悉取其禁方书尽与扁鹊"。"禁方"，即秘而不公开传授的医疗方法。说明了在公元前五世纪上半期的扁鹊时代，已有了以"禁方书"的名称流传的医学秘籍。由于扁鹊的传承，于是就有了《扁鹊内经》《扁鹊外经》及《泰始黄帝扁鹊俞跗方》等医籍传世。从《扁鹊仓公列传》中尚知，公元前180年，淳于意受业于公乘阳庆。阳庆"悉以禁方予之，传黄帝扁鹊之脉书，五色诊病，知人死生，决嫌疑，定可治，及药论"。由此可知，正是由于仓公通过其师公乘阳庆悉得扁鹊之真传秘籍，从而成为继扁鹊之后的一代名医。

《汉书·艺文志·方技略》所传古医籍，有"《黄帝内经》十八卷、《外经》三十七卷，《扁鹊内经》九卷、《外经》十二卷，《白氏内经》三十八卷、《外经》三十六卷、《旁经》二十五卷"等"医经七家，二百一十六卷；尚有《泰始黄帝扁鹊俞跗方》《汤液经法》《神农黄帝食禁》等"经方"十一家二百七十四卷。从古籍由简而繁的发展趋势来看，白氏、黄帝之医经均当晚于扁鹊之"医经"，故白氏、黄帝之"医经"多发端于扁鹊之医经。从现存的医籍可知，扁鹊、白氏等古医籍均已遗失，但可以肯定其内容多存于《黄帝内经》之中。同时，《扁鹊内经》《扁鹊外经》的内容，尚可从《难经》谈起。李昉《文苑英华》杂序，引王勃《黄帝八十一难经》序，称"秦越人始定章句"，此即秦越人著《难经》说。叶霖《难经正义》序云："世传之《难经》者，杨元操序言渤海秦越人所作，殆难穷考，而仲景《伤寒论》自序，有撰用《素问》《九卷》《八十一难》云云，其为汉以前书无疑，当是史迁《仓公传》所谓扁鹊之脉书也。"欧阳玄《难经汇考》云："切脉于手之寸口，其法自秦越人始，盖为医之祖也。"杨元操《释幻云史记附标》云："黄帝八十一难者，斯乃渤海秦越人所作也。"就《难经》的内容而论，滑寿云："一难至二十一难皆言脉，二十二难至二十九难论经络、流注、始终长短，度数奇经之行，及度之吉凶也。其间有云：脉者非谓尺寸之脉，乃经隧之脉也。三十难至四十三难言荣卫三焦脏腑肠胃之详。四十四、五难言七冲门乃人身资生之用，八会为热病在内之气穴也。四十六、七难言老幼瘰痹，以明气血之盛衰，言人面耐寒以见阴阳之走会。四十八难至六十一难，言病能脏腑积聚泄利伤寒杂病之别，而继之望闻问切，医之能事毕矣。六十二至八十一难言脏腑荣俞用针补泻之法。"又云："唐诸王侍读张守节作《史记正义》，于《扁鹊仓公传》，则全引《难经》文以释其义……由此则知，古传以秦越人所作者，不诬也。"而从《难经》的内容可知，《难经》的诊法多为"色脉之道"，故太史公有"至今天下言脉者，由扁鹊也"。

第一讲："独取寸口"解读

《难经》："一难曰：十二经皆有动脉，独取寸口，以决五脏六腑死生吉凶之法，何谓也？然：寸口者，脉之大会，手太阴之脉动也。人一呼脉行三寸，一吸脉行三寸，呼吸定息，脉行六寸。人一日一夜，凡一万三千五百息，脉行五十度，周于身。漏水下百刻，荣卫行阳二十五度，行阴亦二十五度，为一周也。故五十度复会于手太阴寸口者，五脏六腑之所终始，故法取于寸口也。"

（1）"十二经皆有动脉，独取寸口，以决五脏六腑死生吉凶之法，何谓也？"首发一难，问手足十二经在一定的部位上皆有动脉，何以单独切寸口脉，作为诊断五脏六腑病变的轻重及预后良恶的方法呢？五藏六府之气，昼夜循环，始于肺而终于肺，肺主一身之气，而寸口乃肺之动脉，在太渊、经渠之分，为脉之大会，故越人独取此以候五脏六府之气。然诸经动脉，医者不可不知，故张仲景在《伤寒论》序中所斥："按寸不及尺，握手不及足。"

（2）"然：寸口者，脉之大会，手太阴之动脉也。""然"，答辞。"会"，聚也。手太阴，肺之经脉。盖因肺主气，十二经之脉动，皆肺气鼓之，故肺朝百脉，是以十二经脉总会于寸口。寸口者，即《素问·经脉别论篇》"气口成寸，以决死生"之义，故曰寸口。因以两手桡骨头内侧的诊脉部位，距鱼际一寸，故称寸口。而距尺泽一尺，故称尺部。此三部又称寸、关、尺部。清代叶霖云："寸口三部，鱼际为寸，太渊之高骨为关，经渠为尺（注：此三部，非切脉之点），是手太阴肺经之动脉也。人之饮食入胃，其清气上注于肺，以应呼吸，而行脉度。越人立问之意，所以独取夫寸口，而后世宗之，为不易之法，四十五难'脉会太渊'，亦此义也。"大会是形容总的汇合之处，因这个部位为十二经脉经气汇聚之处，为脉之大会，故五脏六腑及其经脉发生病变时，均会影响到肺经，而寸口脉会出现一定的反应，此即诊寸口脉的意义。

（3）"人一呼脉行三寸，一吸脉行三寸，呼吸定息，脉行六寸。人一日一夜，凡一万三千五百息，脉行五十度周于身。漏水下百刻。荣卫行阳二十五度，行阴亦二十五度，为一周也，故五十度复会于手太阴。寸口者，五脏六府之所终始，故法取于寸口也。"

此段经文，在《灵枢·五十营》亦有同样的论述。"一万三千五百息"，是人一昼夜呼吸的次数。人一呼脉再动，气行三寸，一吸脉亦再动，气行三寸，呼吸定息，气行六寸。本篇尚有"人经脉上下左右前后二十八脉，周身十六丈二尺，以应二十八宿"的记载。经言人身经脉之行，上和于天星之度。天周二十八宿，即角、亢、氐、房、心、尾、箕为东方七宿；斗、牛、女、虚、危、室、壁为北方七宿；奎、娄、胃、昴、毕、觜、参为西方七宿；井、鬼、柳、星、张、翼、轸为南方七宿。这是二十八宿的方位，形成地球轨道与天球相交形成的大圈，即称为"黄道"。手足十二经脉，左右各一，共计二十四脉，再加上任、督二脉，及左右蹻脉，合二十八脉，环绕全身一周，总长度是十六丈二尺，按每息行六寸计，运行二十八脉一周，长度为十六丈二尺。据《难经·二十八难》所云："冲脉者，起于气冲，并足阳明经之络"，"带脉，起于季胁，回身一周"，"阳维、阴维者，维络于身，溢蓄不能环流灌溉诸经也。"故奇经八脉有独立经行的只有督任、两跷了。脉行五十营于身，漏水下百刻，凡行八百一十丈，一万三千五百息。漏，是古代计时器，是用铜壶储水，水滴下漏于受水壶，壶上有箭，标明时刻。一天内滴水的刻数为一百刻，作计时单位，漏水下注百刻，为一昼夜的时间，曰"漏水下百刻"。对此《灵枢·营卫生会》有"人受气于谷，谷入于胃，以传于肺，五脏六腑，皆以受气，其清者为营，浊者为卫，营在脉中，卫在脉外，营周不休，五十而复大会……常与营俱行于阳二十五度，行于阴亦二十五度一周也，故亦五十度而复大会于手太阴矣"的记载。《素问·平人气象论篇》有"人一呼脉再动，一吸脉亦再动，呼吸定息脉五动，闰以太息，命曰平人"记述。故脉者，营气也。行经脉一日五十周。此五脏六腑之所始终，故取法于寸口。

本节对独取寸口的意义，重在指出寸口是"脉之大会"，也是五脏六腑气血循环的起止点，所以在脉诊中占有重要的地位，是对寸口脉法的高度概括。

第二讲："脉有尺寸"解读

《难经》："二难曰：脉有尺寸，何谓也？然：尺寸者，脉之大要会也。从关至尺是尺内，阴之所治也；从关至鱼际是寸口内，阳之所治也。故分寸为尺，分尺为寸。故阴得尺内一寸，阳得寸内九分。尺寸终始，一寸九分，故曰尺寸也。"

（1）"二难曰：脉有尺寸，何谓也？然：尺寸者，脉之大要会也。"会者，聚也。要会者，乃聚会之要处也。尺和寸的所在之处，是经脉之气出入会合之处。对此，清代叶霖注《难经正义》云："人之一身，经络营卫，五藏六府，莫不由于阴阳，而或过与不及，于尺寸见焉，故为脉之大要会也。一难言寸口为脉之大会，以肺朝百脉而言也。此言尺寸为脉之大要会，以阴阳对待而言也。"

（2）"从关至尺是尺内，阴之所治也；从关至鱼际是寸口内，阳之所治也。"关者，尺寸分界之地，《脉诀》谓高骨为关，即关脉的位置在掌后高骨内侧动脉应手处。《难经》四十五难谓关在"脉会太渊"之处。叶霖注云："关下为尺，主肾肝而沉，故属阴。鱼际，大指本节后内廉大白肉名曰鱼，其赤白肉分界即鱼际也。关上为寸口，主心肺而浮，故属阳。治，理也。欲明阴阳为病之治者，须于尺寸候之也。"

（3）"故分寸为尺，分尺为寸。"叶霖注云："寸为阳，尺为阴，阳上而阴下，寸之下尺也，尺之上寸也，关居其中以为限也。言分寸为尺，分尺为寸者，谓关上分去一寸，则余者为尺，关下分去一尺，则余者为寸，此明尺寸之所以得名也。"细考之，从关部到尺泽穴，是尺以内的部位，属阴气所管，以候人体阴气的变化；从关部到鱼际穴，是寸内的部位，属阳气所辖，以候人体阳气的变化。

（4）"故阴得尺内一寸，阳得寸内九分。"

意谓于尺寸中分其长短之位，以合阴阳之数。一寸为偶数，九分为奇数。盖因关以下至尺泽，谓之尺，阴用偶数，而诊脉只候关下一寸（指同身寸），关上至鱼际，皆谓之寸，阳用奇数，而诊脉只候关上九分。故曰"尺内一寸""寸内九分"。

（5）"尺寸终始，一寸九分，故曰尺寸也。"

按说从关部至尺泽一尺，从关部至鱼际为一寸。但切寸口脉不需要这样的长度。而是关以下尺内的一寸，为偶数属阴；关以上寸内的九分，为奇数属阳。故叶霖注云："寸为尺之始，尺者寸之终，云尺寸者，以终始对待而言，其实贮寸得九分，尺得一寸，皆阴阳之盈数也。然得一寸不名曰寸，得九分不名曰分者，以其在尺之中在寸之中也。"

第三讲："脉有三部，部有四经"解读

《难经》："十八难曰：脉有三部，部有四经，手有太阴阳明，足有太阳少阴，为上部，何谓也？然：手太阴、阳明金也，足少阴、太阳水也，金生水，水流下行而不能上，故在下部也。足厥阴、少阳木也，生手太阳、少阴火，火炎上行而不能下，故为上部。手心主，少阳火，生足太阴、阳明土，土主中宫，故在中部也。此皆五行子母更相生养者也。"

从此节中可知，《难经》中之三部，非《素问·三部九候论篇》中之人体上中下三部也。

（1）"脉有三部，部有四经，手有太阴阳明，足有太阳少阴，为上下部，何谓也？"此节立问之意，谓人手足十二经脉，分属寸、关、尺三部，每部之中有四经。由此可知，《难经》寸口脉之三位是以十二经脉来分属寸、关、尺三部的，然后以经脉核定其连属的脏腑。"手有太阴阳明，足有太阳少阴，为上下部，何谓也？"滑寿注云："盖三部者，以寸关尺分上中下也。四经者，寸关尺两两相比，则每部各有四经矣。手之太阴、阳明，足之太阳、少阴，为上下部者，肺居右寸，肾居左尺，循环相资，肺高肾下，母子相望也。"以此提示下文，为何手太阴肺居右寸而循环相资而下行至左尺少阴肾。

（2）"然：手太阴阳明，金也，足少阴太阳，水也。金生水，水流下行而不能上，故在下部也。足厥阴少阳，木也，生手太阳少阴火，火炎上行而不能下，故为上部。手心主少阳火，生足太阴阳明土，土主中宫，故在中部也。此皆五行子母更相生养者也。"

肺为诸脏之上盖，其治在右方，故在手之上部，手阳明大肠脉是肺之腑，与肺脉相表里，故随肺居于右上寸部。又因手太阴肺经和手阳明大肠经在五行属金，足少阴肾和足太阳膀胱经在五行属水，按五行相生规律，金能生水，水势向下流行，而不能倒向上行，所以属水的肾与膀胱配合在关以下的尺部。因经脉是以太极的螺旋曲线模式运行，故右金生左水，而左尺为肾。故叶霖注云："手太阴肺，手阳明大肠属金，皆诊于右寸。足少阴肾、足太阳膀胱属水，皆诊于左尺。金生水，水性流下，故在下部也。"

水生木，故水上滋属木之足厥阴肝、足少阳胆于左关。木能生火，肝胆之木，能生属火之手太阳小肠经和手少阴心经，火炎之势是向上冲冒而不下行，所以属火的心与小肠位于属木之肝胆关部之上的左寸部。故叶霖云："足厥阴肝、足少阳胆属木，皆诊于左关。手太阳小肠、手少阴心属火，皆诊于左寸。木生火，火性炎上，故在上部也。"

心为君火，三焦为相火，故君火、相火同气相求。下焦命门为相火之原。有上升就有下降，故手少阴呈螺旋运行，下行至手厥阴心包、手少阳三焦相火，当候于右尺。火能生属土的脾胃，故上升到尺寸之间的中部。土能生属金之肺与大肠，复上升至右寸部，此即根据五行中母子相生的关系而分布的线路图。故叶霖《难经正义》注云："手厥阴心包络，手少阳三焦属相火，当候于右尺。足太阴脾、足阳明胃属土，当候于右关。火生土，土位居中，故在中部也。土复生金，此五行子母循环生养三部四经上下之义也。"

应当补充说明一点，"五行子母更相生养"有三条脉络是明言清楚的交代了。其一是"手太阴、阳明金"，生"足少阴、太阳水"，经脉运行以太极右旋至左，金生水，从手经至足经；其二是木生火，"足厥阴、少阳木"，生"手太阳、手少阴火"；其三是火生土，"手心主、少阳火"，生"足太阴、阳明土"。尚有三条是没有明言说明的。然而从"五行子母更相生养"的规律可知，其一是水生木，即肾水上滋肝木，而至左关"足厥阴、少阳木"；其二是君火、相火同气相求，由左寸"手太阳、少阴火"，而至右尺"手心主、少阳火"。经脉运行以太极左旋至右尺部之手"心主少阳火"；其三是土生金，右关"足太阴、阳明土"，而上至右寸"太阴、阳明金"。表述的是太极的左旋右旋原理，及"金水相滋""水足肝柔""木火相生""君火相火同气相求""火旺土健""培土生金"的五行子母循环生养三部四经上下之义也。

综上所述，寸口三部脉与经脉脏腑配合，则有清楚的线路图：

右寸手太阴肺、阳明大肠金→左尺足少阴肾、足太阳膀胱水→左关足厥阴肝、足少阳胆木→左寸手少阴心、手太阳小肠君火→右尺手厥阴心包、手少阳三焦相火→右关足太阴脾、足阳明土→右寸手太阴肺、手阳明大肠金。此即经文之谓"皆五行子母更相生养者也"。

寸口脉左右手寸关尺三部，是以经脉定位，与各脏配合，且均以脏为主，以腑为辅。此乃《难经》寸口脉三部与十二经脉及脏腑配合关系表。后世医家滑寿认同此配，而王叔和、李东垣以右尺为命门、三焦。各家意见大致相同，唯六腑的分配不一。因王叔和有《脉经》传世，故后世大多采用王叔和之说。即根据脏腑表里的配合关系，以腑配脏，分属六部。

2013 年 2 月 19 日

读《史记》 论扁鹊医学流派的学术特点

秦越人以其高超的济世之术，神奇的愈疾之法，构建了中医学术体系之雏形，创建了扁鹊医学流派，成为亘古至西汉的集中医学之大成者第一人，从而确立其一代宗师的地位，成为太史公在《史记》中立传的医学界第一人。

一、"故圣人为之脉法，以起度量，立规矩，悬权衡，案绳墨，调阴阳，别人之脉各名之，与天地相应，参合于人，故乃别百病以异之。"

此乃《史记·扁鹊仓公列传》（以下简称《传》）中，仓公淳于意回答医家诊病的要点。仓公所讲的"圣人脉法"即"诊法"。指的是扁鹊之诊疗技术。司马迁在《传》中言及仓公淳于意时，首先讲到淳于意"少而喜医方术"，其师公乘阳庆"悉以禁方传之，传黄帝扁鹊之脉书，五色诊病，知人死生，决嫌疑，定可治，及药论，甚精。"说明了仓公之术，由其师公乘阳庆所传，源自扁鹊秦越人诊疗之术。《传》中尝记有仓公诊齐王侍医"自练五石服之"致病之案，以扁鹊的学术观点指出其治疗不当之处，"扁鹊曰：'阴石以治阴病，阳石以治阳病。'夫药石有阴阳水火之剂，故中热，即为阴石柔剂治之；中寒，即为阳石刚剂治之。""公所论远矣。扁鹊虽言若是，然必审诊，起度量，立规矩，称权衡，合色脉表里有余不足顺逆之法，参以人动静与息相应，乃可以论。"此当视为扁鹊医学流派之学术特点：其一，从"必审诊，起度量，立规矩，称权衡"，"案绳墨，调阴阳"；及"合色脉表里有余不足顺逆之法，参其动静与息相应，乃可以论。"可知，扁鹊学派具有四诊合参、辨证论治及治未病的学术特点。其二，从"色脉表里有余不足顺逆之法，参其人动静与息相关，乃可以论"，及"与天地相应，参合于人，故乃别百病以异之"可知，扁鹊学派具有中医学天人相应的整体观的学术思想。

余在"扁鹊在中国医学史中的地位"一节中，尝讲到从《白氏内经》《白氏外经》及《黄帝内经》《黄帝外经》为代表的白氏医学、黄帝医学，是在《扁鹊内经》《扁鹊外经》为代表的扁鹊医学的基础上发展而形成的。因《扁鹊内外经》已失传，但从《黄帝内经》的内容可以看出其学术渊源。

1. "必审诊"

用一定的方法探求致病的原因、病变的所在及病情变化和证候特点，从而进行综合分析判断，以决定治疗方针，即今天所谓的诊法。此亦是扁鹊医学的核心内容之一。鉴于人体是一个整体，人之生理机能必须与自然界相适应，故审察内外、辨证求因为临床诊断之原则。即在整体观的基础上，通过审证求因来实施辨证论治。从扁鹊过虢，从闻中庶子喜方者言中，诊虢太子为"暴厥而死"，认为可治；过齐，通过望诊，知齐桓侯有疾；诊赵简子疾，预见"不出三日必间"。从中可以看出，扁鹊是运用"切脉、望色、听声、审形"四诊方法，来完成"言病之所在"，即"必审诊"。然后以"起度量""与天地相应、参合于人""立规矩""称权衡""合色脉""调阴阳"来完成辨证论治的，故这些内容当是扁鹊医著的主要内容之一，从而奠定了望、闻、问、切四诊的基础。并以此逐步形成了今天所见的《黄帝内经》诊法。如《素问·疏五过论篇》云："圣人之治病也，必知天地阴阳，四时经纪，五脏六腑，雌雄表里，刺灸砭石，毒药所主，从容人事，以明经道，贵贱贫富，各异品理，问年少长，勇怯之理，审于分部，知病本始，八正九候，诊必副矣。"即在四诊的基础上，全面地认识疾病的本质来确定诊断，实施辨证施治。在《灵枢·邪气脏腑病形》中对四诊的重要意义有如下的论述："见其色，知其病，命曰明；按其脉，知其病，命曰神；问其病，知其处，命曰工。"在《素问·方盛衰论篇》中从"诊有十度，度人、脉度、脏度、肉度、筋度、俞度。阴阳气尽，人病自具"。强调"诊必上下，度民君卿。受师不卒，使术不明，不察逆从，是为妄行，持雌失雄，弃阴附阳，不知并合，诊故不明。"故强调"诊可十全，不失人情"，"道甚明察，故能长久；不知此道，失经绝理，亡言妄期，此谓失道"。对此，后世诸贤多有论述，如明代李中梓在《诊字正眼》

中有"古之神圣，未尝不以望、闻、问、切四者互相参考，审查病情"的记载；清代吴谦等在《医宗金鉴》中有"望以目察，闻以耳占，问以言审，切以指参。明斯诊道，识病根源，能合色脉。可以万全"的论述。

2."起度量"

度量，即尺度。即制定一定的尺度并以此建立规矩，确立准则。如扁鹊视赵简子疾，以色脉诊法的尺度，预知简子"不出三日必间。"过齐，以望齐桓侯之诊，有关于齐侯疾病尺度的精辟论述："疾之居腠理也，汤熨之所及也；在血脉，针石之所及也；其在肠胃，酒醪之所及也；其在骨髓，虽司命无奈之何！"中医的理论体系是由阴阳五行、藏象、经络、病因、病机、病证、诊法、论治、养生及运气等组成，就其内容而论，皆有其生理、病理法度，对此《黄帝内经》《难经》均有论述。例如《难经》中有"十二经皆有动脉，独取寸口，以决五脏六腑死生吉凶之法"，及"脉有尺寸""脉有太过有不及"的论述；有"经有十二，络有十五""奇经八脉"及"经穴"等有关经络的论述；有"脏唯有五，腑独有六"及脏腑功能形态、重量、尺寸、与体表关系的记载。并说明了人体脏腑经络功能发生异常，则会导致疾病发生。《黄帝内经》继承了扁鹊医学的这一思想，如《素问·脉要精微论篇》中，以"诊法常以平旦，阴气未动，阳气未散，饮食未进，经脉未盛，络脉调匀，气血未乱，故乃可诊有过之脉。"从"切脉动静而视精明，察五色，观五脏有余不足，六腑强弱，形之盛衰，以此参伍，决死生之分。"对"起尺度"的重要性，《素问·灵兰秘典论篇》中有"至道在微，变化无穷，孰知其原……恍惚之数，生于毫氂，毫氂之数，起于度量，千之万之，可以益大，推之大之，其形乃制"的记载。讲的是医学道理是微妙的，变化是无穷尽的，怎么能知道它的本始呢？因心神之萌动，生于毫氂之间，是极其微小的，甚至是似有似无的，但毫厘之数，即度量、长短、轻重也。清代张隐庵注云："言毫氂之间，有正邪明昧之分，以至于千之万之，不可胜极也。制，正也，以毫氂之诚意，推而大之，其形乃正。"

《素问·六节藏象论篇》中，以"六六之节""九九之会"，说明天地日月运行以成岁月的规律，及其与人的关系，并指出五运失常、时序变异会给人带来的灾难。该篇并讲述内脏的功能及外在的表现，这些表现均与代表外在环境及时令的这个"节"有关。如该篇中记有"天以六六之节，以成一岁"

的记述。节，指度数。古人以天干配地支计日，六十日为一甲子，"六六之会"即六个甲子日成一岁。"人以九九制会，计人亦有三百六十五节。"制谓准度，会，谓配合。"九九"在地指九野、九州，在人指"九窍""九脏"。人以"九九制会"，谓人与地以九窍、九州为准度，以配合天之"六六之节"。此处的"节"，指腧穴，是人体气血交会出入的地方。对此，《灵枢·九针十二原》有"节之交，三百六十五会……所言节者，神气之所游行出入也"的论述。

3."与天地相应，参合于人"

对于自然界"六淫"致病，在《仓公传》中，记有仓公通过望色知宋建因外邪侵袭及持重而致腰痛的病案。仓公为汉代扁鹊医学之承传者，有"圣人为之脉法，以起度量，立规矩，悬权衡，案绳墨，调阴阳，别人之脉各名之，与天地相应，参合于人，故乃别百病以异之"之言，来阐述扁鹊的学术思想，此即天人相应的整体观。对此《素问·宝命全形论篇》有"人以天地之气生，四时之法成"及"天食人以五气，地食人以五味……气和而生，津液相成，神乃自生"的记载；而《灵枢·岁露》篇则有"人与天地相参，与日月相应也"的论述。古人把超越人体适应能力的自然变化和能够致人于病的其他外在因素称为"邪"，把人体的调节机能和抗病能力称为"正"。疾病的发生与否，就决定邪正双方势力的消长。故《灵枢·百病始生》篇有"风雨寒热，不得虚，邪不能独伤人。卒然逢疾风暴雨而不病者，盖无虚，故邪不能独伤人。此必因虚邪之风，与其身形，两虚相得，乃客其形……其中于虚邪也，因于天时，与其身形，参以虚实，大病乃成"的论述。昼夜的变化对人之疾病亦有明显的影响，如《灵枢·顺气一日分为四时》篇有"夫百病者，多以旦慧、昼安、夕加、夜甚……朝则人气始生，病气衰，故旦慧；日中人气长，长则胜邪，故安；夕则人气始衰，邪气始生，故加；夜半人气入脏，邪气独居于身，故甚也"的记载。也就是说随着自然界昼夜的时间节律，人体的生机存在着生、长、收、藏的规律，而病亦有着慧、安、加、甚的变化。

4."合脉色"

即色脉合参诊法，即四诊合参法，此乃形神论的象论。通过《史记·扁鹊仓公列传》可知，色脉诊法是秦越人的主要诊断技术。仓公得"扁鹊之脉书，五色诊病"之法，而成为继扁鹊之后之一代名医，司马迁有"若仓公者，可谓近之"之誉。对色脉合参法，至《黄帝内经》时期则已形成较完善的四诊合参法。如《素问·脉要精微论篇》云："切脉动静而视精明，察五色，观五脏有余不足，六腑强弱，形之盛衰，以此参伍，决死生之分。"故陈修园有"善诊者，当先察其精气神，而后切其脉也"之论。亦即"色脉大要，以神为主"之谓也。

5."立规矩""悬权衡""案绳墨""调阴阳"

"规矩"亦作"规榘"。原指校正圆形和方形的两种工具。此处"规矩"，乃制定法度、标准之意；"权衡"，原指称量物体轻重的器具。权，秤锤；衡，秤杆。《论语·尧曰》有"谨权量、审法度、修废官，四方之政行焉"的记载，于是"权衡"即成法度、标准的概念；"绳墨"，木工画直线的工具，同"规矩""权衡"一样，"绳墨"即准绳、法度义。故而《礼记·经解》有"衡诚悬，不可欺以轻重；绳墨诚陈，不可欺以曲直；规律诚设，不可欺以方圆"的记载。阴阳为"八纲辨证"之总纲。于是"立规矩""悬权衡""案绳墨""调阴阳"，即制定规矩、公布准则、考察法度、测算阴阳之意，是指治疗的原则，即"治则"。它是以"必审诊""起度量""合色脉"之四诊中获得的客观资料为基础，对疾病进行综合分析，从而提出临证的治疗规律。因疾病的发展有一定的规律，治疗疾病亦应有一定的规律。所以由于病人的体质、环境条件的不同，疾病的变化亦有差别，故而在临床上要按具体病情，来决定治疗原则。此即"立规矩""案绳墨"之谓也。不同类的疾病，只要它在病变过程中具有共同的病理机制，可运用同一法则进行处理；反之，虽同一疾病，因病变过程中各个阶段的病理机制的不同，而治疗原则也不同，此即"悬权衡"。亦即今天之"同病异治""异病同治"法则。

"一阴一阳之谓道"，意谓之"法则"，是方法论，此乃太极论的道论。晋代许慎《说文解字》云："阳者，事明也，日也，又扬也，气在外发扬也；阴者，萌也，默也，气在内奥萌也。"故《玉篇》有"营天功，明万物，谓之阳；幽无形，深难测，谓之阴"的记载。故《易·系辞》中有"一阴一阳之谓道，立天之道，曰阴曰阳，立地之道，曰柔曰刚"的论述。由此可见，阴阳是古代哲学的一对重要范畴，阴阳学说是中国古代的对立统一论，是用以认识世界和解释世界的一种世界观和方法论。这种哲学思想，早在商周时期就形成了，至战国时期，经邹衍等阴阳家们的发展，逐渐形成了"阴阳学说"

这一理论体系。受殷周时期阴阳学说的影响，遂形成了扁鹊以"调阴阳"为诊疗大法的学术思想。如《传》中所论："越人之为方也，不待切脉、望色、听声、写形，言病之所在。闻病之阳，论得其阴；闻病之阴，论得其阳。"以疾病的外部症状为阳，疾病的内在病机为阴，以阴阳作为正反两个方面作为说理工具，来阐明了"调阴阳"大法在诊察疾病中具体应用。在对虢太子治疗中，指出太子"尸蹷"之因，"是以阳脉下遂，阴脉上争，会气闭而不通……破阴绝阳"所致，故"乃使弟子子阳厉针砥石，以取外三阳五会"，"乃使子豹为五分之熨，以八减之齐和煮之，以熨两胁下，太子起坐"。然后"更适阴阳，但服汤二旬复故"，"适阴阳"，即仓公所阐明扁鹊之"调阴阳"法。《传》中"六不治"中，有"阴阳并，藏气不定，四不治也"的表述。"阴阳并"，即阴阳失调。因阴阳是八纲辨证的总纲，故本处系指气血错乱造成脏腑功能失调。仓公承传扁鹊之学，在《传》中仓公诊治齐王侯医案中，仓公引用扁鹊治法时记有："扁鹊曰：'阴石以治阴病，阳石以治阳病。'夫药石阴阳水火之剂，故中热，即以阴石柔剂治之；中寒，即为阳石刚剂治之。"

《黄帝内经》继承了扁鹊"调阴阳"的学术思想，在《素问·上古天真论篇》中，开宗明义指出："上古之人，其知道者，法于阴阳，和于术数，食饮有节，起居有常，不妄作劳，故能形与神俱，而尽终其天年，度百岁乃去。"此乃养生之道，《黄帝内经》认为是"上古圣人之教下也"。该篇中尝表述了"上古有真人者，提擎天地，把握阴阳"，"中古之时，有至人者，淳德全道，和于阴阳，调于四时"。由此可见，此乃《黄帝内经》引用了古医书的内容，当属扁鹊学派的养生学术思想。对"调阴阳"的学术思想，在《素问·生气通天论篇》中，有"自古通天者，生之本，本于阴阳。天地之间，六合之内，其气九州、九窍、五脏、十二节，皆通乎天气，其生五，其气三，数犯此者，则邪气伤人，此寿命之本也"的记载。讲述了《黄帝内经》以前形成的理论，即人的生命活动与自然界息息相关，生命的根本是本之于阴阳。"生之本，本于阴阳"，此乃中国数术学中太极论的道论。"其气九州、九窍、五脏、十二节"，此乃数术学中形神论的象论；"其生五，其气三"，此乃数术学中三五论的数论。由此可见，扁鹊之"调阴阳""取三阳五会"，与《黄帝内经》之"法于阴阳，和于术数"，均运用了中国数术学之运筹原理，形成了中医学之学术特色。在《素问》中尝有《阴阳应象大论篇》《阴阳离合论篇》《阴阳别论篇》《阴阳类论篇》；《灵枢》中有《阴阳清浊》《阴阳系日月》等专篇。

由此可见，《传》中仓公所述之扁鹊诊法，已寓有了《黄帝内经》学术思想之雏形，即天人合一的整体观，形神统一的生命观，太极思维的辩证观。就扁鹊医学的内容而论，已具有了《黄帝内经》中医学的结构，即"夫知道者，法于阴阳，和于术数"，及"夫道者，上知天文，下知地理，中知人事"的中医学知识结构。其"道"即"广义中医学"，是由医道、医术、医学组成。医道，主要内容是医学哲学，即医学辩证法，讲究本体论、认识论、方法论，属太极论的道论范畴。医术，即术数。中国特有的象数哲学在医学上的应用，属三五论的数论范畴。医学（狭义医学），指人体的生理、病理、疾病的概念及诊察、治疗、预防和保健，其主要内容是医疗，属形神论的象论范畴。余在 20 世纪 90 年代初即指出：寓有深刻象数易原理及丰厚数术学内容的中医典籍《黄帝内经》所代表的中医学结构，属广义中医学，我们称之为"中国象数医学。"

二、"疾之居腠理也，汤熨之所及也；在血脉，针石之所及也；其在肠胃，酒醪之所及也。"

此乃《史记·扁鹊仓公列传》所表述的扁鹊医学中的治疗方法，且已有了丰富的实践经验和指导性的理论基础。"扁鹊名闻天下"，除以"至今天下言脉者，由扁鹊也"和"扁鹊言医，为方者宗"外，更重要的是其卓有成效的治疗技术。在《传》中过齐诊齐桓公之疾时，就其诊治技术而言有如上的表述。在治虢太子"暴厥"时运用"厉针砭石"（针石）、"五分之熨"（热熨）、"八减之剂"（药剂），而使太子"起死回生"。从《传》中虢国中庶子的话中可知："上古之时，医有俞跗，治病不以汤液醴洒、镵石挢引、案扤毒熨，一揆见病之应，因五藏之输，乃割皮解肌，诀脉结筋，搦髓脑，揲荒爪幕，湔浣肠胃，漱涤五藏练精易形。"说明了扁鹊时代已有了如下的治疗技术：

（1）"汤液"：即汤剂。

（2）"醴洒"：即酒剂。

（3）"镵石"：又称"砭石"，古代的针刺术，以石针行杵针、砭针治病。

（4）"挢引"：导引术。

（5）"案扤"：按摩与推拿术。

（6）"毒熨"：毒，指药物；熨，是热敷法。毒熨即应用药物熨贴的热敷之法。

（7）因藏之输：以经络腧穴来治疗疾病。

（8）诀脉：疏通经络。

（9）结筋：连结筋脉。

（10）搦髓脑：按治髓脑。

（11）揲荒：持取膏肓。

（12）爪幕：疏理膈膜。

（13）湔浣肠胃，漱涤五脏：洗涤肠胃、五脏。

（14）练精易形：修益精气，改变容色。

从《汉书·艺文志·方技略》医经中有《扁鹊内经》《扁鹊外经》，经方中尚有《泰始黄帝扁鹊俞拊方》等古医籍，可知扁鹊通过师承及自己的医疗实践，则建立了包含中医基础理论及丰富的卓有成效的诊疗技术的医学流派——扁鹊医学流派。

综上所述，尽管《史记·扁鹊仓公列传》或《黄帝内经》中关于药物的应用尚不够广博，但仍可窥视扁鹊时代或《黄帝内经》时代的治疗方法，是由药物治疗和非药物治疗两大法门，即药物的内服法和外治法两大类别组成。在《史记·扁鹊仓公列传》中被司马迁称为继"方之宗"的扁鹊之后，"可谓近之矣"之仓公，得扁鹊之再传，在《传》中有"热蹶""刺其足心""灸其足厥阴之脉"，治愈"病气疝"的记载。并有运用"下气汤""火剂汤""苦参汤"诸案。由此可见，仓公以前至扁鹊时代主要的治疗方法是非药物疗法及外治法，至汉初仓公时代，由于社会稳定及"坐堂医"的形成，方使以《神农本草经》及《经方十一家》为学术内容的"经方派"得以发展，药物内服法方被广泛地应用于临床。

中医外治法，是以与内治法相对而言的一种治疗方法，含药物外治和非药物外治两大法门。《素问·至真要大论篇》所云"内者内治，外者外治"，其"外治"之法，显然是为"外在疾病"而设。《素问·五节政大论篇》之"上取下取，内取外取，以求其过"的表述，则扩大了"外治"或"外取"的含义，将"外治"列为与"内治"相对应的治疗方法。而内治法泛指"服药以治体内发生的多种病证"，而外治法系"泛指除口服药物以外，作用于体表或体外进行治疗的方法。"故《辞海》认为针灸、推拿、伤外科手术及药物的熏、熨、敷、贴等法，均属于中医外治法。

中医外治法历史悠久，源远流长，可溯源于 5 万 ~20 万年前的燧人氏钻木取火、伏羲氏制九针、神农氏尝百草的医疗保健的萌芽时期。《礼记》中有"头有创则沐，身有疡则浴"的记载。战国时期，我国开始步入封建社会、社会生产力有了较大的提高，政治、经济、科学文化都得到了很大的发展，科技文化方面亦有了一个质的飞跃，在以往的医学实践经验不断积累的基础上，进入了理论总结方面。如扁鹊得长桑君之禁方书，结合自身几十年的实践，开始在理论上的探索而有了《扁鹊内经》《扁鹊外经》传世。在扁鹊医学的基础上先秦医家及两汉贤达又有以黄帝、白氏命名的医书传世。故而有了《汉书·艺文志》所记载的以扁鹊、黄帝、白氏命名的医经七家及经方十一家。如 1973 年长沙马王堆三号汉墓出土的帛书《五十二病方》(书名是整理者根据 52 种病而命名的)，一般认为其成书于春秋战国时期，书中载方 283 首，其中一半以上为外治法，用法有敷、洗浴、涂、熨、烟熏、贴、砭、酒、沃、浥、封、安、印等二十余种；临床上广泛用于内、外、妇、儿、五官、皮肤、传染、神经、整容及男性诸科，在所治的所有病种中，几乎全部记载了外治法的内容。尤其在今天我们可见到《黄帝内经》中已有了关于"外取""外治"疗法的论述。在《素问·玉机真藏论篇》中有"痹不仁肿痛""可汤熨及火灸刺而去之""可按""可浴""可药"的论述；《素问·调经论篇》中有"病在骨，焠针药熨"的记载；《灵枢·寿夭刚柔》篇介绍了"药熨方"治疗"寒痹"的具体施术方法。从《史记·扁鹊仓公列传》中扁鹊的外治法术的广泛应用，说明了扁鹊已积累了丰富的外治法临床经验，并有了一定的理论探讨。从《黄帝内经》中关于外治理论的阐述，表明了先秦时期外治法理论已经形成，并为后世外治法的发展，提供了详尽的而富有科学性的理论基础和说理工具。

三、"使圣人预知微，能使良医得蚤从事，则疾可已，身可活也。"

此乃司马迁在《史记·扁鹊仓公列传》中，表述了扁鹊治未病的学术思想。治未病有两种意义：一是防病于未然，二是既病之后防其传变。前者主要内容是摄生，即养生之道；后者是疾病得以早期诊断和早期治疗，其主要内容是及时控制疾病的发展演变。对此，《素问·四气调神大论篇》中有"夫四时阴阳者，万物之根本也。所以圣人春夏养阳，秋冬养阴，以从其根，故与万物沉浮于生长之门"及"是故圣人不治已病治未病，不治已乱治未乱，此之谓也。夫病已成而后药之，乱已成而后治之，譬犹渴而穿井，斗而铸锥，不亦晚乎"的记载。

传说楚人所撰《鹖冠子》载：魏文侯问扁鹊兄弟谁的技术高明，扁鹊告云：兄弟具有同样的诊疗技术，其长兄神视，因治未病而名不出乡里；仲兄神毫因争取疾病在早期得以治疗，而名不出县；扁鹊自己医迹列国，以针人血脉，用猛药而名闻诸侯。扁鹊之语强调了治未病及既病防变可使疾病得以及早康复的重要意义。此即《素问·八正神明论篇》所云："上工救其萌牙，下工救其已成，救其已败。"再从《扁鹊传》中扁鹊过齐诊齐桓侯之疾时，预见齐侯之病机，阐明其"既病防变"的学术思想。《难经·七十七难》中有预防疾病传变的论述："所谓治未病者，见肝之病，则知肝当传之于脾，故先实其脾气，无令得受肝之邪。故曰治未病焉。"对此，《黄帝内经》中尝有详尽的论述。如《素问·上古天真论篇》中有"其知道者，法于阴阳，和于术数，食饮有节，起居有常，不妄作劳，故能形与神俱，而尽终其天年，度百岁乃去"，及"恬憺虚无，真气从之，精神内守，病安从来"的摄生观点。此即阐明了调摄精神形体，增强身体健康，对人体能否适应外界环境的变化防御疾病发生，有着非常重要的意义。

四、"信巫不信医，六不治也。"

《屈原·九章》中有"望三五以为象兮，指彭咸以为仪"之句；《论语·述而第七》有"子曰：'述而不作，信而好古，窃比我老彭'"的记载；《世本》有"巫彭作医，巫彭作巫"之记述。由此可知，老彭、大彭、咸彭、彭祖均属巫者的家族，他们是懂得巫术和医术的人。古人对巫者是尊敬的，巫并不是坏名声，有智者之意。如《国语·楚语》有"是古巫者，必有智、圣、聪明者为之"的记载。《史记》尝云："彭祖，自尧时，而皆举用。"商周以前，"三五之道"的数术学已形成，医术与巫术同"诸子之学出于王官"一样，掌握在国家设置的机构中一部分人手里，并且世守其业，即形成了巫者家族。故古医字为"毉"。在《周礼·天官序官》一章中，有医师、食医、疾医、疡医之分，而《汉书·艺文志·方技略》则有"方伎者，皆生生之具，王官之一守也"的记载，如古之老彭、春秋之医缓、医和就属官医之列。

至春秋战国时期，"王道既微，诸侯力政"，"是以九家之说，蜂出并作"，于是，医术即流于民间。从《史记·扁鹊仓公列传》中可知"舍客长桑君过，扁鹊独奇之，常谨遇之。长桑君亦知扁鹊非常人也。出入十余年，乃呼扁鹊私坐，间与语曰：'我有禁方，年老，欲传与公，公毋泄。'"。所谓"禁方"书，原为医官在宫禁之内专用的医书。长桑君经过长期考察，认为扁鹊是一位德智双馨之人，因"年老"，方传与"禁方"。《史记》中记有"扁鹊使弟子子阳砺针砥石，乃使子豹为五分之熨"；《韩诗外传》《说苑》记有"子同捣药，子明灸阳，子游按摩，子仪反神，子越扶形"的记载。从而有了名医长桑君传秦越人医术，秦越人再传弟子，新的师徒传授的方式，打破了旧的、狭隘的父子相授的"王官"医事传授制度，形成了"走方医"的医疗特点。在清代医家赵学敏《串雅内编·绪论》中，有"负笈行医，周游四方，俗呼为走方。其术肇于扁鹊，华佗继之，故其传与国医少异。治外以针刺、蒸、灸取胜，内治以顶、串、禁、截胜"的记载。顶，为催吐法；截，为单方重剂；串，为泻下法；禁，为药物与祝由结合之法。祝，《说文》云："祭主赞词者，作咒解"，古代治病方法之一，《灵枢·贼风》篇有"先巫者，因知百病之胜，先知其病之所从生者，可祝而已也"的记载。鉴于本篇以"贼风"篇名，讲述了"贼风邪气之伤人也，令人病焉"，"邪留而未发，因而志有所恶……血气内乱，两气相搏。其所从来者微，视之不见，听而不闻，故似鬼神"，故《黄帝内经》认为此病非鬼神所为，可祝之而愈病。由此可见，《黄帝内经》医学体系已脱离了巫的羁绊走向科技进步。祝由，乃古代"毒药未兴，针石未起"时，对疾病求助于"神"的一种治病方法。至《黄帝内经》时期，成为"祝说病由，不劳药石"的治法。《素问·移精变气论篇》云："余闻古之治病，惟其移精变气，可祝由而已。""移精变气"，即运用某种治病方法，转变病人的精神，改变其气血紊乱的病理状态，从而达到治疗疾病的目的，故此篇之首即有此论。《黄帝内经》之祝由，类似现代之精神疗法、安慰疗法、暗示疗法，含有一定的科学意义，是与巫神迷信方术有区别的。所以当医学流入民间，形成"走方医"之后，医与巫分离，医字由"毉"而变成了以酒为百药之长的"醫"字。所以，"信巫不信医，六不治也"是扁鹊医学的学术特点之一，自形成扁鹊医学流派之后，走方医之禁法中之"祝由"，当与《黄帝内经》中之"祝由"一脉相承，已非古代巫之咒法。

正是由于"官学"式微，师徒相传的教育制度的兴起，医术与巫术亦传于民间。由于医术以实用技术而广泛应用，从而使医术附庸于巫术的局面逐渐淡化。扁鹊的医疗实践，已不见巫术的踪迹，并以"病有六不治"形成扁鹊医学的学术特点。扁鹊以"信巫不信医，六不治也"之信条，将先秦医学从巫术中解脱出来。另从《史记·扁鹊仓公列传》中可知，当扁鹊治愈虢太子"尸厥"之病后，天下尽以扁鹊为能生死人。扁鹊曰："越人非能生死人也，此自当生者，越人能使之起耳。"以此澄清了那些错把他医术当成巫术的误解。齐国稷下学宫促进了学术的发展，东夷铁的发明，为制造先进的针具提供物质基础，并促进了扁鹊医学流派在齐地的形成和发展。关中秦、晋之地，王官医事制度尚存，故秦医与巫术有较多的联系，当诊秦武王病时，越人与秦医发生矛盾，结果"秦太医令李醯伎不如扁鹊""使人刺杀之"。故而太史公有"扁鹊以其伎见殃"之感叹。

2009 年 7 月 28 日

读《史记》 论扁鹊在中国医学史上的地位

扁鹊，原名秦越人，为先秦时期最著名的医学家。其受业于长桑君，又授徒子阳、子豹等弟子十余人。越人医术精湛，内外妇儿诸科均有所成，行医于战国时中原诸国，且能"随俗为变"。在赵为"带下医"，至周"为耳目痹医"，入秦"为小儿医"，从而"扁鹊名闻天下"。故太史公司马迁在《史记》中称"扁鹊言医，为方者宗，守数精明，后世修序，弗能易也"，"至今天下言脉者，由扁鹊也"。从而在史学上确立了秦越人为医学鼻祖的地位。

一、"扁鹊言医，为方者宗"

刘完素在《素问病机气宜保命集·叙》中尝云："夫医道者，以济世为良，以愈疾为善。盖济世者凭乎术，愈疾者仗乎法。"秦越人以高超的济世之术，神奇的愈疾之法，构建了中医学术体系之雏形，创建了扁鹊医学流派，成为亘古至西汉集中国医学之大成者第一人，从而确立其为一代宗师的地位，所以成为太史公在《史记》中立传的医学界第一人。

司马迁在《史记·太史公自序》中称"黄帝，法天则地，四圣遵序，各成法度"，说明自黄帝轩辕始，历代贤哲，根据自然法则及人们的需要有众多的发明和创造。对此荀子有云："故好书者众矣，而仓颉独传者，壹也；好稼者众矣，而后稷独传者，壹也；好乐者众矣，而夔独传者，壹也；好义者众矣，而舜独传者，壹也"的论述。表述了黄帝时代的制作与发明及其传人，但未论及是谁发明医学。

据班固《汉书·艺文志·方技略》中"方伎者，皆生生所具"，"方伎三十六家，八百六十八卷"，"医经者，原人血脉、经落、骨髓、阴阳、表里，以起百病之本，死生之分，而用度箴石汤火所施，调百药齐和之所宜"，故"医经者"，乃讲述人之生理、病理及诊疗技术，为理也，法也，广义之方也。"经方者，本草石之寒温，量疾病之浅深，假药味之滋，因气感之宜，辨五苦六辛，致水火之齐，以通闭解结，反之于平。及失其宜者，以热宜热，以寒增寒，精气内伤，不见于外，是所独失也。"故"经方者"，乃讲述药物的性味归经、配伍应用及用药失误对人体的危害。专论方药属狭义方之含义，但仍寓方药于法中。诚如明代李士材在《伤寒括要》中所云："方者，定而不可易者也；法者，活而不可拘者也。非法无以善其方，非方无以疗其症。"

对"方"的含义，历代文献皆有所述。如《诗·大雅》云："万邦之方，下民之王。"毛传注云："方，则也。"《易·系辞》云："方以类聚，物以群分。"孔颖达疏云："方，道也。"方谓法术性行，故广而言之，方者，法也。准则、义理、道理之谓也。《庄子·逍遥游》云："客闻之，清灵其方百金。"《隋书·许智藏》云："智藏为方奏之，用无不效。"《潜夫论·散论》云："凡治病者，必先知脉之虚实，气之所结。然后为之方。"故约而言之，方者，药方、单方也。

清代张山雷《论方案》云："方者，法也，必有法事可云方。"沈金鳌《伤寒论纲目》云："夫方因法立，法就方施。"从而形象地论及方（狭义方）与法（广义方）的辩证关系，即方中有法，法中有方。同一方药，根据病情需要，可有不同的剂型。对此清代医家宝辉在《医医小草·精义汇通》中有如下的精辟论述："方有膏、丹、丸、散、煎、饮、汤、渍之名，各有取义。膏取其润，丹取其灵，丸取其缓，散取其急，煎取其下达，饮取其中和，汤取其味，以涤荡邪气，渍取其气，以留连病所。"由此可见，药物的运用，尚有众多的不同的方法。从《史记·扁鹊仓公列传》中可知，长桑君"知扁鹊非常人也……乃悉取其禁方书尽与扁鹊。"从扁鹊掌握的治疗方法来看，其"禁方书"的内容中当包括砭石、针灸、汤药、按摩、熨贴、开刀等；从其诊断方法来看，其"禁方书"的内容有切脉、望色、听声、写形等。说明了在公元前五世纪上半期的扁鹊时代的医学知识资料，已有以"禁方书"的名称传世。由于扁鹊的承传，于是有了《扁鹊内经》《扁鹊外经》及《泰始黄帝扁鹊俞跗方》等古医籍的传世。同时，从《史记·扁鹊仓公列传》中可知：公元前180年（高后八年），淳于意受业于公乘阳庆。其师"悉以禁方予之，传黄帝扁鹊之脉书，五色疗病，知人死生，决嫌疑，定可治，及药论，甚精"。由此亦可确立扁鹊为一代宗师的地位。正是仓公通过其师公乘阳庆得扁鹊之真传，而成为继扁鹊之后之一代名医，诚如《太史公自序》中所云："扁鹊言医，为方者宗，后世修序，弗能易也，而仓公可谓近之矣。"

晋代黄甫谧《甲乙经·序》记云："中古名医有俞跗、医缓、扁鹊，秦有医和，汉有仓公，其论皆经理治本，非徒诊病而已。"但俞跗、医缓、医和在《史记》《汉书》中均未见传，除越人外均无著述。从《史记·扁鹊仓公列传》中可知，公乘阳庆传仓公之禁方中有"扁鹊之脉书"；《汉书·艺文志·方技略》"医经七家"有《扁鹊内经》九卷、《扁鹊外经》十二卷；"经方十一家"中有《泰始黄帝扁鹊俞跗方》二十三卷。就"诊籍"而言，只有在被誉为"信史"的《史记》中有多处记载。故曹东义在《神医扁鹊之谜》中认为："从古籍由简而繁的发展趋势看，白氏内外经应晚于黄帝内外经，当然更晚于扁鹊内外经……此与汉儒传经有相似之处，儒经源于六艺，而医经发端于扁鹊。"由上所述，扁鹊内外经的内容已佚。现今已无从考之，但多存于《黄帝内经》之中。扁鹊内外经的内容，尝可从《难经》谈起。李昉《文苑英华》杂序类，引王勃《黄帝八十一难经》序称"秦越人始定章句"，此即秦越人著《难经》说。苏轼《楞伽经跋》云："医之有《难经》，句句皆理，字字皆法，后世达者，神而明之。"清代叶霖《难经正义》序云："世传之《难经》者，杨玄操序言渤海秦越人所作，殆难穷考，而仲景《伤寒论》自序，有'撰用《素问》《九卷》《八十一难》'云云，其为汉以前书无疑，当是史迁《仓公传》所谓扁鹊之脉书也。"欧阳玄《难经汇考》云："切脉于手之寸口，其法自秦越人始，盖为医之祖也。《难经》先秦古文，汉以来答客难等做，皆出于后。"杨玄操《释幻云史记附标》云："黄帝八十一难者，斯乃渤海秦越人所作也。"就《难经》的内容而论，滑寿云："一难至二十一难皆言脉，二十二难至二十九难论经络、流注、始终长短，度数奇经之行，及病之吉凶也。其间有云：脉者非谓尺寸之脉，乃经隧之脉也。三十难至四十三难言荣卫三焦脏腑肠胃之详。四十四、五难言七冲门乃人身资生之用，八会为热病在内之气穴也。四十六、七难言老幼寤寐，以明气血之盛衰，言人面耐寒以见阴阳之走会。四十八难至六十一难，言诊病能脏腑积聚泄利伤寒杂病之别，而继之望闻问切，医之能事毕矣。六十二至八十一难言脏腑荥俞用针补泻之法。"又云："唐诸王侍读张守节作《史记正义》，于《扁鹊仓公传》，则全引《难经》文以释其义。后全载四十二难，与第一难、三十七难全文。由此则知，古传以为秦越人所作者，不诬也。"从《难经》中可知，《难经》的诊法多为"色脉之道"，其治疗方法多为"脏腑荥俞用针补泻之法"，由此可窥见扁鹊学派的学术思想和医学知识结构。尤其《难经》中有云："脉者非谓尺寸之脉，乃经髓之脉也。"，乃通过经络系统以诊查疾病也。脉乃"经脉""脉学""诊法"之谓也。《史记·扁鹊仓公列传》中有扁鹊"以此视病，尽见五脏癥结，特以诊脉为名耳"之言，讲的是以扁鹊学派的"诊法"查病，可"尽见五脏癥结"。特以狭义之诊脉之切诊冠名，故太史公有"至今天下言脉者，由扁鹊也"之论。

　　《史记·扁鹊仓公列传》讲述了扁鹊秦越人受业于长桑君，授以禁方书。汉高后八年，仓公淳于意拜师同郡公乘阳庆。庆"悉以禁方予之，传黄帝扁鹊之脉书，五色诊病，知人生死，决嫌疑，定可治及药论。"公乘阳庆传仓公医书计十种：《黄帝扁鹊之脉书》《上经》《下经》《五色诊》《奇咳术》《揆度》《阴阳外变》《药论》《石神》《按阴阳禁书》等。从现在的《黄帝内经》一书中可知，《内经》引用了古代二十一种医书，计有：《五色》《脉变》《揆度》《奇恒》《九针》《针经》《热论》《刺法》《上经》《下经》《本病》《阴阳》《阴阳十二官相使》《金匮》《脉经》《从容》《刑法》《太始天元册文》《脉法》《大要》《脉要》等。传说中的黄帝乃华夏之始祖，是中国历史上的第一伟人，是奠定中华文明的第一座基石。诚如钱穆先生所言："在他以前，人类虽然已开始前进，对事物已经有了很多的发明；但到了他，似乎有一个时期的激烈发展。"黄帝在军事政治上有众多的成就，在黄帝时期，尝有众多的制作和发明，且流传下来，如文字、天文、历法、农作、音律、衣裳、饮食、宫室、舟车、指南车等。那时的医药也有很大的进步。相传那时的名医有岐伯、雷公、俞跗等。诚如司马光所云："谓《素问》为真黄帝之书，则恐未可。黄帝亦治天下，岂可终日坐明堂，但与岐伯论医药针灸耶，此周汉之间，医者依托以取重耳。"鉴于黄帝时期的医药，尚处于中医药学的萌芽时期，所以《经籍会通》有"医方等录，虽称述岐黄，然文字古奥，语致玄渺，盖周秦之际上士哲人之作，其徒欲以警世，窃附黄岐耳"的论述。而司马迁在《史记·太史公自序》中称"维昔黄帝，法天则地，四圣遵序，各成法度，唐尧逊位，虞舜不台，厥美帝功，万世载之。作《五帝本纪》第一""扁鹊言医，为方者宗，守数精明。后世修序，弗能易也，而仓公可谓近之矣。作《扁鹊仓公列传》第四十五。"由此可见，在秦越人之前并无黄帝医学流派存在。扁鹊秦越人以其高超的诊疗技术成为"方者宗"，从而形成扁鹊医学流派，为集先秦医学之大成者。《黄帝内经》中引用的二十一种古医书，当多为扁鹊学派所承传之医籍。根据公乘阳庆传"黄帝扁鹊之脉书"语，可知汉时尚存有扁鹊著作传世，即《汉书·艺文志》中之《扁鹊内经》《扁鹊外经》等医籍。同时，尚有托名黄帝之名的医籍传世，后有或为扁鹊门人，或为先秦哲人在扁鹊学派医著的基础上加以扩充，托名黄帝之书，形成了源于扁鹊医学流派的黄帝医学流派。但司马迁仍称"扁鹊言医为方宗"，"至今天下言脉者，由扁鹊也"。

从《史记·扁鹊仓公列传》可知"简子疾，五日不知人，大夫皆惧，于是召扁鹊。扁鹊入，视病。扁鹊以其独特的脉色诊法，认为赵简子"血脉治也"，"不出三日必间"。果然，"居二日半，简子寤"。过虢诊太子尸厥案时之自述："越人之为方也，不待切脉、望色、听声、写形，言病之所在。闻病之阳，论得其阴；闻病之阴，论得其阳。病应见于大表，不出千里，决者至众，不可曲止也。子以吾言为不诚，试入诊太子，当闻其耳鸣而鼻张，循其两股，以至于阴，当尚温也。"此即《扁鹊传》中所述，其诊法得长桑君秘传，"以此视病，尽见五脏癥结"。在治疗虢太子病时，"扁鹊乃使弟子子阳厉针砥石，以取外三阳五会。有间，太子苏。乃使子豹为五分之熨，以八减之剂和煮之，以更熨两胁下。太子起坐。更适阴阳，但服汤二旬而复故。"通过上述文献资料可知，扁鹊不但具有很高的诊断技术，同时尚掌握了药物疗法与非药物疗法及内服法与外治法等众多的卓有成效的临床治疗技术。清代赵学敏《串雅内编·诸论》中有云："周游四方，俗呼为走方。其术肇于扁鹊，华佗继之。故其传与国医少异。治外以针刺、蒸、灸胜，治内以顶、串、禁、截胜。"禁法为药物与祝由相结合；截法为单方重剂；顶法为催吐法；串法为泻下法。战国时期官学没落，为了生计，医官、医师流入民间，加入走方医的行列，故形成了长桑君、扁鹊这样的走方名医。扁鹊及后世华佗属"走方医"，其典案多系急症，故多用针灸、药熨、按摩等外治法，以救其急，待病缓，再以汤剂，图其愈病。所以不能"以针灸立法为医经学派"，"以方药立论为经方学派"，只能分"药物疗法"和"非药物疗法"两大法门。先秦时期，药物方法多是单味药应用，配伍应用尚处萌芽状态，故有《神农本草经》形成。该书标志经方起源，在"汤液经法"、"经方十一家"形成以后，标志了经方理论的形成，至《伤寒论》传世，经方理论体系则得以完善。

《礼记》云："医不三世，不服其药。"唐代孔颖达《礼记正义》云："三世者，一曰《黄帝针灸》，二曰《神农本草》，三曰《素女脉诀》。""三世之书"提示了自古就形成了中医学的三大知识结构，一是以伏羲氏制九针的传说，到总结成《黄帝针灸》；二是从黄帝、岐伯讨论脏腑经脉的传说，到总结成《素女脉诀》；三是从神农尝百草的传说，到总结成《神农本草经》，于是形成了后世所称谓的"三世医学"。此乃先秦医家必备的医学知识结构。它的内容为《黄帝针灸》（即今之《灵枢》）《神农本草经》《素女脉诀》（发展形成《素问》与《难经》），于是，由于书名的变更，"三世之书"即今天我们所说的三大经典著作：《黄帝内经》《难经》《神农本草经》，当是今天良医的知识结构，亦为"方者宗"也。从《史记》中所记载的扁鹊所承传的诊疗技术，《汉书》中所记载的扁鹊的医学著作及传《难经》为扁鹊所著来看，广义之"方"，包含了医学的基础理论知识，又包含了临床诊疗技术。故司马迁在《史记·太史公自序》中称"扁鹊言医，为方者宗"，并非过誉。

二、"至今天下言脉者，由扁鹊也"

明代宋濂《宋学士全集·赠医师葛某序》云："古之师，必通三世之书。所谓三世者，一曰《针灸》，二曰《神农本草经》，三曰《素女脉诀》。脉诀所以察证，《本草》所以辨药，《针灸》所以祛疾，非是三者，不可以言医。"明代盛寅在《医经秘旨·医不三世辨》中，称《针灸》《神农本草经》及《素问》《脉经》为三世之书；而清代王士雄在《潜斋医话·医鉴》中，称《神农本草》《灵枢针灸》《素女脉诀》为三世之书。上述三家均言《神农本草》以辨药，《灵枢》的内容主要是讲脏腑经络及针灸治病，所以有言之为《针灸》，或称之为《针经》，讲的是祛疾之法，针灸之要。喻昌在《医门法律》中明确指出："凡治病，不明脏腑经络，开口动手便错。""查证"者，有宋濂、王士雄为《素女脉诀》、盛寅为《素问》《脉经》之别。"有诸内则形诸外，故四诊为医家辨证之前提。"故查证当为四证合参。但从《史记·扁鹊仓公列传》中可知，先秦名医在诊察疾病运用"四诊"时尤重色脉。对此喻昌在《医门法律·合色脉论》中，首言"合色脉之法，圣神所首重，治病之权舆也。"并云当"总以灵心为质。"清代王士雄在《黄帝内经素问直解》中，有"色脉大要，以神为主"，"治之大要，研求其极，只有色脉一端，故治之极于一"之论。"治之极于一"，即《素问·阴阳应象大论篇》所云："善诊者，察色按脉，先别阴阳"，"阴阳者，天地之道也，万物之纲纪，变化之父母，生杀之本始，神明之府也，治病必求于本。"对此，清代陈修园在《灵素集注节要》中进一步强调："色脉之道，至精至微，然本于阴阳气血。"综上所述，一个医生要具备"察证"的诊断技术和"辨药""针灸"的治疗技术，然后方可言医。而要具备这些诊疗技术，就"必通三世之书"。"三世之书"乃一名良医必须具备的知识结构。此亦今天强调的要熟读"四大经典"著作的由因。

《汉书·艺文志·方技略》所记载的七部古医经中有《扁鹊内经》《扁鹊外经》；《史记·扁鹊仓公列传》中记有扁鹊得长桑君所传之"禁方书"及仓公得公乘阳庆传"黄帝扁鹊之脉书""五色诊"法；通过该传中记载扁鹊的诊疗活动可知，扁鹊具有高超的色脉诊法和卓有成效的治疗技术，说明了战国至秦、汉时期就以扁鹊的著作和诊疗技术，在我国医学史上形成了第一个医学流派——扁鹊医学流派。根据扁鹊学从长桑君，扁鹊又授徒子阳、子豹等弟子，这种师徒传授、渊源自有，且有医学著作传世的形式，说明了中国医学体系的形成发端于扁鹊。故太史公称"扁鹊言医，为方者宗"及"至今天下言脉者，由扁鹊也。"

"脉"字，其义有作"脈""衇""覛"，之三端。

其一，"脉"乃"血脉""血管""脉搏"之义。晋代许慎《说文解字》云："脉，血理分衺行体者。"《周礼·天官·疡医》云："凡药以酸养骨，以辛养筋，以咸养脉。"《素问·脉要精微论篇》云："夫脉者，血之府也。"王冰注云："府，聚也。言血之多少，皆聚见于经脉之中也。"李中梓尝云："营行脉中，故为血府。然行是血者，实气为之司也。"由此可知，"脉"乃"血脉"之义。《左传·僖公十五年》云："张脉愤兴，外疆中乾。"杨伯俊注云："脉，即今血管也。"《素问·经脉别论篇》云："人之居处动静勇怯，脉亦为之变也。"此乃谓人的脉搏随情绪的波动而有所变化。

其二，"脉"乃"经脉""脉络"之义。即人身经络系统。长沙马王堆出土医学帛书《足臂十一脉灸法》和《阴阳十一脉灸经》，均记载了"脉"的循行主病和灸法。据考证该二书约成书于春秋战国前期，为《黄帝内经》以前的医学文献，从二书的命名来看，脉乃经脉之义，其"脉"的内容为经络学说的雏形。此二书当属长桑君传扁鹊、公乘阳庆传仓公之"脉书"的内容之一.《黄帝内经》为秦汉以前的医学文献，全面系统地论述了中医基本理论，尤其对经络的概念，经络系统的组成、生理功能、病机变化及其与脏腑关系等经络学说的重要内容做了较为详尽的论述。如《素问·经脉别论篇》云："脉气流经，经气归于肺；肺朝百脉，输精于皮毛。毛脉合精，行气于府；府精神明，留于四脏，气归于权衡。权衡以平，气口成寸，以决生死。"此谓脉乃经气、经血，即运行于经脉中的精气，通过经络系统内联脏腑、外络肢节、沟通内外、贯穿上下，以达到维持人体正常的生理功能。汉代桓宽《盐铁论·轻重》云："夫拙医不知脉理之腠，血分之分，妄刺而无益疾，伤肌肤而已矣。"宋《齐东野语·针砭》云："盖脉络之会，汤液所不及者，中其俞，其效如神。"至于经脉在医学中的重要作用，《灵枢·经脉》篇则有"凡刺之理，经脉为始……经脉者，所以能决死生，处百病，调虚实，不可不通"的论述。

其三，"脉"乃"脉学""诊法"之义。诊法即疾病的诊查技术之谓。

脉，通"覛"。《尔雅》云："覛，相也。"《集韵》作明解。故《战国策·魏策》云："前脉地形之险阻，决利之备，使三军之士不惑者，巴宁、爨襄之力也。"北魏时期郦道元《水经注》云："脉其川流所会，诊其水土津注，宜是汉水也。"以上两文所云之"脉"，皆审视观察之义。

《素问·阴阳应象大论篇》，开宗明义地讲到："善诊者，察色按脉，先别阴阳。"《灵枢·邪气脏腑病形》篇有"见其色，知其病，命曰明；按其脉，知其病，命曰神；问其病，知其处，命曰工"的记载。《难经》传为扁鹊所著，在《难经·六十一难》中有"经言望而知之谓之神；闻而知之谓之圣；问而知之谓之工；切而知之谓之巧"的论述。清代叶霖《难经正义》注云："神，神化不测之谓"，"圣，至于至极之谓"，"工，专精之谓"，"巧，心智灵变之谓"。另有《难经·六十一难》尝云："望而知之者，望其五色，以知其病；闻而知之者，闻其五音，以别其病；问而知之者，问其所欲五味，以知其病所起所在也；切脉而知之者，诊其寸口，视其虚实，以知其病在何脏腑也。"又云："经言以外知之曰圣，以内知之曰神，此之谓也。"清代滑寿注云："以外知之望、闻，以内知之问、切也。神，微妙，圣，通明也。又总结之，言神圣，则工巧在内也。"所以尽管《难经》中强调的是四诊合参在诊断疾病过程中具有重要的作用，但《难经》将望诊查色列为四诊之首。孙思邈亦重视望诊，其在《千金翼方·色脉》篇中，有"夫为医者，虽善于脉候，而不知察气色者，终为未尽要妙也。故曰上医察色，次医听声，下医候脉"的论述。

对此，高士宗《黄帝内经素问直解》则有"色脉大要以神为主"的论述；陈修园《灵素集注节要》尝有"色脉之道，至精至微，然后本于阴阳"的精论。

从《汉书·艺文志·方技略》中可知，"医经"中有《扁鹊内经》《扁鹊外经》《黄帝内经》《黄帝外经》，当为《史记·扁鹊仓公列传》（以下简称《传》）中公乘阳庆"传黄帝扁鹊之脉书，五色诊病"等医籍的部分内容。从该《传》中所记载的扁鹊的医疗踪迹来看，色脉诊法是扁鹊的主要诊断技术，是"扁鹊学派"的重要学术特色之一。故太史公司马迁在该《传》中有"至今天下言脉者，由扁鹊也"的盛誉。此处"脉"的概念，当为广义之脉，即诊法。如在《传》中之篇首，即讲述了长桑君传扁鹊"禁方书"及具有神秘色彩的特异望诊技术，并"以此视病，尽见五脏癥结，特以诊脉为名耳。"《传》中尚记有："简子疾，五日不知人，大夫皆惧，于是召扁鹊，扁鹊入，视病，出，董安于问扁鹊，扁鹊曰：'血脉治也，而何怪……不出三日必闲。'居二日半，简子寤。"此次诊病，实"望而知之"也。又如"扁鹊过虢，虢太子死，扁鹊至虢宫门下，问中庶子喜方者"，得知太子病情，而言"能生之"，并以"越人之为方也，不待切脉、望色、听声、写形，言病之所在。闻病之阳，论得其阴；闻病之阴，论得其阳。病应见于大表，不出千里，决者至众，不可曲止也。子以吾言不诚，试入诊太子，当闻其耳鸣而鼻张，循其两股，以至于阴，当尚温也。"此乃"内知之曰神"之谓也。再如"扁鹊过齐，齐桓公客之。入朝见，曰：'君有疾在腠理，不治将深'……后五日，扁鹊复见，曰：'君有疾在血脉，不治恐深'……后五日，扁鹊复见，曰：'君有疾在肠胃间，不治将深……后五日，扁鹊复见，望见桓侯而退走。桓侯使人问其故。扁鹊曰：'疾之在腠理也，汤熨之所及也；在血脉，针石之所及也；其在肠胃，酒醪之所及也；其在骨髓，虽司命无奈之何！今在骨髓，臣是以无请也。'后五日，桓侯体病，使人召扁鹊，扁鹊已逃去，桓侯遂死。"扁鹊以望神色而知其病，但齐桓侯的愚昧，因违疾忌医而死。从《史记·扁鹊仓公列传》中讲述的扁鹊师承长桑君之医术，及诊病的史料来看，"脉"字当为"诊法"，即陈修园所讲的"脉色之道"，即今之"四诊"。所以说，由扁鹊之"切脉、望色、听声、写形，言病之所在。"所形成的诊断技术，是奠定了今天的四诊诊法的基础。

综上所述，太史公所称的"言脉者，由扁鹊"中之脉，为广义之脉，即包括"血脉""经脉""脉诊"及"诊法"。长沙马王堆汉墓出土帛书《足臂十一经灸经》《阴阳十一脉灸经》为目前发现最早的经脉学专著，说明了在十一脉学说形成之前，人们通过脉感传感路线，对"经脉"做出了一种早期直观的命名。其后形成的《黄帝内经》在提出了"经络"的概念后，以"脉"所代表的经络系统的概念含义逐渐退化。《黄帝内经》中"血脉"的概念，意指"脉"是血液运行的管道，此即《素问·脉要精微论篇》中所说的："夫脉者，血之府也。"明确地表述了"脉"是容纳血液的器官。同时，《黄帝内经》中已有了脉的搏动现象的记载，如在《素问·三部九候论篇》中，详尽地阐述了上、中、下之天、地、人三部九候脉法。

2008 年 7 月 28 日

浅谈《伤寒杂病论》的学术渊源

　　《伤寒杂病论》是一部阐述多种外感疾病及杂病辨证论治的专著，为东汉张仲景所著。张仲景，东汉南阳郡涅阳人，约生于公元150—219年。汉书无传，唐《名医录》有"南阳人，名机，仲景，其字也。举孝廉官至长沙太守，始受业于同郡张伯祖。时人言，识用精微过其师。所著论，其言精而奥，其法简而详，非浅闻寡见所能及"的记载。东汉末年，战乱纷起，疾疫流行。公元三世纪初，张仲景"感往昔之沦丧，伤横夭之莫救"，"乃勤求古训，博采众方"，根据《素问·热论篇》六经辨证理论，结合临床实践，系统地总结了外感疾病错杂的证候及其演变规律，并科学地总结了汉代以前的医疗成就，撰写了《伤寒杂病论》。该书历经战乱，散佚不全。经晋代王叔和，宋代林亿、孙奇、高保衡等收集、整理、编次、校对，分为《伤寒论》和《金匮要略》两书，以《伤寒论》论外感，《金匮要略》辨杂病。以其精辟的论述，肯綮的辩证观，炉火纯青的方论，被奉为医学之圭臬，业医之津梁，是成功运用了辨证论治的第一书，是临床医学的奠基之作。张仲景在《黄帝内经》《难经》的基础上，总结了汉代以前的医学成就，并以其临床经验，根据《素问·热论篇》的六经分证，创造性地把外感疾病错综复杂的证候总结成为六经辨证；并严密而有效地将理、法、方、药一线贯穿，有效地指导着外感疾病及其他杂病的辨证论治，从而奠定了辨证论治的基础，为后世医学的发展做出极其重要的贡献，清代医家张璐称"伤寒诸方，为古今方书之祖"。故而被后世称为"医圣""经方之祖"。对此，元代医家罗天益在《卫生宝鉴》中有"昔在圣人，垂好生之德著《本草》，作《内经》，仲景遵而行之以立方，号群方之祖。后之学者，以仲景之心为心，庶得制方之旨"的盛誉。

仲景在其卓著《伤寒杂病论》自序中云："勤求古训，博采众方，撰用《素问》《九卷》《八十一难》《阴阳大论》《胎胪药录》，并平脉辨证，为《伤寒杂病论》，合十六卷。"又云："夫天布五行，以运万类，人禀五常，以有五藏，经络府俞，阴阳会通，玄冥幽微，变化难极，自非才高识妙，岂能探其理致哉。"从而说明了张仲景以"勤求古训，博采众方"的治学精神，继承和掌握了深奥的医学理论知识和卓有成效的方药知识。于是，又有一个勤求之"古训"，博采之"众方"的源薮问题。

司马迁《史记·扁鹊仓公列传》中讲到战国扁鹊秦越人受业于长桑君，授以禁方。汉高后八年（公元前180年）仓公淳于意拜师同郡公乘阳庆，"悉以禁方予之，传黄帝、扁鹊之脉书，五色诊病，知人生死，决嫌疑，定可治及药论"。公乘阳庆传仓公的医书计十种：《黄帝扁鹊之脉书》《上经》《下经》《五色诊》《奇咳术》《揆度》《阴阳外变》《药论》《石神》《接阴阳禁书》。许多内容包括在现代的《内经》之中，不过仓公时代不用《黄帝内经》这一名称罢了。《黄帝内经》包括《素问》和《灵枢》两部分，据宋代邵雍、司马光等人考证是战国时代的作品。据尤伯坚氏考证《素问》的著作年代分三部分。即前期内容是战国时期，后期的内容是东汉时期，再后是魏晋时期作品。第一部分当是属扁鹊以后，仓公以前的战国时代的作品，《素问》《灵枢》全书中占主导地位的治疗方法是针刺疗法，而秦越人的治疗病案亦是以此法当家的。而仓公治疗的26例病案中，有12例使用了汤液，而且他的老师传的十部书中，也有《药论》一书，说明汤液的广泛应用当是西汉以后的事。《黄帝内经》共引用了古代医书二十一种：《五色》《脉变》《揆度》《奇恒》《九针》《针经》《热论》《刺法》《上经》《下经》《本病》《阴阳》《阴阳十二官相使》《金匮》《脉经》《从容》《刑法》《太始天元册文》《脉法》《大要》《脉要》，没有论及药学的专著。而《素问》七篇大论中的《至真要大论篇》，讲到了药物的上、中、下三品，当是西汉末年《本草》产生以后的事，又讲到药物的君、臣、佐、使，则比《神农本草经》更进了一步。所以《素问》七篇大论的内容当是东汉时期的作品，就其文体而论，既不是战国时期的文体，也不是隋以后的文体。

综上所述，药物的应用，在西汉仓公时代已被广泛应用，并发展于东汉时期。随着西汉的鼎盛，东汉的中兴，《黄帝内经》的完善，《难经》的传世，《本草经》的问世及《伤寒杂病论》的形成，奠定了中医学的理论体系。可以肯定的是，东汉张仲景是见到《史记》中的"医经七家""经方十一家"和《黄帝内经》引用的二十一种古医书及公乘阳庆传仓公之十种医书。就是说仲景在吸取了先秦及汉代的医药知识，结合自己的医疗实践，而形成辨证论治体系的专著——《伤寒杂病论》。也正如其在《伤寒杂病论》自序中所云"勤求古训，博采众方……为《伤寒杂病论》合十六卷。"清代王士雄在《潜斋医话》中有"古之医师，必通三世之书。一曰《神农本草》，二曰《灵枢针灸》，三曰《素女脉诀》。脉诀可以察证，针灸可以去疾，本草可以辨药，非是三者不可言医"之论，而医圣张仲景，堪称三世之医也。仲景"撰用《素问》《九卷》《八十一难》《阴阳大论》"，著《伤寒杂病论》，其理论基础是"法于阴阳，和于术数"。其举孝廉官至长沙太守，说明仲景乃一儒者，必精于四书五经，说明仲景是一位通文史哲而精于医者。清代医家陈梦雷云："医之为道，非精不能明其理，非博不能至其约，是故前人之教，必使之先读儒书明《易》理，《素》《难》《本草》《脉经》而不少略者，何也？盖非《四书》无以通义理之精微，非《易》无以知阴阳之消长，非《素问》无以识病，非《本草》无以识药，非《脉经》无以从诊候而知寒热虚实之证"，此论概函医圣张仲景的知识结构。见证了清代医家张畹香"学医总须多读书，多看各家书籍，自然腹中渊博，胸有准绳"之论。

上述说明仲景《伤寒杂病论》是在继承前人的经验，即在《黄帝内经》《难经》等古医经的基础上，结合前人和自己的临床实践而成其书。在那个时期，《灵枢》称为《九卷》，《难经》称《八十一难》，《阴阳大论》等医籍现已遗失，但其内容仍保留在《素问》之中。那么《胎胪药录》是否就是后来的《神农本草经》的原本呢？

宋代医家孙奇、林亿等在校定《伤寒论》序中云："伤寒论，盖祖述大圣人之意，诸家莫其伦拟，皇甫谧序《甲乙针经》云：'伊尹以元圣之才，撰用神农本草，以为汤液，汉张仲景论广汤液为十数卷，用之多验；近世太医令王叔和，撰次仲景遗论甚精，皆可施用'。是仲景本伊尹之法，伊尹本神农之经，得不谓祖述大圣人之意乎。"张璐《张氏医通》引用书目中记有《伊尹汤液》，在卷十六中有"夫字有字母，方有方祖，自《伊尹汤液》，一脉相传"。上述《伊尹汤液》当为古医籍《汤液经法》。由此可见，伊尹根据《本草经》的知识创立了《汤液经法》，而仲景继承了伊尹《汤液经法》的经验，广验于临床。从而发展了药物学的知识。仲景的方、药知识取法于《汤液经法》及

《神农本草经》，从而形成了《伤寒杂病论》辨证论治体系中理、法、方、药四个方面中的一部分内容，其理、法、方、药则宗于《素问》《九卷》《八十一难》《阴阳大论》及《神农本草经》《汤液经法》等古医籍是毋庸置疑的。

在《汉书·艺文志·方技略》中载有"医经七家""经方十一家"，经方中有《汤液经法》等古医籍，可想象仲景是见到上述诸书的。据敦煌医学文献陶弘景《辅行诀脏腑用药法要》所云："依《神农本草经》及《桐君采药录》上、中、下三品之药，凡三百六十五味，以应周天之度，四时八节之气，商有圣相伊尹，撰《汤液经法》三卷，为方亦三百六十五首……实万代医家之规范，苍生护命之大宝也。今捡录寻常需用者六十首，备山中预防灾疾之用耳。捡用诸药之要者，可默契经方之旨焉。"进一步说明了仲景《伤寒杂病论》方药知识的渊源。又云："外感天行经方之治，有二旦、四神、大小等汤。昔南阳张机，依此诸方，撰为《伤寒论》一部，疗治明悉，后学咸尊奉之。"至于张仲景方剂命名，不用二旦、六神之名，陶弘景认为"张机撰《伤寒论》，避道家之称，故其方皆非正名，但以某药名之，亦推主为识之义耳。"如"建中补脾汤"更名为"小建中汤"；"小阳旦汤"更名为"桂枝汤"；"大阴旦汤"更名为"小柴胡汤"；"小青龙汤"更名为"麻黄汤"；"大青龙汤"更名为"小青龙汤"。非但医圣张仲景，神医华佗辈的方药知识亦源于《汤液经法》，陶弘景在《辅行诀脏腑用药法要》中，称"诸名医辈，张机、卫汛、华元化、吴晋、支法师、葛稚川、范将军等，皆当代名贤，咸师式此《汤液经法》，愍救疾苦，造福含灵，其间增减，虽名擅新异，似乱旧经，而其旨趣，仍方圆于规矩也。"《汤液经法》在汉代是与《黄帝内经》并行于世的古医籍，是古代医家医疗经验的积累，它同《内经》冠以黄帝、《本草经》冠以神农一样，而《汤液经法》的成书则归于发明汤剂的商代贤相伊尹了。但遗憾的是，这样一部与《黄帝内经》《难经》《神农本草经》《伤寒杂病论》《脉经》一起构筑了古代中医理论体系的经典著作，与《汉书·艺文志·方技略》中的"医经七家""经方十一家"中的大部分著作一样，湮灭于东汉及其后的战事之中了。

孙奇、林亿等在《金匮玉函要略》序中称云："张仲景为《伤寒杂病论》合十六卷，今世但传《伤寒论》十卷，杂病未见其书，或于诸家方中载其一二矣。翰林学士王洙在馆阁日，于蠹简中得仲景《金匮玉函要略方》三卷：上则辨伤寒，中则论杂病，下则载其方，并疗妇人，乃录而传之士流，才数家耳。尝以对方证对者，施之于人，其效若神。然而或有证而无方，或有方而无证，救疾治病其有未备。国家诏儒臣校正医书，臣奇先校定《伤寒论》，次校定《金匮玉函经》，今又校成此书，仍以逐方次于证候之下，使仓促之际，便于检用也。又采散在诸家之方，附于逐篇之末，以广其法。以其伤寒文多节略，故段自杂病以下，终于饮食禁忌，凡二十五篇，除重复合二百六十二方。勒成上、中、下三卷，依旧名曰《金匮方论》。"由于本书在理论上和临床实践上都具有较高的指导意义和实用价值，对于后世临床医学的发展有着重大的贡献和深远的影响，所以古今医家都对此书推崇备至，赞誉其为方书之祖、医方之经，治疗杂病的典范。如《注解伤寒论》序称"医之道源自炎黄，以至神之妙，始兴经方"，"以仲景方一部，为众方祖"；李东垣、张易水称"仲景药为万世法，号群方之祖。

　　"勤求古训，博采众方"是医圣仲景成才之路，此当为研岐黄之书者奉为圭臬。"书宜多读，谓博览群书；可以长见识也，第要有根柢，根柢者何？即《灵枢》《素问》《神农本草经》《难经》《金匮》、仲景《伤寒论》是也"，此清代程芝田《医学心传·读书先要根》中之语。柢，树木之根，有根柢即有根底，根深柢固也，医学之根柢即今天所讲的要有四大经典之根基也。当然研医学经典著作不是"厚古薄今"，对此历代先贤尚有真知卓识。清代医家刘奎称："无岐黄而根底不植，无仲景而法方不立，无诸名家而千病万端药证不备。"王孟英认为："仅读仲景书，不读圣贤书，譬之井田封建，周礼周官，不足以治汉唐之天下也。仅读圣贤书，不读仲景书，譬之五言七律，昆体宫词，不可代三百之雅颂也。"故而今天治经方，旨在弘扬古代医学精华，汲取今人之成果。借鉴古今，临证通变，提高临床疗效，是我们当代医家的重要使命。

2006 年 5 月 24 日

浅谈五运六气学说的科学价值

中医学中的运气学说又称"五运六气"学说，它将物候学、气象学等知识与中医学融为一体，从而形成了我国古代的医学气象学。其有文字记载，首见于《素问》中的运气七篇。远在十二世纪初期的宋代，我国就已有了由国家定期公布的气象预报制度，同时把由于气候的变化影响而可能流行的疾病及其防治加以公布。运气学说以大自然气候的变动类型及其周期的综合情况为研究前提，联系到"天人合一"的观念，从而说明人体健康受到气候变动有胜复的影响关系。考虑到人在"天地气交之中"，中医学认为外在致病因素是在机体感受气候有正常与异常性变动下所产生的，因此产生了关于"邪气"与"正气"变化的理论。所以，《素问·至真要大论篇》中提示人们要"谨候气宜，无失病机"。由此可见，运气学说把天文学、气象学、物候学等知识，运用到医学领域里，并以此来指导疾病的预防和治疗源远流长，说明运气学说是个富有生气的医学理论体系，也是一个值得深入探讨的课题。现以"运气学说的科学价值"为题做一浅谈。

一、从气候变化看五运六气学说

人类生存在地壳以上、大气层范围以内的地球上，现已知组成大气层的主要成分有：氮气、氧气、氩气，少量的二氧化碳、稀有气体和水蒸汽。这些成分是影响天气变化、生物生长、人体健康的主要因素。例如氧气是人们呼吸、维持生命的极其重要物质；水蒸汽是云、雾、雪、雨、露、霜形成的主要因素；大气层中的臭氧层能大量吸收紫外线，使地球生物免遭过多的紫外线损害。大气中所发生的一系列物理变化，构成了气温、气压、湿度、空气流动、降水、日照等气象因素，而气候则是各种气象因素的总和。人类的生存是受各种气候因素的影响，故《黄帝内经》中有"上下之位，气交之中，人之居也"的论述。太阳每时每刻都以电磁波的形式向地球辐射太阳能，这就是太阳辐射。太阳是大气唯一热源，太阳辐射量一般是随着纬度而改变，纬度的高低决定了太阳高度角的大小和昼夜长短，太阳高度角大，日照时间就长，太阳辐射总量就多；反之太阳辐射总量就少。如夏至是一年中白天最长，正午时太阳最高的一天；冬至，是一年中白天最短，正午时太阳最低的一天；春分、秋分是一年中白天黑夜平分的两天。

地球周围的大气在不停地运动，这种在一定范围内气流运动的情况，简称大气环流。对大气运动的原因，《素问·六微旨大论篇》有"气之升降，天地之更用也"，"升已而降，降者谓天；降已而升，升者谓地。天气下降，气流于地；地气上升，气腾于天。故高下相召，升降相因，而变作矣"的记载，说明了空间因素与地面因素相互作用，上升运动与下降运动互为因果，六气的"寒湿相遘，燥热相临，风火相值"，则酿成了云块生消，刮风下雨，降雪落雹，闪电雷鸣等不同天气。《黄帝内经》中的这种见解，与现代气象学理论是吻合的，而且已被现代气象学中的"锋面学说"所印证。

六气分配到春、夏、秋、冬四时，四时共得二十四节气。即大寒、立春、雨水、惊蛰四节风气主令；春分、清明、谷雨、立夏四节火气主令；小满、芒种、夏至、小暑四节热气主令；大暑、立秋、处暑、白露四节湿气主令；秋分、寒露、霜降、立冬四节燥气主令；小雪、大雪、冬至、小寒四节寒气主令。这就是《内经》将一回归年分为风、火、暑、湿、燥、寒六个气候性季节，六季便是所谓"六气"，是我国古代劳动人民在漫长的生产和医疗实践中，根据黄河中下游常年气候运动的平均状态，所归纳出一个规律性的总结。这六季的划分，不仅是我国季节划分史或历法史上一个特殊方案，而且在医学气象学上也是一个重要贡献，甚至在超长期天气预报方面也有重要的参考价值。

我国黄河流域，一向有"冷在三九，热在三伏"之说，通过实测表明，大寒前后气温最冷，大暑前后气温最热。大寒时期正是黄河流域气温最冷阶段的中心。《黄帝内经》中六季取用大寒为起点，就气温变化过程而言，大寒含有"极"的含义；按阴阳概念，这一时期正有着阴的极点和阳的始点的含义。

我们通过烟台地区气温、相对湿度、逐月降水量及逐月降水日数变化的若干资料来看，也充分显示出《黄帝内经》六季划分的科学价值。但一年四季，春、夏、秋、冬，表面上看来年年如此，没有什么变化，但事实上每年的气候都不完全相同，故《素问·六节藏象论篇》云："五气更立，各有所胜，盛虚之变，此其常也。"古人就是根据这些客观存在的事实进行长时间的物候观测，发现日、月、星、辰的运行及方位的转移，与自然界气候的变化是一致的。如《素问·五运行大论篇》有"丹天之气经于牛女戊分"立为火运，"黅天之气氐经于心尾己分"立为土运，"苍天之气，经于危室柳鬼"立为木运，"素天之气，经于亢氐昴毕"立为金运；"玄天之气经于张翼娄胃"立为水运的记载。说明了随着天体的转移，因天空中出现了丹、黅、苍、素、玄的五色，就称五天，见到了火、土、木、金、水的五气，就称为五运。运气学说就是从这个基础上发展起来的。由于它是从客观事物中总结出来的规律，故对气象的预测应该说具有一定的科学性。

清同治年间，陆九芝著有《世补斋医书》，他根据五运六气的推算方法，以清同治三年（1864年）为第77甲子，上溯至第一甲子，计4620年，推测出每一个周期的气候特点，并列举了历代医家（即后世所称的各学派）所处的时代及其用药特点，与五运六气的周期基本是符合的。

我们对1959年至1979年烟台、文登、莱阳、莱州四地气象记录，与运气推断对照，发现在21年中，烟台有5年不符，15年相符；文登有5年不符，2年不甚符，14年相符；莱阳有7年不符，2年基本相符，12年相符；莱州有3年不符，2年不甚符，16年相符。

由于运气学说是用朴素的辩证唯物观点，以及从客观世界中总结出来的规律，故对气象的预测方面具有很大的现实意义。根据近代一些天文学家的研究证实，中国的六十年甲子对气象的预报是有很大的科学价值的。

二、从发病情况看五运六气学说

四时气候的变化各不相同，而人体的发病亦因之而异。人们通过长期的观察，发现一些疾病的发生是具有一定规律的，或"似昼夜节律"，或"似周月节律"，或"似周年节律"。如多数疾病在早晨则轻，白天安静，太阳落时就渐渐加重，半夜以后就更加厉害，《黄帝内经》认为这是由于病邪的轻重与阳气的盛衰有关，人体的阳气受四时不同气候的影响，一日之内，气温不同，疾病也有轻重的区别。故《灵枢·顺气一日分为四时》有"以一日分为四时，朝则为春，日中为夏，日入为秋，夜半为冬。朝则人气始生，病气衰，故旦慧；日中人气长，长则胜邪，故安；夕则人气始衰，邪气始生，故加；夜半人气入脏，邪气独具于身，故甚"的论述。也就是说按照一天的阴阳消长升降来分为四个时辰，以应四时之生、长、化、收、藏。一岁之中有温、热、凉、寒，一日也是如此。早晨是阳气升长之时，人身的阳气也应之而升长，阳气升则病气渐衰，故觉病轻爽；中午阳气大盛，人身的阳气也应之而旺，阳气旺则能胜邪而病觉安静；日落则阳气下降，人身的阳气亦随之而渐衰，阳气衰则邪气渐胜，故病觉加重；夜半则阳气深藏，邪气独盛于身，所以病较严重。但疾病之起，也有和四时之气不相应的，这是因为"不应四时之气，脏独主其病者，是必以脏气之所不胜者甚，以其所胜时者起也"，就是说，病若不和四时阴阳升降相应，则属于五脏的病变，发病的脏气受到相胜时气的克制。如脾病不能胜旦之木，肺病不能胜昼之火，肝病不能胜夕之金，心病不能胜夜之水，病必然加剧。若人之脏气，能胜时之气，如肺气能胜旦之木，肾气能胜昼之火，心气能胜夕之金，脾气能胜夜之水，就可以好些。因此治疗疾病时应"顺天之时，而病可与期"。

人气的虚实开阖，应天时之盛衰，若"寒温和适，腠理不开，然有卒病者"，正以平居之际，其腠理开闭缓急亦有时之故。因"人与天地相参也，与日月相应也，故月满则海水西盛，人血气积，肌肉实，皮肤致，毛发坚，腠理郄，烟垢著，当是之时，虽遇贼风，其入浅不深；至其月郭空，则海水东盛，人气血虚，其卫气去，形独居，肌肉减，皮肤纵，腠理开，毛发残，膲理薄，烟垢落，当是之时，遇贼风则其入深，其病人也卒暴"。

风、寒、暑、湿、燥、火为天之六气，亦称"六元"。在正常情况下，六气是无害的。正如《素问·宝命全形论篇》所云："人以天地之气生，四时之法成。"若四时六气发生太过不及，或非其时而有其气的反常情况，就会直接或间接影响人体正常生理活动，引起疾病的发生，是谓六气淫胜，简称六淫。春时木气司天，则四方皆温；夏时火气司天，皆四方皆热，夏秋之交，土气司天，则四方皆湿；秋则皆凉；冬则皆寒。故六淫为病，每与季节有关，春多风病，夏多暑病，长夏多湿病，秋多燥病，冬多寒病，则早已为人们所共知。有人统计，5岁以内的小儿，冬季出生的患龋齿和佝偻病者比夏天出生者高一倍。冠心病心绞痛的发作、高血压性脑出血以及肺心病的恶化或死亡等，都以寒冷的冬季为多。人体钙、磷变化也有明显的季节性；男性的血胆固醇值也有冬季增高、夏季降低的倾向，尿中的 17- 甾酮类的排泄量也有秋冬高、春夏低的特点。风湿病、溃疡病、胆石症、动脉硬化、结核病等，对于季节和大气的变化也都十分敏感。恽铁樵就是根据《黄帝内经》的四时定名法则，而确立"冬之热病谓之伤寒；春之热病谓之风温；夏至前之热病谓之温病，夏至后之热病谓之暑温，夏秋之交其时以湿胜，当此之时患热病则为湿温；八、九月燥其主令，其时热病，多半原于夏日受凉，反更之'长气'无以应秋之'收气'因而热病，如此则为伏暑"，此为根据四时以定名之大纲。

"春生本于冬气之藏，夏长本于春气之生；长夏之化本于夏气之长；秋收本于长夏之化；冬藏本于秋气之收。若冬气不藏，无以奉春生；春气不生，无以奉夏长。不明天时，则不知养藏养生之道"。若逆四时生、长、化、收、藏之气，必有率意而失之处。故《素问·四气调神大论篇》告诫人们注意，"逆春气，则少阳不生，肝气内变。逆夏气，则太阳不长，心气内洞。逆秋气，则太阴不收，肺气焦满；逆冬气，则少阴不藏，肾气独沉"。清代雷丰就是根据"冬伤于寒，春必温病；春伤于风，夏生飧泄；夏伤于暑，秋必痎疟；秋伤于湿，冬生咳嗽"八句经文为纲，按四季发生的时病，著《时病论》四卷问世。

我们对烟台地区 1962—1979 年病毒性肝炎的发病情况作了统计，发现 13 年中共有 3 个流行高峰，峰与峰间周期约为 6 年，发病季节又均在古历七月份左右，正值大暑、立秋、处暑、白露四节湿气主令，1966、1972、1978 年均属高峰年份，地支又均为子、午，乃属少阴君火司天。《素问·至真要大论篇》云："少阴司天，其化以热"，"热淫所胜，怫热至，火行其政。"《素问·六元正纪大论篇》云："四之气，溽暑至，大雨时行，寒热互至，民病寒热，嗌干黄瘅。"俱属湿热郁蒸之候。

综上所述，运气学说与疾病发生、发展及转归有极大关系。深谙运气学说，能进一步掌握其转归。

三、从临床治疗学上看五运六气学说

运气学说应用临床治疗中，非常注意天时、地理及节令的变化，若治病不本四时之规，不审地宜之律，不明标本之理，则茫如望洋，无可问津。如《黄帝内经》非常注意因天时而施治，其在《素问·八正神明论篇》中指出："凡刺之法，必候日月星辰四时八正之气，气定乃刺之。是故天温日明，则人血淖液而卫气浮，故血易泻，气易行；天寒日阴，则人血凝泣而卫气沉。月始生，则血气始精，卫气始行，月郭满，则血气实，肌肉坚；月郭空，则肌肉减，经络虚，卫气去，形独居。是以因天时而调血气也。是以天寒无刺，天温无凝；月生无泻，月满无补，月郭空无治。是谓得时而调之。"若治反天时，就必然导致不良后果，故该篇接着指出："月生而泻，是谓脏虚；月满而补，血气扬溢，络有留血，命曰重实；月郭空而治，是谓乱经。阴阳相错，真邪不别，沉以留止，外虚内乱，淫邪乃起。"

近年来人们发现，在 24 小时不同时间服药，治疗效果会出现明显的差异。如糖尿病患者在凌晨 4 点对胰岛素最敏感。说明人体在不同的时间、不同的季节，对各种药物的敏感性是不同的。故《黄帝内经》中有"因天时而调血气"的治疗方法，春夏气候由温渐热，人体腠理开泄，温燥药物不宜多用，以免耗津伤阴；秋冬气候由凉渐寒，人体腠理致密，阳气潜藏，寒凉药物不宜多施，以免伤阳耗气。所谓"必先岁气，无伐天和"之理，就是在治疗上结合值年岁气和四时秩序对人体的影响，而采用不同的用药方法。如李时珍在《本草纲目》中就载有"五运六气用药式"，提出常规用药当顺天时气候和药性的阴阳升降、四气五味相结合，其立论就根据《素问·至真要大论篇》的理论而阐发的。《黄帝内经》认为一日十二时辰中的子、午、卯、酉，一年二十四节气的二分、二至，是阴阳交替的枢机。子午与二至是阴阳转折之时，卯酉与二分是阴阳平衡之际，疾病的旦慧、昼安、夕加、夜甚的变化则是卓证。再如阴阳变化之际，阳胜之病能冬不能夏，阴胜之病能夏不能冬；年老体弱、虚衰者，每当二至、二分时，常因不能适应而导致死亡。如蒲辅周老先生在临床治疗中，谓外感和时病总是六气为病，认为治疗急性热病必须掌握"六季"这个客观规律。1955 年石家庄有乙型脑炎流行，证偏于热，以清热解毒法获效；1956 年北京同样流行乙型脑炎，气候多雨偏湿，"证"偏于湿，用原方不效，采用清热透湿法后获效。足证根据气候特性指导临床用药，正是中医学辨证特点之一。又如烟台地区，少阴君火司天，阳明燥金在泉的病毒性肝炎流行的高峰年，其发病高峰月份在下半年，因司天主上半年，在泉主下半年，在治疗上，则宗"阳明在泉湿毒不生，其味酸，其气湿，其治以辛苦甘"的原则，主以辛开苦降之剂，佐以甘味健脾之剂，于是郁火得清，湿热得除，中州枢转，病臻愈可。《黄帝内经》中有"诸气在泉""司天之气"的治疗论述，就是阐述五味在治疗中的作用及与五运六气的配合原理。对于六淫胜复的治法，《素问·至真要大论篇》中有"治诸胜复，寒者热之，热者寒之，温者清之，清者温之，散者收之，抑者散之，燥者润之，急者缓之，坚者耎之，脆者坚之，衰者补之，强者泻之，各安其气，必清必静，则病气衰去，归其所宗，此治之大体也"的论述。

四、从物候节律看五运六气的周期

当人们翻开日历，就会发现日历上除了写明某年某月某日外，还注有农历己未年、庚申年等。这己未、庚申就是一种"干支纪年法"，也叫"甲子纪年法"。"天以六为节，地以五为制。周天气者，六期为一备；终地纪者，五岁为一周……五六相合，而七百二十气为一纪，凡三十岁，千四百四十气，凡六十岁，而为一周"。这就是古人总结了长期的节律知识，定六十年为一周。也就是六十年一甲子。"甲子纪年法"是我国古代历法中的一个重要创造，是用十天干与十二地支合起来，用以记载和推算时间的。若用干支纪日就叫"干支纪日法"，也叫"甲子纪日法"。据历史学家从甲骨文的研究，在春秋以后，至少在周幽壬元年（公元前776年）十月辛卯日起到现在，从没有错乱或间断过，共有两千六百多年的记载了。这是世界最悠久的纪日法，是推算我国几千年来的历法或考古的重要工具，也是我们考证运气学说周期规律的重要依据。就我国历纪干支仪表上以干支为周天刻度之读数，反映了地球绕日运转的时间和空间的标志，以干支作为纪年、月、日的岁时表号和实测是完全一致的。故古人六十年的周期变化是可信的。首先六十这个自然数是天体岁月中的一个常数，如一年三百六十天（阴历，为六个六十：一年十二个月为六十的五分之一；每季三个月（九十天）为六十的倍数；每月三十天（朔望日）为六十的二分之一；每年二十四节气，每天二十四小时，为六的四倍；每小时六十分，每分钟六十秒；六十是十天干的六倍。十二地支的五倍；三阴三阳合为六经，十二经脉为六的二倍。

竺可桢所著《物候学》中的引证说明了，物候是有周期性波动的，其平均周期为12年；物候迟早与太阳黑子的活动周期有关。太阳表面上的黑子的数目以十一年半为一个盛衰的周期，这个规律是德国天文学家施瓦贝在 1843 年首先发现的。而运气学说的气候六十年周期变化又恰为太阳黑子活动周期的五倍，而地支本身又恰为十二年周期。天津医学院主编的《流行病学》中，已说明了肝炎的发病率历年是有起伏的，高峰年是有周期的，峰与峰之间约 6~7 年。而烟台地区 1962—1979 年肝炎发病高峰年份间隔周期也恰为六，此即《黄帝内经》所讲"六期而环会"。这个六年的小周期似乎与司天周期有关。

对于运气周期的规律，我们认为是可信的，由此而带来的天灾、虫灾及流行病等同样具有节律性周期。但更多的例证有待于今后大家继续探讨和验证。

结语

二十四节气是战国时代黄河中下游的产物，古书所载的物候实际也只限于黄河中下游的见闻。但物候不但因地而异，而且也是因时而异。地有东西南北之分，有山岳、平原之别，有滨海、内陆之异，时有古今先后之差，物候即因之而异。如果把战国时代中原的物候千篇一律地演绎于今天，施用于全国，那就不太适用了。所以运气学说难以概括全国的气候变化及疾病的发生，就其适应范围而言，是有一定局限性的。故今天应用五运六气学说，当宗清代医家吴东旸《医学求是》之论："特因病以测岁气，非执岁以求病也。"

我们认为，运气学说因受历史条件的限制，尽管有它一定的局限性，但就其科学价值而言，仍堪称为中医学的一份宝贵遗产，若轻率地褒贬，恣意地非难，无疑是一种不负责任的态度。运气学说无论在理论上或是方法上都自成一体，它有着中医学自己的特点，它闪烁着我们民族文化的灿烂光辉。这一学说能从古代沿用至今，足以说明它有着坚实的理论基础，并被历代文献和长期的医疗实践所印证，无可否认它在我国科学史上占有重要的地位。其知识范围之广，则涉猎天文、地理、气象、医学等自然学科的许多方面，且随着科学的发展日益被人们所重视。运气学说与自然科学相结合，已给我们展现出了一幅广阔的前景，相信通过广大医学、天文、气象工作者的共同努力，一定会给运气学说这朵中医学之花增添异彩。

2005 年 3 月 18 日

浅谈方剂学中的哲学思想

中医学具有丰富的唯物论和辩证法的思想，其显著的特点就是具有深刻的哲学渊源。方剂是由药物配伍组成的，它是中医学治病的主要措施之一（但不是唯一措施，还有针灸、推拿、外治、体育、食补疗法等）。方剂学是研究阐明治法、方剂基本知识及其临床应用规律的一门基础科学之一，验诸临床，可概括为"同病异治"和"异病同治"八个字，"同病异治"可谓之"经"的诊断治疗学，"异病同治"可谓之"纬"的诊断治疗学，二者得共同点，均有叫做"证"的决定用药指征。"证"是立法处方的前提，故研究方剂学离不开"证"这个前提。因理、法、方、药构成了中医辨证施治的四部曲，是一个辩证的统一体。从现代医学角度看，方剂学是从临床经验产生出来的一大假说，它有着坚实的实践基础，而且在许多方面是经得起现代科学考证的，从药效和副作用等方面看也是有价值的，同时，对于确立现代医学所欠缺的"经纬"诊断治疗学似乎有更大的现实意义和价值，由此可见，方剂学同中医学一样，闪耀着朴素唯物辩证法的光辉，本文试从方剂学基本知识和应用法则，谈一下它的内在规律。

一、方剂的产生是药物学发展的必然趋势

方剂的发明有着悠久的历史，相传为商贤相伊尹所制，皇甫谧《甲乙经》序有"伊尹亚圣之才，撰用神农本草，以为汤液"的记载，说明方剂的产生源远流长。实质方剂的出现，是我们祖先寻找食物同时，偶然发现某些植物能治疗一些疾病，或误食了有毒的药草，当毒性反应过后却治好了某些疾病，

因而发现了能治病的药草，古人称之为"本草"。经过了不知多少年代的医疗实践，积累了丰富的药物学知识，在这个基础上进一步把几种药物加在一起，经过煎熬成为汤剂。实践证明了汤剂的疗效比单味药好得多。从单方到复方的发展，这是药物治疗学上的一个跃进。单方的出现，开始带有很大成分的偶然性，而复方的出现说明了必然性决定事物发展的根本趋势，因必然性是事物发展过程中居支配地位的，具有一定要贯彻下去的趋势，它决定着事物发展的前途和方向。

二、治法的形成是认识上的一个飞跃

马克思主义哲学最显著的特点之一，就是它的实践性。认识是从实践中产生，随着实践的发展而发展的，它又能转过来为实践服务，并在实践中得到检验和证明。治法的产生是中医学在长期的医疗实践中，从众多的方剂中总结出其规律性，寻找出它们的共性与个性，制定出治疗复杂多变疾病的法则，所以治法是在方剂发展到一定数量的基础上产生的。从历史发展来看，是先有方后有法，从认识的辩证过程看，从有方到有法，是古人在实践基础上进行认识过程，是从感性认识能动地飞跃到理性认识，这是认识上的一个飞跃。这时人们对方剂的认识大大提高了一步，从而深化了这个认识。在法的指导下，人们又创造了更多的有效方剂，从而又产生了另一个飞跃，推动了方剂学的发展。方剂的临床运用，就是中医学理、法、方、药运用的过程，又是理性认识能动地飞跃到医疗实践的辩证过程。所以法与方是辩证统一的；不能有法无方，亦不可有方无法，"方从法立，以法统方"则是这一辩证关系的概括。治法的确立，说明了感性认识和理性认识是统一的认识过程中不可分割的两个阶段。理性认识依赖于感性认识，没有丰富的感性认识就不可能有正确的理性认识。

三、治则的确立是以提示矛盾为前提的

不同的疾病有不同的治法，为使方剂运用灵活、全面、切合病情，就必须首先确立治疗原则。因疾病的变化是错综复杂的，在确立治则、选方用药时，就应特别注意透过现象看本质，抓主要矛盾，正确处理现象和本质、主

要矛盾和次要矛盾的关系，这个提示矛盾的过程，在中医学就叫做"辨证"。例如疾病有标本的不同，标本是一个相对概念，凡病因与症状，先病与后病，正气与邪气，病在内与病在外等，都有标本的关系存在。以邪正而言，则正气为本，邪气为标；以病因与症状而言，则病因为本，症状为标；以先病与后病而言，则先病为本，后病为标；以内外而言，则病在内为本，病在外为标。所以在确立治疗法则时，要分析病情的主次、先后、轻重、缓急，也就是要抓住主要矛盾或重要的矛盾方面，例如"急则治其标，缓则治其本"，"标本俱急，则标本兼治"的原则，就是要求我们在临床工作中，善于从复杂的矛盾运动中抓住主要矛盾并集中力量解决。又如在针对邪气与正气的关系方面，有祛邪以扶正、扶正以祛邪、扶正祛邪兼施的原则；再如辨证时，当疾病现象与本质一致时，采用"正治法"，即逆其证而施治，以寒药治热病，以热药治寒病。当病势严重，现象与本质不一样时，则用"反治法"（即"从治法"），以寒药治真热假寒证，以热药治真寒假热证。

四、方剂的组成是以辨证规律为指导的

世界上的事物是形形色色、千差万变的，每一个事物之所以是它自己而不是别的事物，就是因为它自己的质，质是一种事物区别于其他事物的特殊内在规律性，方剂是在辨证的基础上，按组方原则选择切合病情的药物，定出适当的分量，制成一定剂型配伍而成的。它的组成，不是药量的堆砌，也不是同类药物的罗列及同类药效的相加，而是相辅相成的；是由不同性能的几种药物组成，也就是由几种不同质的药物组成。古代分"君""臣""佐""使"四个部分，现多称"主""辅""佐""使"。所谓主药，是针对病因或疾病的本质，或对主证起主要作用的药物，以解决主要矛盾；辅药是协助主药更好地发挥药效的药物；佐药是治疗兼证，或协同主辅药发挥疗效，以及作反佐的药物；使药多作引经药或调和药。

就每一味药而论都有一定的属性，属性是事物的质在同别种事物发生关系时的表现，同一物质可以表现为许多属性。就药物而言，都有一定的性能，其内容主要包括"四气""五味""升降浮沉"及"归经"等。这就是中药的药性理论，它是古人在长期的医疗实践中逐步探索归纳出的假说。如四气是药物的寒、热、温、凉四种不同的属性，其产生的依据，是针对疾病的寒热

而论。就是说凡能治疗热性病的药物，多具寒凉之性；凡能治寒性病的药物，多具温热之性，所以这种药性理论的假说，是有着坚实的临床实践基础的。再如药物的升降沉浮性能，是指药物作用于人体表里上下的作用趋向，这些不同的趋向又与药物的气味及质地轻重有关。凡味属辛、甘，气属温热的药物大都具升浮之功；凡味属苦、酸、咸，气属寒凉的药物大都具沉降之能。凡质轻的药物（植物的花叶）多升浮；凡质重的药物（植物根茎、果实、种子、矿物、介壳、化石类）多沉降。

事物除了质的规定性以外，还有量的规定性，方剂组成要选择切合病情的药物（即不同质的药物），还需定出适当的分量。因任何质总是具有一定量的质，任何量总是具有一定质的量，质和量是对立的又是统一的。例如厚朴三物汤、小承气汤、厚朴大黄汤，三方药味相同，惟小承气汤意在荡积，故主以大黄；厚朴三物汤意在行气，故主以厚朴，且厚朴用量独重；厚朴大黄汤，意在开胸泄饮，故主以厚朴、大黄二味。由于药量有变化，故功效也发生了相应的变化。再如黄芪小剂量具有升压的作用，大剂量则有降低血压的功效，黄芪的这种双向性功效，说明了各种事物的量都有一定的限度，量变超出了这个限度，事物的质就会改变。质和量的统一，在"度"这个概念中得到了深刻的反映。由此可见，方剂由于自己内部的矛盾运动，表现为量变和质变两种状态。其组成变化上，验证了质量互变规律是事物发展的普遍规律，这对我们揭示方剂内在规律，使方剂学向纵深发展，具有很大的现实意义。

结语

方剂学是中医学基础学科之一，属自然科学范畴，自然科学反映的是自然界发展的规律。自然科学是人类改造自然的实践经验，即生产经验的总结，并且是为生产服务的。既然哲学是研究自然、社会和人类思维发展的最一般规律的科学，它是自然科学和社会科学的概括和总结，所以自然科学的研究也要受到哲学的影响。自然科学的研究总是在一定的世界观和方法论支配下进行的，正如恩格斯所说："不管自然科学家采取什么样的态度，他们还是受哲学的支配，问题只在于他们是愿意受一种坏的时髦哲学的支配，还是愿意受一种建立在通晓思维的历史和成就的基础上理论思维支配。"在自然科学发展的一定阶段上，必须有某种唯物主义哲学思想与之相适应。这种唯物主义哲学思想对自然科学的发展起着促进的作用。在科学高度发展到今天，我们必须用马克思主义的世界观和方法论，提示中医学的内在规律，以加速中医现代化步伐，以便更好地为医疗实践服务，并使中医学这一瑰宝放出更加灿烂的光辉。

1989 年 4 月 28 日

同病异治浅说

同病异治，是在辨证论治原则指导下的一种治疗法则。临证以"识异同"作为辨证思维手段，使辨病与辨证有机地结合，从而达到治疗目的。本文试从同病异治的源流、发展及在辨证论治中如何运用同病异治法两个方面，谈一下个人的认识。

一、同病异治法则源流及其发展

同病异治一词，最早见于《内经》，如《素问·病能论篇》有"夫痈气之息者，宜以针开除去之；夫气盛血聚者，宜石而泻之，此所谓同病异治也"的论述。说明了病状虽同，而治法宜因部位而异之。又如《素问·五常政大论篇》有"西北之气散而寒之，东南之气收而温之，所谓同病异治也"的记载，说明了病状虽相同，而治法宜因地域的差异在而别之。这一法则的实践，在《黄帝内经》中论述甚多，且《素问》有"异法方宜论"专篇，就"医之治病""一病而治各不同"之由因，有较详尽的阐明。

自《黄帝内经》以后，历代医籍均以此为规矩准绳，汉代张仲景传世之巨著《伤寒杂病论》，每篇都冠以"辨××病脉证并治"或"××病脉证并治"的篇名，说明了同一疾病，由于证候的不同、病机的差异，出现治法的不同。这一法则的运用，在《伤寒论》中遍及六经。六经病虽各有特征，各有主要的治疗方法，但在临床中则根据病情的发展变化的不同阶段、出现的不同证候，而予以相应的治法。如"下利"一条，六经均有，条文之多，达七十余条。虽说均与胃肠功能有关，但病机不同，而治法亦因之而异。如小柴胡汤一方，和解表里，为少阳正治之法；在《伤寒论》中论及小柴胡汤有十六条，其中少阳证一条，小柴胡汤证九条，少阳汗、吐、下之禁二条，辨少阳邪气进退之机四条；少阳权变法共四条，计有柴胡桂枝汤证一条，柴胡桂枝干姜汤证一条，柴胡加芒硝汤证一条，大柴胡汤证一条。再如《金匮要略·奔豚气病脉证治》篇，论述奔豚病，原文虽只有四条，但根据奔豚病的发病原因及临床症状的不同，则有奔豚汤、桂枝加桂汤和苓桂甘枣汤的不同治法，实是条辨的形式，以方证立论的临床思维方法。

其后，诸如隋代巢元方的《诸病源候论》、宋代陈言的《三因极一病证方论》以及清代沈金鳌的《杂病源流犀烛》等，均以病名为纲，列证治为目。在温病治疗中，有卫、气、营、血病证的变化，亦有上焦、中焦、下焦的不同病证，其治疗法则宜因之而异。目前的临床各科讲义，亦是如此。西医在诊断疾病时进行分型施治和分期施治，也寓有"同病异治"之意。例如肾炎患者，除中医学中阴水、阳水分类方法外，考虑到肾炎可引起高血压病，后期又可发展至尿毒症，故一些教材又加入阴虚阳亢和阳虚阴逆等型；又如阑尾炎一病，病程发展不同可分气滞血瘀期，蕴热期、热毒炽盛期和气血双亏期。

二、同病异治法在辨证论治中的地位

辨证论治是中医临床的基本原则，又是理、法、方、药运用于临床的过程，通过四诊八纲、脏腑、病因、病机等中医基础理论，对病人的症状、体征进行综合分析，辨别为何种证候，称之为辨证；在辨证的基础上，定出治疗措施，称谓论治。由此可见，辨证论治是中医临床治疗的基本原则，中医治疗疾病有其规律性，也有其灵活性；在同一疾病的措施上，往往可因时因地而有差异，在同一疾病的处理上，往往可以因疾病的发展过程有不同的证候而有不同的治疗"。

同病异治，系指同一病证，可因人、因时、因地的不同，或由于病情的发展、病证的各异、病机的变迁以及用药过程中正邪消长等差异，在治疗上根据不同的情况采用不同的治法。它提示人们临证不但要重视病的异同，而且要着眼于"证"的区别。

辨证论治是中医学术特点的集中表现，其主要依据在于证。证有证据、证候之意，是中医学术思想中的一个特有概念。它既是诊断的结果，又是论治的准则，既概括了症状的表现，又包含着对生理的认识。辨证论治的特点是通过"证"突出地表现出来的，同病异治的核心亦是一个"证"字。它有病名，有辨证，有治疗，运用系统方法将辨病与辨证二者有机地结合起来了。故笔者认为，中医学中的"辨"本身既有辨证，也有辨病，同病异治这一法则是卓证，且远可溯源于《黄帝内经》，近之可见于临床各科讲义。那种认为中医只能利用辨证与分型，没有辨病必要的认识，无疑是错误的、片面的。同时应当看到，同病异治法则应用于临床，可扩大医生的辨证思维，因为要得出一个正确的诊断，即一个准确的证，就产生了一个现代医学称之为"鉴别诊断"的问题。这个鉴别诊断的思维过程就是通过这一法则的应用，究其由来，审其变迁，从流溯源，类别证候，把分析和综合有机地结合起来，提示"证"的本质，找出确当治疗方法，这就是运用同病异治法的临床意义。

结语

俗云："无规矩不成其方圆。"同病异治是辨证论治原则指导下的一个重要法则。合而言之，其将辨证与辨病有机地结合起来，充分地体现了中医学的重要特点；分而言之，则谓治病必先识病，识病必先究其病由，即辨证求因、审因论治。病无大小，证无巨细，总离不开理、法、方、药四个重要环节，故据理以立法、按法而选方、因方以议药，以期理明、法合、方对、药当，于是脉因证治朗然，同病异治法则亦贯穿于其中。

从现代医学鉴别诊断的思维来认识同病异治法则，它既有纵的概念，即按垂直的方向描述；又有横的概念，即按水平方向描述；既有辨证层次，又有系统秩序，是一个纵横交错的立体网络系统，可谓之"经纬诊断治疗学"。它包含系统论"等级秩序"原则的一些原始思想，对于现代医学所欠缺的"经纬诊断治疗学"，似乎有更大的现实意义和价值。

由此可见，同病异治法源远流长，广泛应用于临床，说明这一法则的产生具有坚实的临床基础，且对于西医诊断的疾病，亦可以进行辨证施治。故这一法则的应用，将有广阔的前景，是一个值得广大医务工作者研究的课题。

1979 年 12 月 11 日

五音音乐导引探赜

　　《礼记》云："乐者，天地之和也；礼者，天地之序也"，"大乐与天地同和，大礼与天地同节。"由此可知，要治理社会，平治天下，除了循"礼"，尚要用"乐"。此即《礼记》重视"礼"，又重视"乐"意义。盖因"礼"以规行，"乐"以治心之谓，故《礼记》中有《乐记》专章。

　　音乐，是心灵的感动；声音是音乐的表现形式，文采节奏是对声音的修饰。故《乐记》有"乐者，心之动也；声音，乐之复也；文采节奏，声之饰也"，"君子以好善，小人以听过，故曰：生民之道，乐之大焉"之论。此即《论语》人之修善"光于诗，立于礼，成于乐"；《孟子》谓一个国家或一个人当"见其礼而知政，闻其乐而知其德"。《荀子·乐论篇》有"大乐者乐也。人情之所以必不免也，故人不能无乐"，"乐者，圣人之所乐也，而可以善民心，其感人深，其移风易俗，故先王导之以礼乐而民和睦"记载。所以音乐自古以来就被认为具有可以影响人们的身心活动的作用。如《说菀·修解》则有："乐之动于内使人易道而好良，乐之动于内，使人温恭而文雅"的音乐导引的记载。同时许多古典籍也记载了音乐与人体的身心活动有着密切的关系。钟、鼓是中国古代的两种乐器，《诗经·邶风·击鼓》中描述的是一幅"一鼓作气"的雄壮气势；而《吕氏春秋·不二》里则是战场上一片"金鼓齐鸣"的威武场面和紧张气氛。《韩非子·十过》及《史记·殷本记》中记有靡靡之音使人意志消沉的史实。《史记·项羽本纪》里记述着韩信曾用"四面楚歌"的计谋，张良吹箫使楚军思乡，涣散楚军之心，从而瓦解项羽部队战斗力；又有项羽当时悲叹引歌"力拔山兮气盖世，时不利兮骓不逝，骓不逝兮可奈何，虞兮虞兮奈若何"的史实。还有《列子·汤问》中的"余音绕梁"和《论语·述而》中的"三月不知肉味"的故事，说明了音乐对人的精神和环境气氛的影响效果是如此之大。

音乐导引，是利用乐曲的不同调式和不同节奏节拍的旋律，作用于人的听觉器官，从而达到补偏救弊，平秘阴阳作用的一种疗法。

音乐导引源于《周易·乾·文言》里"同声相应"的理论。"导引"一词出自《庄子·刻惠》，李颐注"导气令和""导体令柔"，即人体的最佳功能态是"气和""体柔"，这与气功导引要达到的"松节柔筋心调和"的功能态是一致的。亦即通过音乐导引，给人们传送一种音乐信息，使有听觉的人可以从音乐中受益。

由于个体的情绪、情感、文化水平、兴趣爱好、音乐素养等存在差异，音乐效果也有很大的区别。要使音乐导引有效，应该使用本民族的音乐，此即我们探讨运用五音导引应用于临床的意义。

一、民族音律的渊源

中国音乐理论起源于上古时期的《河图》《洛书》的数学模型。由它推衍出人体的生理节律，导出了中医学原理，推衍出人体的感情节律，形成了五声调式特征的中国民族音乐的理论体系。早在商周时期，中国就有了十二律的概念，而且每律有自己的独立名称，十二律与十二时辰对立，并分阴阳两类，与阳支对应的为阳律，与阴支对应的为阴律。其中与子、寅、辰、午、申、戌相对应的为阳律，称六律；与丑、卯、巳、未、酉、亥相对应的为阴律，称六吕。

六律：黄　太　姑　蕤　夷　无
　　　　钟　簇　洗　宾　则　射
六吕：大　夹　中　林　南　应
　　　　吕　钟　吕　钟　吕　钟

《吕氏春秋·十二纪》的《音律》篇，将十二律与四季十二月相配，起于仲冬曰黄钟，止于孟冬曰应钟。《史记·律书》从十二应钟说起，又配上十二支。《汉书·律历志》是以黄钟－子－十一月说起。其相对应关系，列表如下。

节气	孟冬	仲冬	季冬	孟春	仲春	季春	孟夏	仲夏	季夏	孟秋	仲秋	季秋
月份（古历）	十月	十一月	十二月	正月	二月	三月	四月	五月	六月	七月	八月	九月
律吕	应钟	黄钟	大吕	太簇	夹钟	姑洗	中吕	蕤宾	林钟	夷则	南吕	无射
时辰	亥	子	丑	寅	卯	辰	巳	午	未	申	酉	戌

从上图可看出，中国古代历法所以称为"律历"，乃因历律同源之故，在律为六律六吕十二律，在历为六阳六阴十二月，充分揭示了十二律像自然规律那样，节律严整，次序固定，周而复始，也像十二月中的四季那样，间隔均匀。

天有五运六气，人有五脏六腑，乐有五音六律，天运有太过不及，气血有盛衰盈虚，故五音六律分太少以应之。

五音即：宫、商、角、徵、羽。

一律包括五音，十二律包括六十音，用六乘之，得三百六十音，以当一岁之日，且律起黄钟，气起于一阳，"律""历"是在同一个起步点止，故景岳云："盖一切万事，不离乎阴阳，图书二义，阴阳之道尽矣，是为律历之本源，数学之鼻祖也。"

中华民族于两三千年前就已开始利用音乐安邦治国，陶冶人的情操，《乐记》中就有"知律吕声之道也，可以行天地人事也"的记载。《黄帝内经》中有"刚柔失守……时序不令，即音律非从，如此三年，变大疫也"的音律与疾病成攸关的论述，《黄帝内经》认为，"阴阳乖戾"是自然界"律吕音异"造成的结果。要达到阴平阳秘的重要条件是"音律先同"，否则阴阳失调，灾病发生。"音者，天地之和气"，"律乃天地之正气，人之中声也"。由此可见，古人已认识到音乐是一种"和合之气"，可以用它来和合人体阴阳，从而使人体达到"阴平阳秘"的健康功能态。故清代医家吴尚先有"七情之病，看花解闷，听曲消愁，有胜于服药者也"的论述。

二、音乐导引的原理

人是一个开放系统，人之所以得以生存，就是因为人能够经常不断地和环境进行着能量传递和物质转换。宇宙间一切不同现象之间都存在着一种协调一致的东西，星球的旋转、地球的潮汐、植物的生长、动物和人类的生命活动都是相互联系的。

对于人体的生命活动与自然界的同步变化这一客观规律，中医学认为这是人体与外界事物具有"同气相求"的内在联系，如《素问·阴阳应象大论篇》中就有较相近的记载。据此列表如下。

五脏	方位	六气	五行	五色	五音	五声	五志
肝	东	风	木	青	角	呼	怒
心	南	热（暑火）	火	赤	徵	笑	喜
脾	中	湿	土	黄	宫	歌	思
肺	西	燥	金	白	商	哭	悲
肾	北	寒	水	黑	羽	呻	恐

于是，"同声相应""同气相求"，导出了音乐导引的原理，所谓"应"即和也。

三、五音导引的功效

我国民族音乐是以五声调式为基本特征的东方文明音乐，五声调式是按五度排列起来的五个音所构成，这五个音依次定名为：宫、商、角、徵、羽，此即《类经》："宫音，五音之首……征音宫所生……商音征所生……羽音商所生……角音羽所生……"的由来。

五音调式所采用的音程是完全协和音程，不但听起来悦耳、融合，而且其旋律节奏和人体的生命节律也协调一致。导引音乐的五音功效分类如下。

1. 宫类导引音乐：包括以宫音（1，do）为主音的民族宫调式

宫属土，与脾胃相通，其性冲和，脾藏意，在志为思，具有敦厚、沉静、典雅、庄重等情绪上的特点。故《类经附翼》云："宫音，五音之首，其声极长、极下、极浊（即音的物质属性：高低、长短、强弱）。如《马兰花开》即属宫类音乐，具有培补脾胃，以助后天生化之源的功效。根据节奏的快慢和旋律的进行方向可分为太宫、少宫、正宫三个亚类。

2. 商类导引音乐：主要指以商音（2，re）为主音的商调式音乐

商属金，与肺、大肠相通，其性清肃，肺藏魄，主治节，通调水道，在志为忧悲，具有高亢、优美及悲伤等情绪上的特点，故《类经附翼》云："商

音征所生，其声次长、次下、次浊。"如《最好最美的歌儿献给毛主席》等曲即是。听商调音乐给人一种清澈、肃静感，它可以改善呼吸和水液代谢，协调人体生理活动。其乐曲亦可根据节奏的快慢和旋律分为太商、少商、正商三个亚类。

3. 角类导引音乐：主要指以角音（3，me）为主音的角调式音乐

角属木，与肝胆相通，其性条达，肝藏魂，主疏泄，在志为怒，具有柔和、舒畅、条达等情绪上的特色。故《类经附翼》云："角音羽所生，其声在长短、高下、清浊之间。"如江苏民歌《一粒下土万担收》等曲便是。对气血具有疏散、宣泄的功能，其乐曲亦可根据节律、旋律分为太角、少角、正角三个亚类。

4. 徵类导引音乐：主要以徵音（5，so）为主音的徵调式音乐

征属火，与心、小肠、心包、三焦相通，其性发扬。心藏神，主神明，在志为喜，具有强烈、兴奋、活泼等情绪上的特色。故《类经附翼》云："徵音宫所生，其声次短、次高、次清。"如古代名曲《苏武牧羊》、湖南民歌《浏阳河》等曲即是徵调音乐。它给人一种兴奋、热烈感，可旺盛人体的新陈代谢，亦可分为太徵、少徵、正徵三个亚类。

5. 羽类导引音乐：包括羽音（6，la）为主音的民族羽调式音乐和西洋小调

羽属水，与肾、膀胱相通，水性流通，肾藏志，在志为恐，具有开阔、奔放、哀怨等情绪上的特色。故《类经附翼》云："羽音商所生，其声极短、极高、极清。"如《昭君怨》《北京的金山上》等曲即属羽类导引音乐。具有补肾益精，坚骨生髓之效，可使人精神健旺、精巧敏捷、听觉聪敏、记忆力增强。亦分太羽、少羽、正羽三个亚类。

五音可分为太、少、正三个亚类，各类的特点如下。

太类音乐：节奏强烈，旋律进行方向向上。

正类音乐：节奏适中，旋律进行方向平行。

少类音乐：节奏缓慢，旋律进行方向下行。

一般说来，太类音乐属阳刚一类，能泻所胜之脏及母脏之实，而少类音乐属阴柔一类，能补虚；正类音乐属中和一类，平补平泻，能平秘阴阳，可

用于保健。

四、五志与五音导引

五志，即喜、怒、思、悲、恐五种情志变化。在正常情况下，五志是人体对不同事物的不同反应，不致病。但当情志对人体产生剧烈的、突然的、持久的刺激时，指使人体阴阳失调，精气逆乱而发病，故五志为内伤致病因素。

《素问·宣明五气篇》有"精气并于心则喜，并于肺则悲，并于肝则忧，并于脾则思，并于肾则恐"的记载，可见五志过极不但是内伤疾患的重要病因，而且亦是五脏虚实改变即五脏疾患的外在表现，两者互为因果。

五音与五脏、五声的五行配属关系是：

五行	木	火	土	金	水
五志	怒	喜	思	悲	恐
五脏	肝	心	脾	肺	肾
五音	角	徵	宫	商	羽
五声	呼	笑	歌	哭	呻

肝属木，怒伤肝，行为改变特点为多呼；心属火，喜伤心，行为改变特点为多笑；脾属土，思伤脾，行为改变特点为多歌；肺属金，悲伤肺，行为改变特点为多哭；肾属水，恐伤肾，行为改变特点为多呻。反之，当五脏发生病变时，肝病者，则多呼善怒；心病者，则多笑善喜；脾病者，则多歌善思忧；肺病者，则多哭易悲；肾病者，则多恐善呻。

五音中，角音属木，通于肝；徵音属火，通于心；宫音属土，通于脾；商音属金，通于肺；羽音属水，通于肾。当五脏功能异常时，相应的音即出现发音异常，或子脏及所胜之脏出现相应的音异。故通过五音的异常改变，可测知内脏病之所在。如角音变异，则多为肝病。反之，肝病者，角音多发生异常，或宫音异常（木克土），或徵音异变（木生火）。此为五音在诊断上的应用。

对于五音导引运用于五志致病或脏腑虚实所致五志的异变，则是复杂的，其中寓有深刻的辨证施乐意义。施乐的目的，在于通过音乐导引，对疾病进行控制和治疗，其施乐原则约分如下几点。

1. 顺其季施乐法

周年十二月中，孟春仲春为木旺之时，孟夏仲夏为火旺之时，孟秋仲秋为金旺之时，孟冬仲冬为水旺之时，季春、季夏、季秋、季冬四季月为土旺之时。可见木火土金水五行循着五季运行，各旺其时。根据"同气相求"的原理，在不同季节中所应用的导引音乐，其调式应该力求与季节的五行属性相符，尽量避免与之产生冲突的任何可能性。比如孟春仲春之时，木气旺盛，角音属木，故应用角音；孟夏仲夏之时，火气旺盛，徵音属火，故应用徵音；孟秋仲秋之时，金气旺盛，商音属金，故应用商音；孟冬仲冬水气旺盛，羽音属水，故应用羽音，此乃常人之用乐也。若因病而导之者，则可灵活运用。如春季若遇肺虚而多哭善悲者，亦可听商音；夏季遇肾虚而作恐者，亦可听羽音等等，但在选乐时，不宜选太类，而应选少、正之类，以防太过，与季之气相克。另外，与各季之气为所不胜关系或母气亦可听。如春季，可听宫音或羽音（木克土，水生木），但均宜选择少、正类，而不可听太类。防太过而使旺者愈旺，即怒者愈怒，喜者愈喜，思者愈思，悲者愈悲，恐者愈恐；或子盗母气而出现大呼大叫，喜笑无度，高歌不止，哭泣悲怆，呻吟郑语等行为改变。

2. 顺其脏腑性情施乐法

此多用于五志过极而五脏内伤者。如其人善怒而肝火旺盛，日久灼伤肝阴，肝阴亏虚则目眩筋疲，愈善怒，可用角类音乐补之；过喜伤心者，嬉笑无常，眠少梦多，心悸不安者，可用徵类音乐以补之；忧患过度而伤脾者，欲歌善唱，四肢懈怠，以宫类音乐以补之；悲伤过度而伤肺者，哭泣悲恸，以商调补之；惊恐伤肾者，呻吟郑语，腰膝酸软，宜羽音以补之。此为顺其脏腑性情施乐法，即"同气相求"之理。

3. 亢害承制施乐法

此多用于五志过极所致脏腑实证。如善怒而致肝气郁结时，可用太商音以治怒，以怆恻苦楚之音感之（金克木）；忧思伤脾，使脾胃失和时，可用太角之音以治忧思，以污辱欺罔之音触之（木克土）；过喜伤心，使心气逆乱时，可用太羽之音以治狂喜，以迫邃危亡之音怖之（水克火）；大悲伤肺，使肺气壅郁时，以太徵之音以治悲，以谑浪亵狎之音娱之（火克金）；惊恐伤肾，使肾气不固时，以太宫之音以治恐，以虑此忘彼之音夺之（土克水）。此为亢害承治施乐法，此法须用太类音乐，因太类音乐具有泻所胜脏之实的功效。即"以所胜者平之"之理也。

4. 补母施乐法

此法多用于因五脏虚弱而致五志改变之证。如因肝虚而抑郁者，因木为水所生，羽音属水，故宜用羽音以补肾；脾虚而忧思者，因火生土，徵音属火，故宜用徵音以补心；肺虚而使人悲怆者，因土生金，宫音属土，故宜用宫音以补脾；肾虚而致惊恐者，因金生水，商属金，故宜用商音以补肺；心虚而致喜笑无度者，因木生火，角属木，故宜用角音以补肝。此即为补母施乐法，此法所用之音多为五音类中的少、正类。

5. 泻子施乐法

此法用于因五志太过所致脏腑实证。如因怒致肝气郁结，可用太徵泻心火（心为肝之子）；因大喜而致心神散乱者，可用太宫以泻脾土（脾为心之子）。余脏依次类推。泻子施乐法宜用其子脏的太类音乐。

6. 施乐禁忌

（1）五季施乐禁法：春（孟春、仲春）不听太角音乐，春气通于肝，春为肝木生旺之季；夏（孟夏、仲夏）不听太徵音乐，夏气通于心，夏为心火生旺之季；秋（孟秋、仲秋）不听太商音乐，秋气通于肺，秋为肺金生旺之季；冬（孟冬、仲冬）不听太羽音乐，冬气通于肾，冬为肾水生旺之季；四季（季春、季夏、季秋、季冬）不听太宫音乐，四季土旺，土旺不受，脾不补自旺。此为五季施乐禁法。为气旺之季以恐助其太过而伤所设。

（2）五志施乐禁法：五志太过，则伤其同气之脏，因怒伤肝，悲伤肺，喜伤心，忧思伤脾，惊恐伤肾。故大怒之后，不宜用具有污辱欺罔特点的太角音触之，以防"怒则气上"；大喜之后，不宜用具有谑浪亵狎特点的太徵音娱之，以防"喜则气缓"；大悲之后，不宜用具有悲怆苦楚特点的太商音感之，以防"悲则气消"；忧思太过，不宜用具有虑此忘彼特点的太宫音乐夺之，以防"忧思气结"；惊恐之后，不宜用具有迫遽危亡之特点的太羽音怖之，以防"恐则气下""惊则气乱"。此五志用乐之忌也。

（3）五脏施乐禁法：五志致病，各伤其脏，其证有虚实之分。在对实证施乐过程中，不宜用与本脏同气的太类音乐。如肝、胆实证，不宜听太角音；心、小肠实证，不宜听太徵音；肺、大肠实证，不宜听太商音；脾、胃实证不宜听太宫音；肾、膀胱实证不宜听太羽音。此因同气相生，太过而自伤之理，故不宜听。反之若脏腑虚证，则不宜听与子脏同气的太类音乐。如肝、胆虚证，不听太徵音；心、小肠虚证不听太宫音；肺、大肠虚证不听太羽音；脾、胃虚证不听太商音；肾、膀胱虚证不听太角音。此因子盗母气之理，故不宜听。

五、导引音乐的选择

1. 调式的确定

在周代以前，我国有角、徵、宫、商、羽五音。至周以后，随着文化的发展，人们对音乐的曲调欣赏的要求亦随着增高，原有的五音已不能满足当时的曲调演奏，故又在五音的基础上增添了两音，即变徵音、变宫音，五音发展成七音。七音的排列为：宫、商、角、变徵、徵、羽、变宫，分别对应：1（do）、2（re）、3（mi）、4（fa）、5（so）、6（la）、7（si）。其中1、3、5三音即宫、角、徵为稳定音，2、4、6、7为不稳定音，即商、变徵、羽、变宫为不稳定音，不稳定音总是要求进行到稳定音。不稳定音根据其倾向进行到稳定音，叫作解决。假如乐曲停在不稳定音上，就会使人感到不稳定，而要求乐曲继续进行，直至乐曲的最后停留在稳定音上，这个音多为主音，此时才使人感到乐曲的完满终了。故几个音按照他们之间的相互关系（高低关系、稳定与不稳定等）联结成一个体系，并且以一个音为中心（主音），这个体系就叫作调式。

调式中，从主音到主音，按照音的高低次序排列起来，叫作音阶，且由低至高为上行，由高至低为下行。如五音调式音阶为：

宫调式音阶：1、2、3、5、6；

商调式音阶：2、3、5、6、1；

角调式音阶：3、5、6、1、2；

徵调式音阶：5、6、1、2、3；

羽调式音阶：6、1、2、3、5；

此均为上行，反之则为下行。这就是五声音阶的排列次序。在歌曲中的标志是：宫调式音阶高为 1=C；商调式音阶高为 1=D；角调式音阶高为 1=E；徵调式音阶高为 1=G；羽调式音阶高为 1=A。又称为调号标记。

五声调式中的五个音，每个音都可以做主音。因此，五声调式共有五种，即：宫调式（以宫为主音）；商调式（以商音为主音）；角调式（以角音为主音）；徵调式（以征音为主音）；羽调式（以羽音为主音）。各调式的主音在音乐中大多为结尾句的最末一音，即结束音。从五音音阶的调式看，其规律为：宫调式的结尾音为 1；商调式的结尾音为 2；角调式的结尾音为 3；徵调式的结尾音为 5；羽调式的结尾音为 6。有时，主音也可能不是结束音而是首音，有的曲子为了给人以深思的余地或造成没完结之感，结束音不是主音，而是一个不稳定音；还有的曲子会在其中进行转调式或交替调式。故在掌握了一般规律的基础上，对调式要做具体分析，不能硬套。

2. 太、少、正的确定

音有五音，每音又分太、少、正三个类。太类音乐：节奏强烈，旋律激昂向上；正类音乐：节奏适中，旋律和谐平行；少类音乐：节奏缓慢，旋律低沉向下。

太类音乐，多泻它经之实；正类音乐多平补平泻；少类音乐多补虚，临证时尚须灵活应用。

怎样确定每类音乐的属太、属少或属正呢？每首歌或曲皆有节拍标志及表情术语，两者结合是辨别太、少、正的主要条件。

常见的节拍有：一拍、二拍、三拍、四拍、六拍等，其中二拍又有 2/2 拍和 2/4 拍的不同，三拍又有 3/4 拍和 3/8 拍的不同。就其所表达的情感看，一拍多激昂亢奋，似呐喊，属太类，二拍强弱交替，鲜明紧凑，进行曲、劳动号子多为此拍，可使人受到鼓舞，亦属太类。但有些悲哀的曲子也多用两拍来唱，使人消沉，即属少类；三拍节拍效果弱，具有舒展轻松抒情的特点，又具有雄伟悲壮、庄严豪放的特点，也可似述事，故既属太类又属正类。这是从节拍的特点分太、少、正，但仅从节拍分还不完全，还应结合曲调的表情术语来确定。

曲子的表情术语常见的有：快速地、热烈地、激昂地、兴奋地、雄壮地等，此为太类；还有中速地、愉快地、抒情地、叙述地等为正类；另有缓慢地、深沉地、悲伤地等等为少类。将节拍和表情术语结合起来，即可以比较准确地确定音乐的太、少、正了。关于太、少、正用于情志治病，则还应根据情志的喜恶，具体进行辨证施乐。

总之，对于每首导引音乐，首先根据主音标记及结束音确定调式，然后根据节拍和表情术语确定太、少、正。待调式及分类确定后，再根据辨证施乐的原则及方法，对不同证进行音乐导引。另外，在导引过程中，不要拘泥一调一类，而要根据证候的不断变化而不断给予不同的音乐导引。

音乐导引是心理治疗中有效和有前景的疗法，相信随着心理学的不断发展和研究，音乐导引会愈来愈引起医学界的重视。

1992 年 2 月 28 日

马丹阳《十二穴主治歌》悬解

马丹阳（1123—1183），祖籍扶风，汉伏波将军马援之后，避乱涉居登州之宁海（今山东牟平）。初名从义，字宜甫，后改名钰，字玄宝，又曰元宝，登金贞元进士。大定年间拜王重阳为师，为王重阳大弟子，道号丹阳真人，世称马丹阳，是一位全面继承王重阳全真派道学思想，在道学、气功、医学上卓有建树的人。传世医学之作有《马丹阳天星十二穴主治杂病歌》。

马丹阳《十二穴主治杂病歌》，其总赋部分为："三里内庭穴，曲池合谷接。委中配承山，太冲昆仑穴。环跳与阳陵，通里并列缺。合担用法担，合截用法截。三百六十穴，不出十二诀。"

"合担用法担，合截用法截。"担（擔），承担，担负之意。截，割断、阻拦之谓。可以理解"担"为补法，"截"为泻法。全段文字，意谓临床要根据病因病机及脉证，选用适合病情的穴位施治。或用补法以承担扶正的功效，或用泻法以达驱除病邪的目的。所以一个"合"字讲辨证，而一"担"一"截"讲施治。故"合"字是全段文字的核心要点，是纲。而"担""截"二字就是目了。

此十二穴中，有十穴系十二经脉之特定穴，是在中医学脏腑经络理论指导下，精选出十二穴而广验于临床形成的，其取穴少而精，简便易行，易于普及，故又属中医民间疗法的精华之作。

尚有《薛真人天星十二穴歌》与马丹阳之歌内容同。元代王国瑞撰有《扁鹊神应玉龙经》，成于1329年，乃托名扁鹊之作，载一百二十六穴玉龙歌，八十五首针灸歌赋。由其弟子周仲良作序，收入《四库全书》。内有《天星十一穴歌诀》，流传甚广。由此可知，马丹阳《十二穴主治杂病歌》与《天星十一穴歌诀》只有一穴之差，故二歌诀有很深的渊源关系。

《天星十一穴歌诀》总诀为："三里内庭穴，曲池合谷彻。委中配承山，下至昆仑绝。环跳与阳陵，通里与列缺。合担用法担，合截用法截。专心常记此，莫与闲人说。三百六十穴，不如十一穴。此法少人知，金锁都门镯。将针治病人，有如汤沃雪。非人莫传与，休把天机泄。"

该歌诀今简称"十一穴"。计有足阳明经合穴足三里，荥穴内庭；手阳明经之合穴曲池，原穴合谷；足太阳经之合穴委中，腧穴承山，经穴昆仑；足少阳经合穴阳陵泉，腧穴环跳；手少阴经之络穴通里；手太阴经之络穴列缺。

马丹阳《十二穴主治杂病歌》简称"十二穴"，相较之有两处不同：一是"十一穴"句是"下至昆仑绝"，而"十二穴"是"太冲昆仑穴"。即马丹阳在王国瑞"十一穴"的基础上，加入足厥阴肝经之输穴太冲一穴。

其二是"十一穴"诀中多出"专心常记此，莫与闲人说"，"此法少人知，金锁都门镯"，"非人莫传与，休把天机泄"三段文字。类似的文字尚见于元代医家杜思敬《济生拔粹》："天宝不泄于非人，圣道须传于贤者。"二者之语源均自《素问·气交变大论篇》："得其人不教，是谓失道，传非其人，慢泄天宝。"意谓神圣宝贵的医术，不能传于无道德的人；神圣高洁的医道，必须传于高尚贤明之人。

从《史记·扁鹊仓公列传》中可见，师徒传承模式在中医学发展的过程中起到了重要作用。诸师获得得意弟子后，均悉将其医术传予弟子，并嘱"毋泄""毋以教人"。其中有一个很重要的医学伦理学问题，诚如《医门法律》所云："医，仁术也。仁人君子，必笃于情，笃于情，则视人犹己，问其所苦，自无不到之处。"从《史记·扁鹊仓公列传》中所述，"长桑君亦知扁鹊非常人也"，"乃悉取其禁方书，尽与扁鹊"。长桑君何以知扁鹊为"非常人"？是长桑君以扁鹊对其"常谨遇之""出入十余年"的长期考察，认可其人品，而收为弟子，尽传其所学。仓公淳于意先拜师公孙光，尽受其精方，公孙光嘱其"毋以教人"，而仓公亦表示"死不敢妄传人"。其后公孙光"以意属阳庆"，并告诫仓公："必谨遇之，其人圣儒。"由此可见，名医收高徒是重在人品。诚如郭蔼春《医道溯源》所云："天下有非常之任，必待非常之人，而天下非常之人，乃能真胜天下非常之任。"扁鹊为"天下非常之人，乃能真胜天下非常之任"，济世治人而成为"方者宗"，乃千古一代宗师也。"若仓公者，可谓近之矣"，故太史公将二人合篇立传。由此可见，择师难，择徒更难。

上至长桑君、扁鹊，及汉之公孙光、仓公，下至元代王国瑞均为医者，故视《内经》"得其人不教，是谓失道，传非其人，慢泄天宝"为医门之法律。且古今名医均为儒者，因其重于"传非其人，慢泄天宝"之诫，而忽略于"得其人不传，是谓失道"之诫。如长桑君"出入十余年"，对扁鹊进行考查后方收徒，这种高标准的选徒或父子相传的律条，势必影响中医学术的传承和发展。大凡有志于学习中医者，当视为收徒的唯一门槛。只有这样才有益于中医学术的传承和发展。

"十二穴"之"三百六十穴，不出十二诀"，"十一穴"之"三百六十穴，不如十一穴"，其义绝不是只知"十一穴"或"十二穴"即可。它是在脏腑经络理论指导下，在概括了三百六十穴功效主治的基础上，取出了十几个常用经穴，以便于应用于民间，是高度浓缩的"针灸术"。

我于1970年由莱阳中心医院去了亭口分院。1973年5月的一天，我在门诊值班，接诊一被门板抬来的患者，因"取粪"用力过猛而致"闪腰"不能行动。遂让人扶其坐于椅子上，我取支沟、阳陵两个穴，行针只有约1分钟，起穴同时喊声："起来！"患者立刻站起，无任何痛苦地走回家去了。众人皆称"神奇"！实则是穴位和针刺手法的功效而已。旁有一"赤脚医生"小李，本是来学习西医知识和打针输液技术，见状非要学习针灸术。由于我第2天就要办理调回莱阳中心医院工作事宜了，没法教他。在他再三请求下，教了他"四总穴歌诀"和怎样取穴。后来，有由亭口公社来诊病人告知："你那个徒弟真行，一些病针一处穴就好了！"这种"独一针"之术，就是得益于"十二穴""四总穴"之医技。若说"十二穴"是"三百六十穴"的浓缩针法，而"四总穴"则是"十二穴"的浓缩针法了。故而中医针刺术之"十二穴""四总穴"，因其广为民间医生所用，成了卓有成效、切于实用的民间疗法了。

何谓"民间"？古代为皇家御用的太医院的医生称御医，而在民间的坐堂医或走方医，均属"民间医生"。但中医是"看疗效"论成败的，应了那句古语："名声终究多虚幻，功夫唯有处方知。"一个中医师的业务技术高低，不是看职称高低而是要看实际的治疗效果。若一位乡村医生，奔走于崇山峻岭，能保一方百姓的健康，他就是一方名医。

当然作为一名执业中医师，就针刺术而论，知识面要广博，不能只会"四总穴"或"十二穴"针刺术。除传承《内经》针法、针方外，尚要学研历代的针灸术成果，千万不可"故步自封"。尽管我在中医学传承中，有《经络腧穴原始》《〈内经〉针法针方讲记》付梓，然在针灸学的学研中，尝有众多未解之谜。就一个人所掌握的医学知识，与浩瀚的中医学知识宝库而言，仅仅是沧海一粟。故当志在"活到老，学到老"，未敢有一丝懈怠。

2018年春

传其术　彰其法

——《柳吉忱诊籍纂论》之心路

　　柳宗元有"养树得养人术"之论，意谓从培养树木中悟出培养人才的法则。余父母恪守"父母威严而有慈，然子女畏惧而生孝"之家风，并以《周礼·三行》"亲父母""尊贤良""事师长"戒之，而祖父恒宝公则明示"认真读书，老实做人"乃柳氏家训。家父吉忱公按其意愿从小就对余进行国学及医学启蒙教育，从文字源流谈《说文》，到数字组合说《河图》《洛书》，再到古人结绳记事讲八卦及神农尝百草的传说。20世纪50~60年代，中、小学的学习环境比较宽松，故余有暇诵读《药性赋》等医学启蒙书籍，并对人体经络模型产生极大的兴趣，对上面标出的经脉循行线和多如繁星的穴位百看不厌。同时，耳濡目染吉忱公为患者诊病，其高尚的医德，精湛的医术，博得世人的敬重，亦坚定了余继承父业的志向。

　　宋濂尚云："古之医师，必通三世之书。所谓三世者，一曰《针灸》，二曰《神农本草》，三曰《素女脉诀》。《脉诀》所以察证，《本草》所以辨药，《针灸》所以祛疾。非是三者，不可以言医。"故当余从父习医时，家父课徒先从中医典籍起，强调必须打下一个坚实的理论基础方可言医。并以"理必《内经》，法必仲景，药必《本经》"为训，余亦一头扎进书堆里。一部《伤寒论》，书中三百九十七条，一百一十三方，每日必背诵一遍，从不间断。继而背诵《内经知要》《金匮要略》《难经》的重点条文。而《神农本草经》《脉经》《温病条辨》《时病论》亦要熟读能详。就一部《伤寒论》而言，是在余背诵如流后，方授课说难。递次讲授成无己《注解伤寒论》、柯琴《伤寒来苏集》、尤在泾《伤寒贯珠集》及恽铁樵《伤寒论辑义按》，让余从《伤寒论》六经辨证说理间，潜移默化地感悟其辨证论治大法，家父称之为"神读"，意在应用经方时，能深究博览，独探奥蕴。其后，在余研读汉以后历代医籍时，要求"凡书理有未彻者，须昼夜追思，方可有悟。"并告云此即"心悟"也。并谓"王好古'盖医之为道，所以续斯人之命，而与天地生生之德，不可一朝泯也'；龚信'至重惟人命，最难却是医'，乃世代医家必守之训"。故在随父习医时，庭训多在旁征博引说理间。从而造就了余"至重惟人命，最难却是医"之立品；"学所以为道，文所以为理"之学风。而今编撰《柳吉忱诊籍纂论》，传其术，彰其法，亦"而与天地生生之德，不可一朝泯也"之谓也。

《列子·力命》云："一曰矫氏，二曰俞氏，三曰卢氏，诊其所疾。"殷敬顺释"诊"，候脉也。《汉书·艺文志》云："太古有岐伯、俞跗，中世有扁鹊、秦和，盖论病以及国，原诊以知政。"颜师古注："诊，视验，谓视其脉及色候也。"明代归有光《水利论》云："太仓公为人治疾，所诊期决死生。故诊者，候脉察病之谓也。"《史记·扁鹊仓公列传》（以下简称《传》）中，记有仓公淳于意之语："今臣意所诊者，皆有诊籍。"由此可知，诊籍，即今之医案，是医者诊治疾病的真实记录。在此《传》中仓公有云："所以别之者，臣意所受师方适成，师死，以故表籍所诊，期决死生，观所失所得者合脉法，以故至今知之。"余汇集家父吉忱公之验案，并解读之，此即编撰《柳吉忱诊籍纂论》之心结也！即观"所得者合脉法，以故至今知之"之谓也，以冀读者读之，而对吉忱公临证理、法、方、药之思路晓然于心。虽说"医之有案，如弈者之有谱"，可按而复之，然余编撰《柳吉忱诊籍纂论》，记述公治病之方，而更重于表述其治病之法也！诚如明代李士材《伤寒括要》所云："方者，定而不可易也；法者，活而不可拘者也。非法无以善其方，非方无以为其症。"

本集所选之医案，多系 1973 年余调回烟台市莱阳中心医院后侍诊所录，部分医案系从公之学术论文及著述中而选。公于 1995 年西去，余即着手选案编辑。后因应学师张奇文公之邀，共同主持《名老中医之路续编》工作而耽搁。今《续编》第四辑付梓，故得以有暇，爰诸于笔。

《荀子·君道》云："纂论公察则民不疑。"故纂者，乃汇集、编辑、编撰之谓也。纂论，乃汇集议论之谓也。今汇集吉忱公之验案，解读其治验，故结集名之曰《柳吉忱诊籍纂论》。清代薛福成《庸盦笔记》有云："凡所纂论，均惬人意。"此余编辑此集之愿也。

值《柳吉忱诊籍纂论》付梓，以陆九芝《世补斋医书》语与读者共勉："案者，断也，必能断，乃可云案；方者，法也，必有法，乃可云方。"

2015 年 5 月

道之所存　师之所存也
——《牟永昌诊籍纂论》之心路

　　《师说》云："古之学者必有师，师者所以传道授业解惑也。"余诚信之，盖因余之学业皆得益于家父吉忱公、业师牟永昌公之传授也。今选录永昌公之部分诊籍，并解读之，以传公之医术，名曰《牟永昌诊籍纂论》。此即《师说》"道之所存，师之所存也"。

　　20世纪60年代初，国家提倡"名师带高徒"之风，然永昌公均以身体原因坚辞收徒。家父吉忱公惜其祖传医术无人继承，遂与栖霞县政府及先生商榷议余拜其为师，此乃家父宗韩愈《师说》"爱其子，择师而教之"之谓也。吉忱公20世纪40~50年代任栖霞县立医院业务院长，永昌公看重吉忱公之人品、学品，故欣然应之。余遂于1963年8月22日，负笈山城栖霞，从师于牟永昌公，程门立雪，凡六易寒暑，为先生唯一传人。

　　20世纪50~60年代，中小学学习环境比较宽松，故家父吉忱公让余背诵《医学三字经》《药性赋》《濒湖脉学》《汤头歌诀》等医学启蒙书籍，及至步入习医之路，家父即给余开《黄帝内经》《伤寒论》《金匮要略》《神农本草经》《难经》《温病条辨》诸课及中医学院统编之一版教材。及至从师于牟永昌公，师即以"济世之道，莫先于医；祛疾之功，莫先于药；医乃九流魁首，药为百草根苗，丸散未修，药性当先识"古训为习医之要，故在家学的基础上，永昌公让余熟读《新修本草》《类证本草》《本草纲目》《本草备要》《本草求真》及《医方集解》等方药医籍。继而熟读《医宗金鉴》《脾胃论》《傅青主女科》《外科全生集》《眼科龙木论》《医林改错》等医籍，学程均在随师诊疗间。永昌公结合临床而解难释疑，而余则在质疑问难中，循以得业师家传之秘。其间，永昌公又以家传秘本《伤寒第一书》治分九州之全书授余。研读间，见师之父晚清秀才儒医熙光公之眉批钩玄，此为业师家传仲景之秘。永昌公常领余到户外夜观天象，指点九州列宿。"冥昭瞢暗，谁能极之？冯翼惟象，何以识之？"屈原《天问》又引出了众多的话题。那璀璨的星宿，缥缈的银河，莫不是古人留下的一副偌大的象数图。星转斗移，寒来暑往，岁月递嬗，周而复始，而成浑然太极。于是对"法于阴阳""和于术数""形与神俱"的"内经"中医学，即后来余名之曰"中国象数医学"理论体系的探讨，产生了浓厚的兴趣。

业师牟永昌公中医理论精湛，学验俱丰，倾毕生之学，尽传于余。时唯1964年，即余拜师一年之后，永昌公将其一生亲笔记录之验案数册，尽付予余。并以《素问·气交变大论篇》语云之："得其人不教，是谓失道，传非其人，慢泄天宝。"欣喜之余，遂请公解何谓"得其人"，何谓"传非其人"，公笑云："尔可阅《灵枢·官能》篇'得其人乃传，非其人勿言'语可知。"《黄帝内经》在该篇中有岐伯的"何以知其可传"之问，及黄帝的"各得其人，任之其能，故能明其事"，"各得其能，方乃可行，其名乃彰；不得其人，其功不成，其师无名。故曰：得其人乃言，非其人勿传，此之谓也"之解。于是，余理解为名师选徒，是要有接受能力和勤奋之人，即为能传其医术之人。故余百倍努力，以"九折臂"之功，力求"学功精深"，而不负师望。其后当余读元代杜思敬《济生拔萃》，见"天宝不泄于非人，圣道须传于贤者"一节时，方悟业师永昌公不明讲《素问·气交变大论篇》此段经文之苦心。从《史记·扁鹊仓公列传》中可知，师徒传承模式在中医学术发展过程中的重要作用。诸师在获得意弟子后，均悉将"禁方"及医术传予弟子，并嘱其"毋泄""毋以教人"，其理隐含着一个很重要的医学伦理学的问题。诚如《医门法律》所云："医，仁术也。仁人君子，必笃于情，笃于情，则视人犹己，问其所苦，自无不到之处。"从长桑君收秦越人为徒，仓公受业于公孙光、公乘阳庆等史实可知，名师收徒不但观其学品，更重要的是察其人品。诚如郭蔼春所云："天下有非常之任，必待非常之人，而天下非常之人，乃能真胜天下非常之任。"由此可见，"择师难，择徒更难。"此时方解昔日永昌公"坚辞"收徒之谜。余一常人，而要背负"非常之任"，倍感如千斤重担，一生不敢有点滴之懈怠。

　　余崇尚经方，博极时方，读仲景之书，察其理，辨后世之方明其用，皆得益于家父吉忱公、业师牟永昌公之传授也。余枕聩永昌公所记之验案五十余载，潜心钻研，探其奥蕴，循以应用，每收卓效。余每解读一案，遂付诸笔端。2003年余阅《孙文垣医案》，其医案小引中云："医案者何？盖诊治有成效，剂有成法，因纪之于册，俾人人可据而用之。"永昌公亲笔所记之案例，文字简练，皆为"诊治有成效，剂有成法"之案。余恍然大悟：公"纪之于册"，不正是其作传道计，"俾人人可据而用之"么？于是遂选案着手编撰《牟永昌诊籍纂论》。所选之案，均源于1963年之前公之亲笔实录。公因诊务繁忙，验案所记甚简，故余以学研心得，而于每案之后，以"解读"续之。纂者，乃汇集、编辑、编撰之谓；纂论，乃汇集议论之谓也。今汇集业师永昌公之验案，解读其治验，亦"俾人人可据而用之"之谓也。《牟永昌诊籍纂论》今天得以付梓，若有医者研其术，明其意，"剂有成法，治有成效"，可告慰业师永昌公"圣道须传于贤者"之愿也！而余之重负亦减也。"经师易求，人师难得"。值《牟永昌诊籍纂论》结集付梓之际，以寄余对恩师牟永昌公的无限怀念。

2016 年 8 月 22 日

学深为师　德高为范
——学师张奇文公医绩概述

一

古之医师，必通于三世之书：一曰《神农本草》；二曰《灵枢针灸》；三曰《素女脉诀》。脉诀可以察证，针灸可以去疾，本草可以辨药，非是三者不可言医。

——清·王士雄《潜斋医话》

学师张奇文公，三世之医也。公乃山东寿光人，幼承师训，受业于其四祖父张世恩公，先熟诵《药性赋》《汤头歌诀》《频湖脉诀》等中医启蒙之著，及长学研"四书""五经"，其后上溯《内经》《难经》《伤寒论》《金匮要略》下贯汉唐以后之诸家医籍。及入昌潍医校，学贯现代医学，中西合参，躬行于实践，从而成为一代名医。习医之初，公之四祖父以范文正公"不为良相，即为良医"之言启迪，尚有"大丈夫不能为宰辅以善天下，即当为国医以济万人"之庭训。在公从医50余年后，作为山东烟台中医药专修学院名誉院长、教授，在一次开学典礼上，当谈及其庭训时，奇文公感慨而言："盖良相燮理阴阳，平治天下；良医燮理阴阳，挽回造化。故医为仁术，功与良相同。"并以龚信之语与师生共勉："为医者，当心存仁义，博览群书，精通医理，洞晓阴阳，明知运气，药辨温凉，脉分表里，治用补泻，病审虚实，因病制方，对证投剂，妙法在心，活变不滞，不炫虚名，惟期博济，不计其功，不谋其利，不论贫富，药施一例，救死回生，恩同天地。"此语当为公一生之写照矣。尤其是当奇文公从卫生厅厅长位置退下后，以"咬定青山不放松"的执着精神，在家乡潍城早春园，办起了百寿堂中医药人才培训中心，用"师带徒"方法培养后继人才，沉潜社区，服务百姓，造福一方。临证以十全计上律己，不以九折称良，深受半岛百姓的爱戴，被誉为"厅级郎中"。比纵古贤，正如晋代杨泉在《物理论》中所赞："夫医者，非仁爱之士，不可托也；非聪明理达，不可任也；非廉洁淳良，不可信也。"据云，原山东省委苏毅然书记问于公曰："奇文同志，您退休后，有什么感想和转变？"公风趣地向这位关爱他的老领导说："有两大改变和感想，一是从坐'奥迪'到'搭的'；二是从吃'大酒店'到吃'路边小店'，我与人民群众越来越近了，就是想为继承和发扬中医药事业做点实事！"

公之诊室，有其自撰几副对联悬壁：

"早春园春来早年年都是春长在；福寿街百寿堂天天皆为长寿忙。"

"医易相通义理燮阴阳救死扶伤为己任；药针结合精华含日月活人济世体天心。"

"医术亦天工应世以仁慈为本；药材原地宝救人惟危急当先。"

每当步入公之诊室，余必驻足联前，思绪连绵，感慨万千。易曰："天行健，君子以自强不息"，"地势坤，君子以厚德载物。"张岱年先生称"自强不息"与"厚德载物"为中华民族之精神，伟哉张公，医界楷模，为后学师。

二

三折肱知为良医。

——《左传》

为继祖业，弘济世活人之志，公于1954年考入昌潍医校。在学习西医之余，组织课外中医研究组，受到校长关注，1957年以优秀毕业生留校任教。时值国家实施西医学习中医政策，公于翌年调昌潍地区人民医院中医科工作，拜晚清秀才、儒医郄秋浦，名医曹同文为师，尽得其传。公深谙"医者，理也，医之为道非精不能明其理，非博不能致其约。能知天时运气之序，能明性命吉凶之数，处虚实之分，定顺逆之节，察疾病之轻重，量药剂之多寡，贯微洞幽，不失细节，方可言医"之道。学博古今，法弘中西，成绩斐然，而成为一代名医。公视救死扶伤为医者天职，以必重医德而守原则为己任，以德医共馨而誉满昌潍地区。时于 1960 年被评为全国劳模，出席全国文教卫生"群英会"。1962 年又拜名老中医蒯氏祖传三代儿科专家、潍坊市中医院蒯仰山院长为师，程门立雪，凡五易寒暑，尽得蒯公小儿科家传之秘。其后出任潍坊市中医院院长。1979 年调山东中医药大学任中医系主任，其后先后任山东省中医药研究所所长兼省中医院副院长，潍坊市卫生局党委书记兼局长，山东中医药大学党委书记，山东省卫生厅副厅长。作为学科带头人，现为中国中医药学会儿科专业委员会主任委员、山东省医学会会长、山东省中西医结合学会会长。

奇文公以其严谨的治学态度和以博取、精思、历试的治学方法而成为饮誉中外的中医学家。公医声远播，尚多次出国讲学，并出任澳洲中医学院特聘资深教授，澳洲全国中医药针灸学会联合会名誉会长、学术顾问。

三

> 针灸药三者须兼，而后可与言医，可与言医者，斯周官之十全者也。
>
> ——明·高武《针灸聚英》

历代德高望重有真才实学的名中医，都具有雄厚的文史哲基础而精于医道，故有"文是基础医为楼"之说。这实际形象地说明了医学巨匠大师们的知识结构。奇文公学贯古今，术兼中西，精通经史，熟谙诸子百家。其知识跨越专业界河，纵横捭阖于不同领域，是一位以博取胜、以通成才，又在中医儿科学有建树的中医学家。《黄帝内经》有"其知道者，法于阴阳，和于术数"和"夫道者，上知天文，下知地理，中知人事"之论。孔子曰："通天地人曰儒。"医亦同之。《伤寒来苏集》季序对此则有精辟的论述："世徒知通三才者为儒，而不知不通三才之理者，更不可言医。医也者，非从经史百家探其源流，则勿能广其识；非参庄老之要，则勿能神其用；非彻三藏真谛，则勿能究其奥。故凡天以下，地以上，日月星辰，风雨寒暑，山川草木，鸟兽虫鱼，避之异域之物，与夫人身之精气神形，脏腑阴阳，毛发皮肤，血脉筋骨，肌肉津液之属，必极其理，夫然后可以登岐伯之堂，入仲景之室耳。"奇文公儒医也，其常以"凡学医必须参透儒理，儒理一通，学医自易"之语晓喻后学。公对中医"整体观念""天人合一""辨证论治""医药结合""针药结合"的观点，均有深邃的理解，故而在小儿腹泻、百日咳、麻疹肺炎、痢疾、婴儿瘫等疾病，结合温病学说，循天之道，而治伤寒与温病于一炉，融扶阳气，存阴液于一体，取得卓效。在治疗小儿扁桃体炎、上呼吸道感染时，均结合时令，加减化裁，亦取得可喜疗效。奇文公长于儿科，且内外妇儿皆有所长。而对扁桃体肿大、鼻息肉、胆囊息肉及子宫肌瘤、卵巢囊肿的临床研究亦有建树。同时又以"海不辞水，山不辞土石"之勤学精神，而熟谙针灸、推拿等非药物疗法和药物外治法。并集古今灸法之大成，主编了《中国灸法大全》。

公一生忙于诊务，勤于笔耕。即使在行政任高职时，也悬壶笔耕。先后主持和主编了《实用中医保健学》《实用中医儿科学》《儿科医籍辑要丛书》《幼科条辨》《古今儿科临床应用效方》《妇科医籍辑要丛书》《中国灸法大全》等十余部大型著作。作为学科带头人，近20年来，主持并召开了18次全国性儿科学术会议，为了学习名医临床经验，褒扬名医医德，研究名医学术思想，奇文公尚先后主持召开了全国性的"钱乙学术思想研讨会"，及现代名医"江育仁学术思想研讨会""董廷瑶学术思想研讨会""王静安学术思想研讨会""刘弼臣学术思想研讨会"。"合抱之木，生于毫末；九层之台，起于累土；千里之行，始于足下"，奇文公通过对名老中医的学术思想的研讨，展示的是中医界的一座座丰碑。从每位医家的医学建树，可见其治学之艰辛。医不在高，技高则名。亦即荀子所云："积土成山，风雨兴焉；积水成渊，蛟龙生焉；积善成德，而神明自得，圣人备焉。"奇文公之学术思想，具有鲜明的中医学术特点，且具有纵向继承、横向融合的特点，并有开放度、包容度极高的内涵，是在汲取了同时代的科学知识并融合了古今医药知识而形成其学术思想。故而研究张奇文学术思想，学习其医疗经验，弘扬其医德医风，是我们山东乃至全国中医界的一个重要课题。

四

盖闻不朽有三，太上立德，其次立功，其次立言，圣道固然，而医何独不然。

——清·徐大椿《内经要略》序

"医之为道，所以续斯人之命，而与天地生生之德，不可一朝泯也。"2003 年，"SARS"疫情牵动着每个家庭、每个人的心。自"SARS"疫情公开以后，这位已不在领导岗位的"厅级郎中"，虽不能亲临防治"SARS"第一线，却以大医精诚之心，时刻关注着疫情的发展趋势，并日夜思考和查阅资料，关注中医药在这场无硝烟的战斗中如何发挥作用。奇文公从总结1954、1955、1957 年中西医结合救治流行型乙型脑炎及 1960 年救治重症麻疹肺炎的经验中，认为"SARS"属于中医"疫疠""瘟疫"范畴，中医药治疗"SARS"是可行的，抗击"SARS"应让中医药进入主战场。公夜不能寐，考虑再三，于 2003 年 5 月 16 日，以"八点建议"直书时任国务院副总理吴仪同志——为防治"SARS"，应充分重视和发挥中医药的作用。

信的前四点乃阐述主题：中医药进入防治"SARS"之战的必要性和可行性，并坚信在党中央的领导下，全国上下，万众一心，风雨同舟，和衷共济，定能打赢这场无硝烟的人民战争。其后四点乃对目前中医政策、中医医疗、中医教育存在的弊端及中医事业的发展意向，直抒己见。希望吴仪副总理在振兴中医问题上，能像抓抗击"SARS"一样，为造福子孙后代，弘扬先进的民族文化，做出更大的贡献。并称此乃其上书的"唯一心愿"。事后当余阅其底稿全文后，感慨万千，徐相任《在医言医》之语浮于脑际："儒之从政，医之行道，皆以救世济人为其责任者也。"张公上书之为，实乃"先天下之忧而忧，后天下之乐而乐"也，亦乃"医，仁道也，而必智以先之，勇而副之，仁以成之"也。

家父吉忱公 20 世纪 60 年代，与奇文公同为山东省中医学会理事，二公以学术而交往甚密，均活跃于山东中医学术界，故余得以以弟子礼问道于张公。在余从事省中医学术活动和创办中医教育时，均得到时任副厅长的奇文公的支持和关注。公出任山东烟台中医药专修学院名誉院长、教授，多次到学校视察并做学术报告。时至公悬壶潍城，创建百寿堂时，余则得以程门立雪，问道于公。今至公七十寿辰《杏林春秋》及《论文选编》付梓之际，特作此文，并以叶天士《临证指南医案·华序》之言赞之：

"良医处世，不矜名，不计利，此其立德也；挽回造化，立起沉疴，此其立功也；阐发蕴奥，聿著方书，此其立言也。一艺而三善咸备，医道之有关于世，岂不重且大耶！"

2005 年 12 月 4 日

李明忠《名医良方歌诀》序

古之医师必通于三世之书，所谓三世者，一曰《黄帝针经》，二曰《神农本草》，三曰《素女脉诀》。脉诀所以察证，本草所以辨药，针经所以去疾，所是三者，方可以言医。故《礼记·曲礼》有云："医不三世，不服其药"。李氏明忠，三世之医也。上溯《黄帝内经》《难经》《神农本草经》，下贯《伤寒论》《金匮要略》，旁及后世医籍，涉猎诸子百家、诗词歌赋，兼通儒、释、道三家哲理。临证以十全计上律己，不以九折称良。李氏山东邹平人，原邹平县中医院院长。1967年毕业于山东中医学院（现山东中医药大学）医疗系，医林硅步近三十春秋，主任中医师，现任邹平县中医院名誉院长。学风严谨，既注重理论研究，又强调临床实践，且富有创新，临证精于内科，尤擅长中医药治疗心脑病、肝病、肾病及妇科杂症。熟谙针灸、推拿、整骨诸非药物疗法。是一位集方药、针灸、推拿于一身，汇研究型、临床型于一体，以博取胜，以通成才的中医学家。

医之为道，非精不能明其理，非博不能至其约。李氏理论研究注重易理、《素问》《难经》《神农本草经》《脉经》。常谓临证看病用药立方此医中之用，不读书究理则所见不广，认证不真；不临证看病则阅历不到，运筹不周。体与用，二者不可偏废也。从而主张读书要有根底，非"四书"无以通义理之精微，非《周易》无以知阴阳之消长，非《内经》无以识病，非《本草》（《神农本草经》）无以识药，非《脉经》无以诊候而知寒热虚实之证。故李氏重"医之道通于《易》"，而有"医易相通话阴阳"及"周易、阴阳、中医泛说"等十余篇医易相关论文发表。

无岐黄则根底不植，无仲景则法方不立，无后世诸家而干病万端则药证不备。李氏推崇王孟英之论:"仅读仲景之书,不读后贤诸书,譬之井田封建,周礼周官,不足以治汉唐天下也;仅读后贤之书,不读仲景之书,譬五言七律,昆体宫词,不可代三百之雅颂也。"故而形成了李氏独特的学术思想和中医杂家学派。尚云:"医之为道,广矣,大矣,精矣,微矣,博考古今,汇通中外,因地因时因人因病制宜,临床方能取胜制奇,效于予期。"

其业医近三秩,以救死扶生为其心,其术业专而用方也慎,专则精探而造诣入室,慎则审而投药力宏奏功。故其临证澄心潜意,穷幽造微,师古而有方圆,创新而有规矩。审疾病之深浅,明药性之寒热,制方有据,与病相扶,药味平淡而有出奇制胜之妙,潜心诊察而无瞻前顾后之虞,从而形成腹中渊博,胸有准绳的大家风范。

其勤于笔耕,文以载道。喜作诗赋,读书研经之际,喜编方歌药赋以传道、授业、解惑。乙亥孟春示所编张锡纯《医学衷中参西录》及拙作《人癌之战与三十六计》歌诀,结集《名医良方歌诀》,邀之作序。予读之,深感其才思之敏捷,文笔之流畅,述作之质朴。予与明忠先生相知凡20年,乃志同道合之挚友也。其一生信奉从道德品行中总结出的六守、八德、八念。尊师重道,锲而不舍,如秉烛之明,其勤学可谓之"学如渴而饮河海"也。

手披目视,口咏其言,心唯其意,而作斯序。意在述其治学思想之一斑,非徒矜夸明忠先生之医学造诣也。

乙亥孟夏柳少逸于寻常柳斋

《李明忠名老中医辑录》序

　　3 年前，闻学兄明忠先生患痼疾，曾数次罹手术之苦，于是赴邹平探望，以慰平安。2009 年余受莱阳市残疾人联合会之聘，出任残疾人康复服务中心主任，因而忙于筹建莱阳复健医院及助残诸事。其间又忙于主编《名老中医之路续编》，先后共三辑。余学研《内经》，验于临证，而有《中国象数医学概论》《经络泛论》《五运六气导论》结集。守欧阳修"文章不为空言，而期于有用"之训，20 年间，删繁就简、数易其稿，而未付梓。壬辰之春，因感于己至"而传"之年，故翻出"三论"书稿，再行校改，此时方悟"改章难于造篇，易字艰于代句"之意。日间忙于诊务及日常事务，文字亦均成于夜深人静时，殚厥心力，非求收获，乃作传道解惑计。"三论"于近日定稿，故想做的第一件事，就是去邹平探望学兄明忠先生。

　　凡相知者有三：知音者，志趣相投；知心者，心腹相照；知己者，恩德相加。明忠兄，余之相知也。兄长我三岁，虽说有山东中医学院（现山东中医药大学）学友之源薮，然真正成相知之交，当始于 20 世纪 70 年代山东中医学会在济南召开的第一次学术会议。此即"以文会友，唯德自成邻"之谓也。

　　明忠先生中医基础理论知识雄厚，又以其精湛的医术、高尚的医德，成为全国卫生先进工作者，山东省名中医药专家，及山东省首届中医药专家继承工作指导老师。此次赴邹平，兄告知省已批准邹平县中医院建"李明忠中医工作室"。为了学术传承，医院立题汇集其经年之讲记、诗作，编撰《李明忠笔耕集》。今特邀余为之序，并附耳语云："知我者，少逸老弟也。"

　　李明忠，字信之，号忠信，故其书屋谓忠信斋。《易·系辞上》云："人之所助者，信也。"《管子·枢言》云："诚信者，天下之结也。"《礼记·儒行》云："忠信以为甲胄，礼义以为干橹。"由此可知其名、字、号之深意也。

明忠先生于 1961 年高中毕业后，就读于山东中医学院（现山东中医药大学）医疗系。六年的正规教育，得刘惠民、张珍玉、李克绍等名家亲授，系统地掌握了中医基础理论、中医各科临床和西医学知识。并以此成为其毕业后教书育人、治病救人之根基。

明忠先生从医之路，有"李明忠医林跬步三十年浅述"为题，于 1995 年入选《齐鲁名医学术思想荟萃》；2012 年，又以"痴心岐黄，悟奉橘杏"为题自述，而入选《名老中医之路续编》第三辑。诚如国医大师邓铁涛教授所评："《名老中医之路》是一部 20 世纪当代名医的'成才史'，是历史学的新分支；是一部世界独有的中医教育史；也是一本 20 世纪中医传奇文学。因此这本巨著是 21 世纪青年中医和有志于发扬中医药学的人们的必读之书，是一部值得中医教育家和高等教育行政部门深入研究的重要著作。"从明忠先生业医之路，可见证邓老书评之中肯。值"李明忠中医工作室"之运行，建议当以此二文为内容，追寻其学医、业医之轨迹和世医形成的学术渊源，即通过系统地总结明忠先生的临床经验和学术思想，可有益于其中医学术的传承。而名老中医工作室的建立，亦是解决中医乏人乏术的一条良好途径。

在《名老中医之路续编》三辑中，明忠先生在"中医之路，唯痴唯勤"一节中述云："临证如临阵，用药如用兵，必须明辨证候，详慎组方，灵活用药；不知医理，即难辨证，辨证不明，无从立法，用药临阵，难以愈疾。故古今名医多自明理始，学以由深出浅法。明理之法，首重读书。中医院校教材提纲挈领，示人以规范，自可为初学入门之必读书。然欲求精进，尚须遍读历代典籍名著。经典著作是中医学之根本，是必须精读熟读之书。熟读《内经》增人智慧，于病理可左右逢源；熟读《本草》则方由我出，不受古方局限；熟读《伤寒》《金匮》则辨证论治有法可循。"由此可知，明忠先生学术之渊源。《礼记·曲礼》云："医不三世，不服其药。"刘河间《素问病机气宜保命集》云："夫医道者，以济世为良，以愈疾为善。盖济世者凭乎术，愈疾者，仗乎法。故法之术，悉出，《内经》之玄机。此经固不可力求，智而得也。"由此可知，医家之《素问》，即儒者之六经，其词隐，其旨深，非资禀上智，功极研者，不能洞窥其奥隐。而仲景、河间、丹溪，是皆禀上智之资，致研究之功，而能读其书以悟之者也。明忠先生亦以悟之者也。其耽聆杏林五十载，勤求古训，博采众长，潜心研究四大经典及后世医家之学，具有较高的医学造诣和丰富的临床经验。其于辨证，彰明隐奥，调陈脉理，区别阴阳，昭然表里。其于用药，通明名号之由，彰显药性之主，明补泻之所适，又皆引《黄帝内经》，旁附众说，方法之辨，莫不允当。此其深得仲景之深意也。故从其知识结构和医学建树，可知明忠先生乃三世之医也。

《伤寒类证·序》云："窃闻天地师道以覆载，圣人立医以济物，道德医学皆原于一。医不通道无以知造物之机，道不通医，无以尽养生之理。然欲学此道者，必先立其志，志立则格物，格物则学专，学虽专也，必得师匠，则可入其门矣。更能敏惠爱物，公正无私，方合其道。"明忠先生为邹平中医院首任院长。在任期间，医院连续六年被评为省级文明单位，1988年被卫生部命名为"全国卫生文明建设先进集体"，而明忠先生亦先后被评为山东省和全国卫生先进工作者，及县、地区两级劳动模范。故明忠先生乃"道德"之医也。

恽铁樵《伤寒论辑义按》云："医学深处，实与儒家道家相通者，故欲中医真正改革，治医者必须选读几种古书，如《孟子》论性诸篇，《易经·系辞》及《书·洪苑》《礼·月记》之类。"明忠先生亦熟谙之。阅《李明忠笔耕集》，集中文章，多为明忠先生平素之讲记，从内容可知，其尚通晓古典时间医学、医易学、诗词、训诂学。其技术全面，医理娴熟，明忠先生乃儒医也。

邹平县中医院建"李明忠工作室"，明忠学兄又要在而传之年，以疾苦之躯，献身于中医传承事业，可谓"老骥伏枥，志在千里"。王安石有云："忠者不饰行以侥荣，信者不食言以从利。"是为序，非矜明忠先生之成也，乃述其忠信之品也。

2013年9月11日

《袁大仲医学文集》序

凡相知者有三：知音者，志趣相投；知心者，心腹相照；知己者，恩德相加。筱文兄，余之相知也。1957年，余远离家乡，拜别父母，入长岛中学读书。因家父吉忱公信托筱文兄之父景文公，暇时予以关照，故每周日必邀余去其舍作客，即使在20世纪60年代初人相争食的生活困难时期，也从未间断过。高中二年级余转学于莱阳一中，离别时二公约言，余与筱文兄以兄弟相称，此后，其即以子礼师事家父家母。1963年，高中毕业后，值"名师带高徒"之盛世，余即随家父，从师栖霞名医牟永昌公，而筱文兄则师从其父景文公。1965年又为山东中医学院（现山东中医药大学）函授班之同窗。

景文公生前曾有意让家父传学于筱文。1973年余调入莱阳中心医院中医科工作，即操持筱文来院跟随家父进修事宜。于是筱文兄1975年成家父入室弟子，随家父侍诊年余，尽得柳氏家传之秘。余与其合作论文多在此期而成，多为家父吉忱公之医疗经验总结。其后又共同致力于山东中医学会半岛中医药研究协会、齐鲁中青年中医读书会之学术活动，为山东省中医学术的发展做了大量有益工作。余与筱文兄有兄弟之情、同学之缘、同门之谊，故值《袁大仲医学文集》结集付梓之际，欣然落笔纸端，序以寄50年相知之情。

兄名袁大仲，字筱文，山东省长岛县连成人。出生于一个"居家之方，唯俭与约；立身之道，唯谦与学"的中医世家，其祖父义轩公、父景文公皆一代名医。筱文幼承庭训，趋陪鲤对，习诗词及诸子之学。先随其父景文公习医，后师事家父吉忱公，尽得其父其师真传，悬壶长岛，亦一代名医也。曾任中国中医药学会会员、山东省中医药学会中医多学科研究会理事、山东中医药学会中青年中医读书会委员、烟台中医药学会理事、全国四家医学杂志特约编辑，副主任中医师，为筹建长岛县中医医院历尽艰辛，并出任院长。

筱文兄眈耽杏林近五十载，勤求古训，博采众长，潜心钻研《内经》《难经》《神农本草经》《伤寒论》《金匮要略》及后世医家之学，独探奥蕴，具有较高的医学造诣和丰富的临床经验，并通晓古典时间医学、医易学，技术全面，医理娴熟，真乃三世之医也。兄之父景文公生前为长岛县人民医院之中医师，以其精湛的医术、高尚的医德而当选为长岛县人民委员会委员。1954年《大众日报》曾以"海岛人民爱戴的中医"为题，报道景文公精湛的医术和先进的事迹。"正身以俟时，守己而律物"，筱文兄以济世活人为己任，在故里成为百姓爱戴的"赤脚医生。""芝兰生于深林，不以无人而不芳；君子修道之德，不为贫困而改节。"身处逆境，仍首重立品，不矜名，不计利，视救死扶伤为天职，重道德而守原则，其品其德为乡里颂之敬之。

筱文兄始终忠诚于人民卫生事业。学以为耕，文以为获，行以为德，审医之为道，秉天地造化之权，掌疾痛生死之柄，牢记昔范文正公"不为良相，即为良医"之说，以相可济天下之安危，医可救一方之疾苦，深悟良相良医虽殊途，而用心一也。几十年业医生涯中，筱文兄以济世活人为己任，视人之病苦若己痛，凡有求者，当不啻救焚拯溺，风雨寒暑无避，远近晨夜不拘，贫恶亲疏未问，此其垂好生之德，足见其大公无我。因其卓著的工作成绩，而受到政府和人民的尊重。行生于己，名生于人，筱文兄先后荣获全国、省、市、县先进工作者，市先进科技工作者，市优秀科技工作者，专业技术拔尖人才等称号，并任长岛县人大副主任。此乃"土积而成山阜，水积而成江海，行积而成君子"之谓也。

"莫道桑榆晚，为霞尚满天。"筱文兄以甲子之年，将其一生之医学研究部分论文，汇集成册，结集出版。余阅之、思之，叹其学之广，在于不倦，不倦在于固志也。其发皇古意，融会新知，研究范围涉及中医临床各科，且熟谙针灸推拿诸非药物疗法，发表学术论文六十余篇，参加省以上会议交流论文五十余篇，多次荣获全国、省、市优秀论文奖。"三余"者，"冬者岁之余，夜者日之余，阴雨者时之余"，而筱文兄之读书笔耕，多是呵冻挥汗于"三余"间。

医书浩瀚，医理渊微，故博览群书，穷理格物，此医中之体也；临证看病，用药立方，此医中之用也。不读书穷理，则所见不广，认证不真；不临证看病则阅历不到，故体与用二者不可偏废也。此即医之为道，非精不能明其理，非博不能至其约也。洋洋三十万言《袁大仲医学文集》，印证了刘完素"医道者，以济世为良，以愈疾为善。盖济世者，凭乎术，愈疾者，仗乎也"之论也。

值《袁大仲医学文集》结集付梓之际。以陈梦雷"所以医不三世，不服其药，九折臂者，乃称良医，盖谓学功深故也"之语，赞其学识。

2005 年仲秋节前三日于莱阳

使仓卒之际　便于检用
——《金匮》方及其应用浅说

一、"医方之祖"，治"杂病之宗"

　　《金匮要略》是中国古典医籍之一，是汉代张仲景所著《伤寒杂病论》中的杂病部分，是古代中医理论与实践相结合的现存的最早的一部医学经典著作。其学术思想，与《伤寒论》同样是"勤求古训，博采众方，撰用《素问》《九卷》《八十一难》《阴阳大论》《胎胪药录》，并平脉辨证"，即以《黄帝内经》等古医籍的理论体系为基础，结合汉以前的医药知识及医学经验，以辨证论治的临床思维为方法而撰成的。该书在理论上和临床实践上均具有较高的指导意义和实用价值，对于后世临床医学的发展有着重大的贡献和深远影响，所以被古今医家推崇为治疗杂病的典范。清代经方大家尤在泾在其《金匮要略心典》中称该书为"医方之祖"，治"杂病之宗"。李彣在《金匮要略广注》序中称"不读伤寒论者，不可与言医，不读《金匮要略》者，并不可与言《伤寒论》"。对此，徐大椿尚语云："因知古圣治病之法，其可考者唯此两书，真所谓经方之祖，可与《灵》《素》并垂者。"说明了在临床应用中，《金匮要略》与《伤寒论》同为方书之祖，医方之宗。同时也说明了二者理论体系和临床辨证论治体系是一致的，这就要求我们在学习、研究及临证中要溶二者于一体。

　　大凡病因万变，见证亦多端，病者合诸证以成病，医者即合诸药以成方。

有一证，自有治此证之一药。其要必先审证以识病，而后成药以处方。此即医圣张仲景临证之法要，故而有《伤寒杂病论》之方药传世。诚如蔡陆仙《中国医药汇海》所云："经方者，即古圣发明，有法则，有定例，可为治疗之规矩准绳，可作后人通常应用，而不能越出其范围，足堪师取之方也。"故《金匮要略》被称为"医方之祖"，治"杂病之宗"，非过誉也。

二、"对方证对者，施之于人，其效若神"

原书共二十五篇，首篇《脏腑经络先后病脉证》篇，属于总论性质，以例言的形式，对疾病的病因病机、预防、诊断、治疗等方面作了原则性的提示，所以此篇在全书中具有纲领性的地位。从第二篇《痉湿暍病脉证治》到第十七篇《呕吐哕下利病脉证治》是属于内科范围的疾病。第十八篇《疮痈肠痈浸淫病脉证并治》则属于外科疾病的内容。第十九篇《趺蹶手指臂肿转筋阴狐疝蛔虫病脉证治》，是将不便于归类的几种疾病合为一篇。第二十至二十二篇，是专论妇产科疾病。最后三篇为杂疗方和食物禁忌，带有验方性质，后世不少注家多删去不载。原书前二十二篇中，包括四十多种疾病，共载方剂二百零五首。其中四首只列方名而未载药味，即《水气病》篇中的杏子汤；《疮痈肠痈浸淫病脉证并治》篇中的黄连粉；《趺蹶手指臂肿转筋阴狐疝蛔虫病脉证治》篇中的藜芦甘草汤；《妇人妊娠病脉证治》篇的附子汤。第二十三至二十五篇中共载方剂五十七首。此即《金匮要略方论》序中所讲的"合二百六十二方"之数。

在该著方中剂型，有汤剂、丸剂、散剂、酒剂、坐药、洗剂及外敷剂等。此外，对煎药和服药方法，及药后反应亦有详尽的记载。

《金匮要略》一书，其论述诊治杂病的主要精神，是以整体观念为指导思想，以脏腑经络学说为基本论点，认为疾病证候的产生，都是整体功能失调，脏腑经络病理变化的反应。从这一基本论点出发，提出了根据脏腑经络病机和四诊八纲进行病与证相结合的辨证方法。这一主要精神充分地从《脏腑经络先后病脉证》篇体现出来。

仲景首创以病为纲，病证结合，辨证论治的杂病诊疗体系。《金匮要略》一书既强调辨证论治，同时亦很重视病与证相结合的辨证方法。原书各篇均标明"病脉证治"四字，示人以病与证相结合、脉与证须合参、辨证与论治紧密结合的重要意义。各篇从论述疾病的病因病机开始，进而根据病情的复杂变化，举出主证，然后据证提出治法方药，这样就有利于学者系统掌握各篇所述疾病的证治规律。故而清代陈修园有"全篇以次病例彼病，为启悟之捷法"之论。

关于本书中的脉法，也具有独到之处。即脉证合参。各种疾病常有其主要脉象。如百合病的脉微数，疟疾脉弦，虚劳病脉大、极虚，寒疝脉弦紧或沉紧，肺痈脉数实，肺痿脉数虚，肠痈脉数等。通过脉象的变化，反映出脏腑经络的复杂病理机制，故原书脉法往往用几种错综的脉象结合起来以阐释病机，有时还依据脉象以指导治疗，判断预后。

《金匮要略》对于杂病的治疗法则，主要体现在两个方面：一是根据人体脏腑经络之间的整体性，提出了有病早治，以防止病势的传变发展。如《脏腑经络先后病脉证》篇所云："见肝之病，知肝传脾，当先实脾"，"若人能养慎，不令邪风干忤经络；适中经络，未流传脏腑，即医治之。"二是根据治病求本的精神，重视人体正气。因为人体抗病能力悉赖正气，正气虚损，药物治疗就难以奏效。故原书对于慢性衰弱疾病，尤为注重观察脾肾两脏功能是否衰退。因为脾胃是后天之本，生化之源；肾是先天之本，性命之根。内伤病至后期，往往会出现脾肾虚损征候，脾肾虚损，更能影响其他脏腑，促进病情恶化。故补脾益肾，是治疗内伤疾患的根本方法。这种观点，从原书《血痹虚劳病脉证》篇中所列的小建中汤、肾气丸等方证可以看到其内涵。

原书所载方剂，大体上可以体现汗、吐、下、和、温、清、消、补等治法。如麻黄汤、麻黄加术汤为汗法；瓜蒂散为吐法；大、小承气汤为下法；小柴胡汤为和法；大乌头煎、通脉四逆汤为温法；白虎加人参汤、泻心汤、白头翁汤为清法；鳖甲煎丸、枳术丸为消法；黄芪建中汤、当归生姜羊肉汤、肾气丸为补法。此外，还有一些方剂，尚能体现以上八法所不能概括的其他治法。如越婢汤、大青龙汤为解表清里；小青龙汤、射干麻黄汤为解表化饮；乌头桂枝汤为解表温里；厚朴七物汤、大柴胡汤为解表攻里，这都属于表里双解法。五苓散，茵陈五苓散、猪苓汤、防己黄芪汤、防己茯苓汤等为利水化湿；苓桂术甘汤为温化水饮，这都属于除湿法。麦门冬汤为润燥法；黄土汤、柏叶汤、胶艾汤等为理血法；桂枝加龙骨牡蛎汤、桃花汤为固涩法。

该书对于方剂运用的特点，总的说来是立方谨严，用药精当，化裁灵活。有时一病可用数方，有时一方可以多用，充分体现了"同病异治"和"异病同治"的辨证论治精神。同是一种疾病，但由于人体体质或病机上的差异以及病位的不同，故在治法上也就有所区别。例如同为胸痹病，同有"心中痞气，气结在胸，胸满"的症状，但若阴邪偏盛，阳气不虚者，可用枳实薤白桂枝汤以通阳开结，泄满降逆；阳气已虚者，则当用人参汤以补中助阳，使阳气振奋则阴邪自散。又如同为溢饮病，其治疗有"当发其汗，大青龙汤主之；小青龙汤亦主之。"这是针对溢饮的具体病情采用不同的汗法，如邪盛于表而兼有郁热者，则用大青龙汤发汗兼清郁热；如病属表寒里饮俱盛者，则用小青龙汤发汗兼温化里饮。综上所述，《金匮要略》一书，不仅对中医方剂学和中医临床医学的发展起到极重要的推动作用，同时促进了中医基础理论、方剂学、临床医学三位一体的发展，形成了完整的、独具特色的中医学理论体系。故而林亿有"尝以对方证对者，施之于人，其效若神"的赞誉，不为过矣。

三、"使仓卒之际，便于检用也"

据林亿等《金匮要略方论》序所云："张仲景为《伤寒杂病论》合十六卷，今世但传《伤寒论》十卷，杂病未见其书，或于诸家方中载其一二矣。翰林学士王洙在馆阁日，于蠹简中得仲景《金匮玉函要略方》三卷：上则辨伤寒，中则辨杂病，下则载其方，并疗妇人，乃录而传之士流，才数家耳。尝以对方证对者，施之于人，其效若神。然而或有证而无方，或有方而无证，救疾治病其有未备。国家诏儒臣校正医书，臣奇先核定《伤寒论》，次校定《金匮玉函经》，今又校成此书，仍以逐方次于证候之下，使仓卒之际，便于检用也。又采散在诸家之方，附于逐篇之末，以广其法。以其伤寒文多节略，故断自杂病以下，终于饮食禁忌，凡二十五篇，除重复合二百六十二方，勒成上、中、下三卷，依旧名曰《金匮方论》。"上述"今世但传《伤寒论》十卷"，是西晋王叔和加以搜索编次的伤寒部分。故尔后人仅见到《伤寒论》十卷，而未见杂病部分。直到北宋初期，翰林学士王洙在翰林院所存的残旧书籍中得到《金匮玉函要略方》，这是张仲景《伤寒杂病论》的节略本，共三卷，上卷论伤寒病，中卷论杂病，下卷记载方剂及妇科的理论和处方。其后又经林亿等对此节略本进行校订，因《伤寒论》已有王叔和编次的单行本，于是删去上卷，只保留中、下卷论述杂病和治疗妇人病部分。为了便于临床应用，又把下卷的方剂部分，分别列在各种证候之下，编为上、中、下三卷。此外，还采集各家方书中转载仲景治疗杂病的医方及后世一些医家的良方，分类附在每篇之末，题书名为《金匮要略方论》，这就是后世通行的《金匮要略》。

余在侍诊中，见家父吉忱公、蒙师牟永昌公之诊，每施以仲景方，均有桴鼓之效，甚奇之。吉忱公以清代徐灵胎《医学源流论》语解之："古圣人之立方，不过四五味而止。其审药物，至精至当。其察病情，至真至确。方中所用之药，必准对其病，而无毫发之差，无一味泛用之药，且能以一药兼治数症，故其药味虽少，而无症不该。后世之人，果能审其人之病，与古方所治之病无少异，则全用古方治之，无不立效。"见余仍茫然，复以《景岳全书》语释疑："凡病有相同者，皆可按证而用之。"历代名医均信林亿《金匮要略方论》序言之论："方证对者，施之于人，其效若神。"

余习医之初，《伤寒论》三百九十七条，一百一十三方，每日必背诵一遍，而《金匮要略》之方证也熟读能详。于是尊庭训，而试之。"方证对者，施之于人"，亦皆效验。故而出道之初，即落个"经方派"的称谓。同道或学生问余怎样用经方时，余以林亿语答之："仍以逐方次于证候之下，使仓促之际，便于检用也。"即"方证对者，施之于人"之谓也。

《金匮方证便览》，是余于20世纪70年代，根据临床教学需要而撰述的。因注重方证的应用研究，故《金匮要略》原著《脏腑经络先后病脉证》篇，及最后杂疗方和禁忌三篇未加论述。

《医宗己任篇》尝云："夫立方各有其旨，用方必求其当。"此乃余编撰《伤寒方证便览》《金匮方证便览》之意也。以证统方，以方类证，方证结合，有法则，有案例，一览仲景方治病之精要，乃余编写二书之宗旨也。表述了即是用于现代医学之疾病时，亦应辨病与辨证相结合。大凡具备该方证之相应病机，无论何病，均可应用之，此乃中医学同病异治、异病同治之临床大法也。诚如清代吴仪洛所云："夫医家之要，莫先于明理，其次则在辨证，其次则在用药。理不明，证于何辨，证不辨，药于何用？"故而仲景方之应用，重在辨证明理。

然余之临床，非尽用经方，一切当从临床实际出发，或用经方，或用时方，或经方头时方尾。而用经方之案，仅占二三。实则用后世医家之验甚多，均以"方证对者"为要。清代叶之雨尝云："涉山必历层蹬，登屋必藉高梯，欲明《素问》之旨，必赖后人之解说。"故家父吉忱公又辅导余研读隋唐以降之历代方书，并以清代程芝田《医法心传》语训之："书宜多读，谓博览群书；可以长识见也。第要有根底，根底何也？即《灵枢》《素问》《神农本草经》《难经》《金匮》、仲景《伤寒论》是也。"复以刘奎"无岐黄而根底不植，无仲景而法方不立，无诸名家而千病万端药症不备"语戒之。

王清任尝云："医家立言著书，必须亲治其症，屡验方法，万勿一失，方可传于后人。若一症不明，留与后人再补，断不可徒取虚名。"故重整《金匮方证便览》《伤寒方证便览》时，所附验案，多系余经年所积，或家父吉忱公、或蒙师牟永昌公临证之录。为了说明经方的临床应用之广，及为历代医家所重，故亦附有古今医家之验。

宗仲景旨意，融会新知，附以验案，而成斯书，意在临床识证、立法、选方、用药之便览也，或有"使仓卒之际，便于检用"之资也。

2006 年 2 月 9 日

《扁鹊心书》灸法研究概述

清代陆清洁《医药顾问大全》云："学不明针灸脉理者，不足以言医；术不兼通内外科者，尤不足以言医。"此论所表述的是一个中医医师的知识结构。

《扁鹊心书》三卷及《神方》一卷，乃南宋绍兴年间武翼郎开州巡检窦材所撰。据该书自序、奏辞及进医书表可知，窦材祖上四世业医，窦材初学医，"尽博六子之书"（张仲景、王叔和、朱肱、皇甫谧、巢元方、王冰），"调治小疾，百发百中，临大病百无二三，每怅已术之不精"，"后遇关中老医"，并师事之。师谓："汝学非是岐黄正派，特小技尔"，"师之，三年，师以法授"，"反复参详，遂与《内经》合旨，由兹问世，百发百中"，"师授固简而当，意欲梓行，恐有未尽。遂将追随先师所历之法，与己四十余稔之所治验集成医流正道，以救万世夭枉。"由此可知，该书乃是一部临床灸法的可资之书。其一，其术乃关中老医之嫡传亲授，承传脉络清晰；其二，"师授灸法固简而当"，即方术简便精当，便于掌握；其三，其术乃"追随先师所历之法"，"与己四十余稔之所验"，即有坚实临床基础之可传之方。并谓"后人得此，苟能日夜勤求，自能洞贯其理"。此言表述了只要精研该术之奥蕴，"与《内经》合旨"，方可"百发百中"；其四，诚如窦材所云："只以此法，触类引申，效如影响。""至若贤良忠正，孝子仁人，再为广布，俾天下后世，上可以救君亲，下可以济斯民。"此即元代杜思敬"天宝不泄于非人，圣道须传于贤者"之谓也，表述的是一个医学伦理学问题。

《扁鹊心书·上卷·三世扁鹊》篇云："医门得岐黄血脉者，扁鹊一人而已。扁鹊，黄帝时人，授黄帝《太乙神明论》，著《五色脉诊》《三世病源》"，"第二扁鹊，战国时人，姓秦名越人，齐内都人，秉《内经》之书，撰《八十一难》。慨正法得传者少，每以扁鹊自比，谓医之正派，我独得传，乃扁鹊再出也，故自号扁鹊。第三扁鹊，大宋窦材是也。"此段文字表述了扁鹊学派的知识结构，正是因窦材"学《素问》《灵枢》，得黄帝心法，革古今医人大弊，保天下苍生性命，常以扁鹊自任"，且皆"有所征焉"。从其著《扁鹊心书》可知，其理论核心是"当明经络""须识扶阳"。其传世之法为"灼艾第一，丹药第二，附子第三"。"灼艾"，即传"黄帝灸法""扁鹊灸法""窦材灸法"；"丹药""附子"之法，在《神方》篇中传之。为彰窦氏"灼灸"之法，传承黄帝、扁鹊、医经学派之术，余以《〈扁鹊心书〉灸法讲解》立题结集，以期"关中老医"之术得以传。余在学研解读《扁鹊心书》时，亦"日夜勤求""洞贯其理"，学研窦材之灸术，探讨其"当明经络""须识扶阳""大病宜灸"之奥蕴，验"黄帝灸法""扁鹊灸法""窦材灸法"于临床，并"触类引申"之，亦"效如影响"，并诚信诸法"非谬"。尽管其法"周身用穴"仅有 26 处，然其施用临床有 122 种疾病之多。具有取穴少而精，方简力宏、执简驭繁的学术特点，即将复杂的症候高度概括为一穴一法，便于推广应用，尤适用于基层医务人员之学习和应用。为彰窦氏"灼灸"之法，传承黄帝、扁鹊医经学派之术，余曾有《经络腧穴原始》《〈黄帝内经〉针法针方讲记》《小儿推拿讲稿》《成人推拿讲稿》结集。而今又有《〈扁鹊心书〉灸法讲解》成篇，意在以期"关中老医"所传之术"再为广布"，"保生民于仁寿之域，俾其书万世疏通"，以彰先贤窦材慈悯之心也。

从《汉书·艺文志·方技略》中可知，"医经"有《黄帝内经》十八卷、《黄帝外经》三十七卷，《扁鹊内经》九卷、《扁鹊外经》十二卷，《白氏内经》三十八卷、《白氏外经》三十六卷，《旁经》二十五卷。后世称运用"医经"七家之术者为"医经学派"。实际包含了扁鹊医学流派、黄帝医经学流派、白氏医学流派三家之术。其诊疗技术均为"用度针石汤火所施，调百药齐和之所宜"。即针灸、推拿、药熨等外治疗法。《扁鹊内、外经》《白氏内、外经》均已失传，据学者考证，《黄帝内经》是在《扁鹊内、外经》的基础上发展而成，并托名黄帝，形成了原于扁鹊医学流派的黄帝医学流派之术。《汉书·艺文志·方技略》有云："太古有岐伯，俞跗，中世有扁鹊，秦和，汉兴有仓公。"然岐伯、俞跗、秦和在《史记》《汉书》中均未立传，且除秦越人外均无著述。就扁鹊秦越人之"诊籍"而言，也只有被誉为"信史"的《史记·扁鹊仓公列传》中有多处记载。且扁鹊秦越人为史书立传第一人。司马迁有"扁鹊言医为方者宗","至今天下言脉者,由扁鹊者"之誉,故秦越人乃先秦集医学之大成者。

宋代窦材"追随先师所历之法,与己四十余稔之所治验,集成医学正道",而有《扁鹊心书》结集。遂成为传承医经学派之术之一代名医。细读其书,详究其法,诚信窦材之术,果具医经学派的学术特点,以"当明经络""须识扶阳"为灸法立论;以周身 26 要穴之功效,传"黄帝灸法""扁鹊灸法""窦材灸法",广验于 122 种疾病。其"灼灸"之术,取穴少而精,且方简力宏,具"独一穴"之施治的学术特色,又具简、便、验的临床应用特点。在《扁鹊心书》中,窦氏阐述了"人以脾为母,以肾为根","脾为五脏之母,肾为一身之根","脾肾为人一身之根蒂"之至理,故而形成了注重温补脾肾之阳,为其临证之大法,即培补先、后天之本的核心治疗观。所用腧穴多与脾肾有关,其中多取关元以温肾阳,取命关以温脾阳,于是形成"关元灸方""命关灸方",及二穴同时运用的"命关关元灸方"的广泛应用。从《扁鹊心书·窦材灸法》篇中所述 50 多种病证中,竟有 30 余种属脾肾阳虚证。书中所载的 122 种疾病及 40 余则医案中,也有半数以上运用温补脾肾之法,足见窦氏尤重脾肾二脏,即对培补先、后天之本的重视。窦氏治病,强调以"灼灸第一"的临床治疗法术。

初读《扁鹊心书》"当明经络"论、"须识扶阳"论,余诚信之。当读其"大病宜灸"论及《扁鹊心书·神方》篇时,心存疑虑,当余按法验之,屡有奇效,则始信之。诚如窦材所感:"始信圣人立法非不神也,乃不信者自误耳。"于是,以《黄帝内经》之法理,解读其"灸法""灸方",及部分"神方",循以应用,并拓展之,以期传承之,此乃余之心结也,于是有了这本《〈扁鹊心书〉灸法讲解》。因其具祛病健身及简便易学的特点,故可作基层医务人员及广大中医药爱好者实用之书。

宋代欧阳修尝云:"君子之学,或施之事业,或见于文章。"医学乃济世活人之术,"上可以救君亲,下可以济斯民",可谓"君子之学"。余是一名医生,治病救人之谓也;又是一位老师,教书育人之谓也。虽说"人之患在好为人师",然"师者所以传道授业解惑也","医之为道,所以续斯人之命,而与天地生生之德不可一朝泯也"。故余不揣浅陋,尽己所学,爰诸笔端,作传道计,庶以推广圣贤济众之意,亦余践行"保生民于仁寿之域"之谓也。

《扁鹊心书》之灸法，乃窦材一家之言，传承之，习用之，以扬其所长。然灸法只是中医治疗法术之一，切不可执一而盖全。虽谓"大病宜灸"，然窦材仍有《神方》卷95方之用。故中医临床当在辨证论治理论指导下定法选方。诚如清代熊应雄《小儿推拿广意》所云："贵临机之通变，毋执一之成模。"

2017 年 12 月 18 日

《黄帝内经》针法针方研究概述

　　《黄帝内经》的产生，约在"诸子百家"学派林立，群星灿烂，百家争鸣的战国时期。当时各家学说纷纭，思想活跃，班固《汉书·艺文志》即收录名家著作 189 种，诸家思想对医学影响最大当是阴阳家和五行家。所以《黄帝内经》的成篇，是吸收了春秋战国时期的科学文化知识，形成了这一博大精深的医学体系。据《汉书·艺文志·方技略》所载，《黄帝内经》曾以 18卷与《黄帝外经》37 卷、《扁鹊内经》9 卷、《扁鹊外经》12 卷、《白氏内经》38 卷、《白氏外经》36 卷、《旁经》25 卷等 7 部医经传世；同时尚与《汤液经法》等 11 部经方一并传世。从而派生出了"黄帝学派""扁鹊学派""白氏学派"的医经家，以《神农本草经》《汤液经法》（又名《伊尹汤液》）为内容的经方家。《方伎略》含医经、经方、房中、神仙四类。"方伎者，皆生生之具"，"医经者，原人血脉、经落、骨髓、阴阳、表里，以起百病之本，死生之分，而用度针石汤火所施，调百药齐和之所宜"，"经方者，本草石之寒温，量疾病之浅深，假药味之滋，因气感之宜，辩五苦六辛，致水火之齐，以通闭解结反之于平。""方伎三十六家，八百六十八卷"，现今只有《黄帝内经》传世。而《黄帝内经》中所引用的古医籍，计有《五色》《脉度》《揆度》《奇恒》《九针》《针经》《热论》《刺法》《上经》《下经》《本病》《阴阳》《阴阳十二官相使》《金匮》《脉经》《从容》《刑法》《太始天元册》《大要》《脉要》《脉法》等 21 种，而今亦均已失传，其内容或散见于《黄帝内经》中，或散见于后世的其他医学典籍中。古医籍《九针》《针经》《刺法》等当是经络学说及针灸学的专著。然而其中的"针法""针方"也湮灭于历史的长河中了。至隋唐，针法、针方失传，故孙思邈《千金方》、王焘《外台秘要》，也只有灸法而无针法。于是探求、挖掘、传承古针法、针方成为一个重要的课题。

　　《黄帝内经》的成篇，已有五千余年的历史，历经战火仍保留下来。就其理论体系而论，在今天仍能有效地指导着我们的临床实践。就其针法、针方而言，乃行之有效之经验积累，故而《黄帝内经》乃"医理之总汇，临证之极则，此不度江河万古流也"。正是因为中医理论体系的形成，为数千年来中医学的发展奠定了雄厚的理论基础，故被历代医家奉为"医家之宗"。《黄帝内经》分《素问》《灵枢》两部分，而《灵枢》中诸篇多为阐发经络学说及针法针方的内容。同时，从《黄帝内经》及《史记·扁鹊仓公列传》中所记述的扁鹊医疗活动，均可窥见医经学派和医经家的学术特点。"疾之居腠理也，汤熨之所及也；在血脉，针石之所及也；在肠胃，酒醪之所及也。"此乃扁鹊医学流派的治疗方法，即以针灸、按摩技术为主要医疗方法的医学流派。从古籍由简而繁的发展趋势来看，《白氏内经》《白氏外经》应晚于《黄帝内经》《黄帝外经》，当更晚于《扁鹊内经》《扁鹊外经》。司马迁在《史记·太史公自序》中称："扁鹊言医，为方者宗，守数精明，后世修序，弗能易也，而仓公可谓近之矣，作《扁鹊仓公列传第四十五》。"秦越人以其高超的济世之术，神奇的愈疾之法，创建了扁鹊医学流派之学术体系，故在《史记》中有"扁鹊言医，为方者宗"之誉，从而确立了其为一代宗师的历史地位，所以又成为太史公在《史记》中为医家立传的第一人。由此可见，在秦越人之前并无黄帝及白氏医学流派的存在，其医籍或为先秦哲人在《扁鹊内经》《扁鹊外经》的基础上扩充而成。于是形成了源于扁鹊医学流派的黄帝医学流派、白氏医学流派，但司马迁仍称"扁鹊言医，为方者宗"，"至今天下言脉者，由扁鹊也"。故而传承扁鹊之术，研究《黄帝内经》针法、针方，乃弘扬医经学派学术体系的重要工作。

　　《礼记》云："医不三世，不服其药。"唐代孔颖达《礼记正义》注云："三世者，一曰《黄帝针灸》，二曰《神农本草》，三曰《素女脉诀》。"清代王士雄云：《脉诀》可以察证，《针灸》可以去疾，《本草》可以辨药，非是三者不可以言医。"有《素女脉诀》即今之《素问》，《黄帝针灸》即今之《灵枢》。家父吉忱公课徒先从中医典籍起，强调必须打下一个坚实的理论基础，方可言医。于是，有"理必《内经》，法必仲景，药必《本经》"之训。于是造就了柳氏医学流派，将《黄帝内经》《伤寒论》《神农本草经》等典籍，不仅视为中医基础理论之书，更重要的是也作为临床课来学习之、研究之、习用之。习医之初，吉忱公要求余不但要精研药物疗法，尚要精通针灸、推拿诸非药物疗法，不可将其视为"雕虫小技"，要使针灸、推拿疗法提升到学科建设的高度上来。并以唐代孙思邈"知针知药，故是良医"语劝学。故学研《黄帝内经》，探求经络学说及针法、针方并验于临床，是余传承医经学派的重要课题。其针术，宗《黄帝内经》之法，取穴少而精。针刺时间和深度不越《黄帝内经》之法门。每有心得，便爰于笔端，并进行学术讲座。于是，经年之积，而有《〈黄帝内经〉针法针方讲记》结集，此为医经学派传承之实录也。

宋代王惟一《新刊补注铜人针灸图经》云："经络者，所以决死生，处百病，调虚实，不可不通。"宋代窦材《扁鹊心书》云："学医不明经络，开口动手便错。盖经络不明，无以识病证之根源，究阴阳之传变。"此即读《黄帝内经》，明经络之谓也；《灵枢·根结》篇云："上工平气……必审五脏变化之病，五脉之应，经络之实虚，皮之柔粗，而后取之也。"此乃《黄帝内经》用针之要也；《素问·阴阳应象大论篇》云："善用针者，从阴引阳，从阳引阴，以右治左，以左治右，以我知彼，以表知里，以观过与不及之理，见微得过，用之不殆。"此乃"善用针者"临床施治之大法也。诚如明代张景岳所云："善补阳者，必于阴中求阳，则阳得阴助而生化无穷；善补阴者，必于阳中求阴，则阴得阳升而泉源不竭。"《灵枢·本输》篇云："凡刺之道，必通十二经络之终始，络脉之所别处，五输之所留，六府之所合，四时之所出入，五脏之所溜处，阔数之度，浅深之状，高下所至。"此乃立方取穴针刺之道也。当然传承《黄帝内经》之针法、针方，不是"厚古薄今"，而是因《黄帝内经》针灸术乃为今天针灸学之源头活水。若说《灵枢》是中国医学史上针灸学的第一次理论与临床的总结，则晋代皇甫谧《针灸甲乙经》乃《灵枢》以降现存的较早的针灸学专著，为针灸学发展史上又一次理论与临床的总结。故家父吉忱公又要求凡习针灸术，不但要熟谙脏腑经络学说，明晓《黄帝内经》针法、针方，尚须学研《针灸甲乙经》以降历代针灸著作，于是又有"理必内经，法必仲景，穴必甲乙"之训。

《黄帝内经》医经学派的核心医技是针灸术，古医籍《九针》《针经》《刺法论》，当是经络学说及针灸术的专著，然而其中的"针法""针方"同这些古医籍一起，均湮灭于历史的长河中，于是探求古针法、针方成了余一生穷研的课题之一。虽说《经络腧穴原始》早已结集付梓，而对《黄帝内经》针法、针方的研究，有《〈黄帝内经〉针法针方集解》成篇，然对后者仍有"书不尽言，言不尽意"之感，因要表述的是《黄帝内经》中的针刺术，彰显的是针灸学的"根底"所在，即清代名医刘奎"无岐黄则根底不植"之谓！其后在日常的教学或临床带教中分章传习之，完善之，并以针法、针方两部分结集，于是更名《〈黄帝内经〉针法针方讲记》。

《礼记·学记》云："记问之学，不足以为人师。"该《讲记》乃余学研《黄帝内经》验于临床心得之作，实乃医经学派针灸术的传承实录。作为《经络腧穴原始》之续篇，以翼医经学派灸术之传承。医师以治病救人为耕，教师以教书育人为耘，故该著之结集成篇，乃余难为"人师"之作也。

"上以扬起古人，下以阐发后生"。此乃《本草经考注》序中之语，此亦余著书之心结也。

2016 年 8 月 7 日

《脑瘫中医治疗康复技术讲稿》结集始末

　　中医非药物疗法，是以中医基础理论为指导，以整体观念和辨证论治为基础，不依赖任何药物作用而达到防病治病目的的独特的治疗方法，与药物疗法并列为中医学的两大治疗体系。中医临床治疗学也正是在这两者相互结合、相互促进、共同发展的过程中得以完善。

　　《黄帝内经》是我国最早的医学典籍，书中系统阐述了阴阳五行、脏腑经络、诊法、病机、治则、针刺穴位和手法以及适应证、禁忌证等内容。其中《灵枢》所载针刺理论及对疾病的治疗方法，尤为丰富和系统，故又有《针经》之称，为针刺学的发展奠定了坚实的理论基础。同时，也使非药物疗法得以有系统的理论指导和丰富的临床应用法则。其后《难经》的问世，对《黄帝内经》的经络、腧穴及针刺等理论作了补充和发挥。而东汉张仲景在《伤寒杂病论》中，则成功的运用了辨证论治原则，为针刺疗法确立了"理、法、方、穴"的诊疗体系。晋代皇甫谧《针灸甲乙经》为我国现存最早的针灸专著，确定了349个腧穴的位置、主治及操作内容，介绍了针刺手法、宜忌和常见病的治疗方法，是继《黄帝内经》之后针灸学的又一次总结，为体针疗法的发展起到承前启后的作用。唐代孙思邈《千金方》绘制了"明堂三人图"，发明了同身寸取穴法，肯定了阿是穴的作用。北宋王惟一编撰《铜人腧穴针灸图经》，先刻于碑石上，后铸成针灸铜人两座，是世界上最早的人体针灸模型，开创经穴模型直观教学之先河。元代滑伯仁《十四经发挥》，将奇经任、督两脉与十二正经并论。明代是针灸学发展昌盛的时代，杨继洲以家传《卫生针灸玄机秘要》为基础，汇集历代经典著作、医家临证精华及自己心得经验撰写成《针灸大成》。该书是继《针灸甲乙经》后又一次总结性的针灸著作，是该时代体针疗法的代表作，至今仍为针灸教学、临床、科研的主要参考文献。

中医外治法，即指药物外治法，是与药物内治法相对而言的一种治疗方法，即通过对体表一定的穴位、部位或九窍给药来治疗疾病的方法。药物外治法源远流长，早在先秦时期，外治疗法即开始了从临床经验基础转向理论的探索。成书于春秋战国时期的经典著作《黄帝内经》，是我国现存最早的医学典籍。它不仅为中医学建立了系统的中医理论基础，而且将审视的目光越过了单纯的人体生理、病理现象，开始了对临床医学的考察，并将以往的临床实践进行了系统的整理。中医外治疗法正式成为《黄帝内经》临床诊疗技艺中的一个重要组成部分，如《内经》产生了以"内取""外取""内治""外治"为名称的治疗方法。《素问·五常政大论篇》云："故曰上取下取，内取外取，以求其过。"说明治病的手段可以根据病情的具体情况，或从上治，或从下治，或从内治，或从外治，以达到治愈疾病、恢复健康的目的。《素问·至真要大论篇》又云："内者内治，外者外治。"从而形成了将外治与内治并列为治疗疾病的两大原则和方法。此处的"外治"即外取，乃广义之外治法，泛指除口服药物以外的，施于体表或从体外进行治疗的方法，即包括药物外治法和非药物疗法两部分。而狭义的外治疗法，即为药物外治疗法。如《素问·阴阳应象大论篇》有"其有邪者，渍形以为汗"的记载。《灵枢·寿夭刚柔》篇有"药熨方"治疗"寒痹"的具体操作方法的记述。说明我国在很久以前就开始运用渍法、熨法、浴法、膏贴、烟熏等外治法来治疗疾病。

从《史记·扁鹊仓公列传》中可知，我国历史上第一个有正式传记的名医扁鹊秦越人用"五分之熨，以八减之齐（剂）和煮之，以更熨两胁下"的方法，治愈了虢太子的"暴厥"证；也记有西汉名医仓公淳于意运用冷敷法、含漱法治愈众多病人的案例。

1973年长沙马王堆三号汉墓出土的帛书《五十二病方》，一般认为成书于春秋战国时期。书中共载方283首，其中一半以上为外治法，用法有敷、洗、浴、涂、熨、烟熏等二十余种，临床上广泛应用于内、外、妇、儿、五官、皮肤、传染、神经、整容和男性病诸科，在所治的45个病种中，几乎全部记载了外治疗法的内容。随着中药学的发展，药物外治法亦取得了突出的成就。至汉代，医圣张仲景在《伤寒杂病论》中，成功地运用了中医辨证论治大法，从而为药物外治法确立了理、法、方、药的临床应用体系。在方法上，由先秦时期的洗浴、膏摩、熏洗等法，扩展到纳法、吹法、滴法、敷法、润法、膏摩、浸洗、熏洗、烟熏等十余种。其后历经隋唐，至明清时期，由于中医学术和本草学的发展，亦促进了药物外治法的发展。清代外治宗师吴尚先《理瀹骈文》的问世，使药物外治疗法发展到了较为完善的境界。

新中国成立以后，由于中医政策得以实施，中医学得到迅速发展。外治法在理论探讨和临床应用等方面也有了不少的发展和创新。但由于受到民族虚无主义的影响，外治法被一部分人视外为"雕虫小技"而遭歧视。20 世纪60 年代以前，外治法多以民间疗法形式存在，很少有人问津。20 世纪60 年代中后期至70 年代中期，随着国家"把医疗卫生工作的重点放到农村去"政策的实施，中医外治疗法的应用方引起重视。随着人们对药物（尤其是西药）毒副作用的关注，众多的中医外治法丛书问世。目前对外治法的研究，虽然有所发展，但亦应当看到，非药物疗法、药物外治法尚处于非主流的医疗技术地位。诚难有吴师机《理瀹骈文》的经典之作，也少有赵学敏《串雅内外编》重视"铃医"的实践之作。故开展中医外治法及中医非药物疗法的临床研究与应用，是一个重要的课题。

《灵枢·天年》篇记云："黄帝问于岐伯曰：愿闻人之始生，何气筑为基，何立而为楯，何失而死，何得而生？岐伯曰：以母为基，以父为楯。失神者死，得神者生也。"对此，马莳注云："此言人之始终，皆有所以然之故也。方其始生，赖母以为基，坤道成物也。赖父以为楯，阳气以捍卫也。故失父母之神气则死，若守神气则生矣。"楯者，干盾之属，所以扞御四旁，谓得阳明之气，而能充实于四体也。两精相搏谓之神，两精者，一生于先天之精，一生于水谷之精。相搏者，搏聚而合一也。谓得先后天之精气充足，然后形与神俱，度百岁而去。由此可见，先天禀赋因素是人生长发育过程中的重要因素，大凡先天元精不足是引起各种小儿疾病的重要因素，如胎弱、解颅、五迟、五软、五硬等疾病。而后天脾胃之精摄取不足，则会影响肾气藏精功能而发病。该篇尚有黄帝与岐伯"何者为神"之问对。即"血气已和，荣卫已通，五脏已成，神气舍心，魂魄毕具，乃成为人"。此乃承上段经文，而表述了人之所以为人，必"形与神俱"，必得此者则生也。《灵枢·经脉》篇云："人始生，先成精，精成脑髓生，骨为干，脉为营，筋为刚，肉为墙，皮肤坚而毛发长，谷入于胃，脉道以通，血气乃行。"故人出生之后，必借水谷之精气，以资生营卫津液，资养脏腑形身，而后可以正常地生长发育。对此，在

《灵枢·天年》篇中，黄帝有"人之寿夭各不同，或夭寿，或卒死，或病久，愿闻其道"之问。岐伯有"五脏坚固，血脉和调，肌肉解利，皮肤致密，营卫之行，不失其常，呼吸微徐，气以度行，六腑化谷，津液布扬，各如其常，故能长久"之对。鉴于小儿脏腑娇嫩，形气未充的生理特点，小儿出生后，各器官的形态发育和生理功能都是不成熟或不完善的，即五脏六腑的形和气均相对不足，尤其是肺、脾、肾三脏尤为突出。如《灵枢·逆顺肥瘦》篇有"婴儿者，其肉脆血少气弱"的记载；《诸病源候论》谓"小儿脏腑""软弱"；《小儿药证直诀》谓小儿"五脏六腑成而未全，全而未壮"；清代吴鞠通将这种现象归纳为"稚阳未充，稚阴未长"。而近代医家则以"脏腑娇嫩，形气未充"概论之。

小儿先天禀赋不足，加之小儿脏腑娇嫩、形气未充的生理特点，是影响小儿生长发育的重要因素。一旦发病，加之难食药饵，又无七情六欲，治之尤难。《千金要方》有云："夫生民之道，莫不以养小为大"，"然小儿气势微弱，医士欲心救疗，立功差难。"对此，《医宗金鉴》尚云："儿科一道，自古为难。盖以小儿形质柔脆，易虚易实，调治少乖，则毫厘之失遂致千里之谬。气血未充者，气血尚未充盈也；难据脉者，脉无定准，不可只以脉为主也；神识未发者，茫然无知识也；不知言者，不能言其疾苦也。"故历代医家皆谓"宁医十男子，莫治一妇人，能治十妇人，莫疗一小儿"，并有"医有十三科，最莫难于小儿也"之叹！就小儿之调养与药饵，清代程文囿《医述》引《医参》云："小儿如嫩草木，克伐不可，补亦不易。草木方萌芽时，失水则死，伤水亦死，惟频频浇灌，如其量而止为宜。不特用药，即乳食皆当知节。"对小儿之治尤当缜密，故张介宾告云："不知小儿以柔嫩之体，气血未坚，脏腑甚脆，略受伤残，萎谢极易。"

对小儿病之诊，历代医家论述颇详。摘其要，明代医家寇平《全幼心鉴》有"凡看婴儿先以视之为上，听声为次，察脉又为次，且以婴儿所受胎气未充，其色白，其形萎，其气怯，其声浊焉"之论；张介宾《景岳全书》有"凡小儿之病，本不易察，但其为病之源，多有所因。故凡临证者，必须察父母先天之气，而母气尤为切"之论。对小儿病之治，钱乙《小儿药证直诀》有"小儿纯阳，无须益火"之论；万全《幼科发挥》有"小儿久病，只以补脾胃为主。补其正气，则病自愈"之记。对小儿病之用药，宋《圣济总录》有"凡小儿之病，与大人不殊，惟用药分剂差小耳"之述；吴瑭《温病条辨》

有"儿科用苦寒，最伐生生之气也"之诫。总之小儿病之诊治，或药物疗法，或非药物疗法，或内服法，或外治法，均当在中医整体观念和辨证论治等理论指导下来实施。

小儿脑瘫是指患儿出生前后 1 个月内，由各种原因所致的非进行性脑损伤。主要表现为中枢性运动障碍及姿势异常，并伴有智力低下、癫痫、视力、听力、语言、行为异常等。该病属中医五迟、五软、五硬、痴呆、痿证范畴。就其病瘫特点，又有"软瘫"、"硬瘫"之分。余认为其临床医疗，当以荣脑益髓、强筋健骨、健脾益气等大法为要。故对小儿脑瘫病之诊治，绝不是单一的治疗手段，也不是局部治疗方法而能解决的问题，而是一个复杂的系统工程，这正是中医药的优势及有较好临床效果的原因。鉴于此，余有《脑瘫中医治疗康复技术讲稿》结集。

清代张善吾《治喉症神效方·黄序》有云："施药不如传方，口传不如笔授，然有可传之方，而未敢自信则不传矣，而未共信亦不传。"溯古及今，加之家父吉忱公、蒙师牟永昌公及己之验，"有可传之方"，故有此讲稿，指导医师临床应用之。莱阳复健医院创办以来，由于中医复健技术的实施，成果喜人，且医院为烟台市唯一的脑瘫康复国家二级站点。2014 年春，山东省原中医管理局蔡剑前局长来院，建议余将此讲稿整理出版，并笑而语云："能有讲稿就是有'自信'，有疗效就是最好的'共信'！且有三代'可传之方'，何不付梓！以传承之。"于是翻出讲稿，加以整理，而成目前这本小册子，名曰《脑瘫中医治疗复健技术讲记》。

值此讲记之付梓，愿以元代医家王好古之言与读者共勉："盖医之为道，所以续斯人之命，而与天地生生之德不可一朝泯也。"

2016 年 5 月 1 日

《中国象数医学概论》结集始末

　　"昔在黄帝，生而神灵，弱而能言，幼而徇齐，长而敦敏，成而登天。乃问于天师曰：余闻上古之人，春秋皆度百岁，而动作不衰。今时之人，年半百而动作皆衰者，时世异耶？人将失之耶？岐伯对曰：上古之人，其知道者，法于阴阳，和于术数，食饮有节，起居有常，不妄作劳，故能形与神俱，而尽终其天年，度百岁乃去。今时之人不然也，以酒为浆，以妄为常，醉以入房，以欲竭其精，以耗散其真，不知持满，不时御神，务快其心，逆于生乐，起居无节，故半百而衰也。"此乃《素问》首篇"上古天真论"之首论。却病延年是医学研究的目的，而此论是《黄帝内经》通篇阐述之主题，而核心内容是"其知道者，法于阴阳，和于术数"，"形与神俱"。由此可知，"法于阴阳，和于术数"，是中医学的核心理论，而"形与神俱"，是中医学追求的终极目的。于是，就产生了一个"道－阴阳－术数"的象、数、理（道）的核心理论及医道、医术、医学（狭义医学）的《黄帝内经》中医学结构问题。寓有深刻象、数、易原理及丰富数术学内容的中医典籍《黄帝内经》，所代表的中医学结构，属广义中医学范畴，即《黄帝内经》中医学，余名之曰中国象数医学。"其知道者，法于阴阳，和于术数"，"形与神俱"及"夫道者，上知天文，下知地理，中知人事"的中医学结构，寓有"人类－环境系统""形神系统"这一系统论思想内容。这种基于"天人相应""形神合一"的太极思维整体论观点，构建了《黄帝内经》的学术思想，余概之为天人相应的整体观、形神合一的生命观、太极思维的辩证观。《黄帝内经》的核心理论，源于中国数术学的三大基本理论，即"太极论的道论"，由道而产生的"三五论的数论"，由数而产生的"形神论的象论"。故而，源于中国数术学理论体系的

柳少逸

讲习笔录

《黄帝内经》中医学，即中国象数医学，是由象、数、理（道）三个层次组成。探讨中国象数医学的结构，首先要从"道论"说起，继而通晓中国数术学的基本理论和精微理论，方能妙识玄通，登堂入室，以掌握中国象数医学的基本内容。此即唐代医家王冰"将升岱岳，非径奚为；欲诣扶桑，无舟莫适"之谓也。

《素问·气交变大论篇》云："善言天者，必应于人；善言古者，必验于今；善言气者，必彰于物；善言应者，同天地之化；善言化言变者，通神明之理。"对此，明代医家张介宾在《类经图翼》中尝有"气者天地之气候，数者天地之定数。天地之道，一阴一阳而尽之。升降有期而气候行，阴阳有数而次第立"的记载。此即中医学中的运气学说，又称五运六气。它是由我国古代医家观测的物候、气象基础上演变而来，并应用到医学上。它将自然界气候现象和生物现象统一起来，把自然界物候和人体的发病统一起来，从客观上认识时间、气候变化与人体健康和疾病的关系，是中医基础理论的重要组成部分。在家父吉忱公的指导下，余于 20 世纪 60 年代末即开始了对运气学说的研究学习。1980 年完成了《五运六气学说浅谈》一文，在简要介绍了运气学说的基本内容之后，又从物候节律、气候变化、发病情况和临床治疗等四个方面探讨了运气学说的科学价值。认为运气学说"因受历史条件的限制，尽管有它一定的局限性，但就其科学价值而言，仍堪称为中医学的一份宝贵遗产……无论从理论上或是方法上，都自成体系，它有着中医学自己的特点，它闪烁着我们民族文化的灿烂光辉。"在此基础上，进而钩沉其渊源，于 1982 年撰有《运气学说渊源及其在〈内经〉中的地位》一文，认为"五运六气学说，是古代医家对'天人合一'宏观世界的观察后产生的，它源于阴阳五行学说，集大成于《黄帝内经》一书中"。余通过对《黄帝内经》论及运气的内容约三分之二，且《素问》的后期作品，则是运气的专篇这一现象的考证，萌发了复归《黄帝内经》时代的广义中医学的想法。有了思想的萌芽，以后的研究方显得深刻和条理化。1983 年，有《试谈五运六气学说中的系统论思想》一文。从五个方面探讨运气学说中所含有的系统论思想：其一，从"太虚寥廓，肇基化元"，谈运气学说所反映的系统论思想；其二，从"法于阴阳，和于术数"，谈运气学说所反映的整体性原则；其三，从"高下相召，升降相因"，谈运气学说所反映的相关性原则；其四，从"子甲相合，命曰岁立"，谈运气学说所反映的有序性原则；其五，从"谨候气宜，无失病机"，谈运气学说所反映的动态性原则。此即中医学中的"天人相应的系统整体观"思想。

子午流注学说，是时间医学思想在中医学中的具体体现，是中医学中所固有的理论，被西方学者称为"中国钟"。清代医家李学川在《针灸逢源》中有"子午流注者，谓刚柔相配，阴阳相合，气血循环，时穴开阖也"的记载。余在对有关古典文献复习和临床反复实践之后，认为中国钟是依据经络气血运行，随自然界阴阳消长周期节律的盛衰规律而形成的，是天人合一的环境——人类系统中的时辰规律。中国钟思想不仅孕育出了"子午流注"学说，而且也是"运气学说""灵龟八法""飞腾八法"的理论来源。它又以"气元论"、阴阳五行学说、干支系统为其基础，主要包括《黄帝内经》中所阐明的经脉流注规律、脏气法时规律、五脏逆传规律、五脏传移规律和阴阳应象规律等基本规律，从而在人与自然之间、机体结构的整体和局部之间以及形体与精神意识状态之间，建立一种系统的节律性联系，指导临床的诊断和治疗规律。余在中国钟思想指导下，结合物候、气象、时辰等理论，对人体发病进行分析研究，从而推断出人体疾病的发生、发展规律，力求掌握治疗的主动权，使临床治愈率大幅度提高。此即清代医家叶子雨有"运气证治者，所以参天地阴阳之理，明五行衰旺之机，参气候之寒温，察民病之吉凶，推加临补泻之法，施寒热温凉之剂"之谓也。通过对莱阳中心医院1974—1980年住院的中风病人共381例发病时间进行观察，从发病与岁运、发病与节气等方面加以分析，发现脑血管意外与岁运、节气等有密切的关系。从而得出"运气学说与脑血管意外（中风）疾病的发生、发展和转归有密切关系，不但可以预测每年内发病的大致情况，同时还能进一步掌握转归"的结论，并撰有《试从运气学说探讨脑血管意外的发病规律》一文。

"吾不识青天高，黄地厚，惟见月寒日暖煎人寿。"此唐代诗人李贺之名句。日升月落，兔走乌飞，这日复一日，月复一月，年复一年的自然循环现象，强烈地影响着人类的生命活动，微妙地控制着人体的各种节律，积极地干预着人间的生老病死，此即人体气血运行随着自然界阴阳消长周期而盛衰。即人与天地相参，同日月相应的周期节律。鉴于此，余又运用子午流注规律，对莱阳中心医院1979—1981年间具有完整资料的645例死亡住院患者的病历进行了分析（均是因病死亡，不包括车祸、外伤、手术、中毒者），发现死亡时间规律与时辰、日期、季节等均有着密切的联系，并撰有《子午流注与病死时间规律初探》一文。

　　针刺手法同其他中医疗法一样，是以调阴阳、和术数为其法则。即"其知道者，法于阴阳，和于术数"，及"圣人之为道者，上合于天，下合于地，中合于人事。必有明法以起度数，法式检押，乃后可传焉。故匠人不能择尺寸而意短长，废绳墨而起平水也。工人不能置规而为圆，去矩而为方。知用此者，固自然之物，易用之教，逆顺之常也。"故针刺之道，当本于自然之法则。1991年余于《周易研究》发表了《〈周易〉象数原理在针刺手法中的应用》一文，该文运用易学"三才之道"和数术运筹和谐原理，表述了"三才之道"与"三才法"，"和于术数"与"九六法"，以及寓有"三才法""九六法"内容的21种针刺方法，从而说明了中国象数医学理论在针灸学中占有重要的方法论作用和坚实的临床基础。

　　音乐疗法，是中医学传统疗法之一。音乐导引，是利用音乐的不同调式和不同节拍的旋律作用于人的感官，从而起到补偏救弊、平秘阴阳的一种疗法。它来源于《周易·乾·文言》中的"同声相应"的理论。音乐自古以来就被认为有影响人身心活动的作用。《礼记》有"乐者，音之内生也，其本在人身感于物也"的记载；《说苑》有"乐之动于内，使人易道而好良，乐之动于内，使人温恭而文雅"的音乐导引效应的论述。张景岳《类经附翼·律解》篇云："声音之道，与政通矣。是故知律吕声音之道者，可以行天地人事也。"由此可见，音乐对人类、社会有如此重要的作用。余在《五音导引探赜》一文中，从音律产生的渊源、音乐导引的原理、五音导引的功效、辨证施乐、施乐禁忌和导引音乐的选择等六个方面，建立起五音导引的学术体系。并在辨证施乐一节中，介绍了顺其季节施乐法、顺其脏腑性情施乐法、亢害承制施乐法、补母施乐法、泻子施乐法及攻补兼施施乐法等临床应用法则，为五音导引疗法建立起理论和临床应用体系。

　　《素问·四气调神大论篇》云："夫四时阴阳者，万物之根本也。""阴阳四时者，万物之终始也，死生之本也。"《中藏经》云："人者，上禀天，下委地，阳以辅之，阴以佐之。天地顺则人气泰，天地逆则人气否。"表述的是四时阴阳对人体的影响。而《灵枢·根结》有"用针之要，在于知调阴与阳，调阴与阳精气乃光，合形与气，使神内藏"的记载；《灵枢·寿夭刚柔》有"阴中有阴，阳中有阳，审知阴阳，刺之有方"的论述。所表述的是如何运用阴阳学说指导临床诊疗。故阴阳学说是中医学最基本、最重要的理论，是中医基础理论的核心。《周易》之"一阴一阳之谓道"，意味着阴阳学说是一切传统理论的"法则"，是"方法论"。在中国传统文化几千年的发展过程中，阴阳学说是我国劳动人民用以解释自然、社会、思维等事物和现象的说理工具。它在天文、地理、历法、哲学、律吕、医学等方面所起的巨大作用，早已得到历史的承认。但20世纪50年代，由于受西方医学模式的影响，这个在中医学中起重要作用的学说逐渐被误解，这种误解就是"阴阳平衡论"。为了使阴阳学说还其本来面目，结束这种以讹传讹的局面，1983年余撰写了《评阴阳平衡论》一文，从理论与实践的结合上初步指出了阴阳平衡论的不准确性、不合理性。余虽然在理论上对阴阳平衡论提出了质疑，但尚未能深入到阴阳学说的底蕴，对这种流行数十年、影响几代中医的错误倾向提出更为深层的意见，未能在理论上给出令人心服的回答。在师从陈维辉先生，继承中国数术学理论体系之后，得以从中国数术学的一般原理出发，结合自己的理论思考和临床验证，于1987年又撰写了《从天子卦阴阳变化规律谈阴阳平衡论》一文。天子卦，又称十二辟卦。天子卦反映的是四时八节、十二月等阴阳消长的规律。"阴阳平衡论"它从根本上违背了"天人相应"的思想，违背了自然规律，是对"阴平阳秘""平秘阴阳""阴阳以平为期"的误解。若自然界永远处于阴阳平衡状态，则有春无秋，有夏无冬，有温无凉，有热无寒，生物则有生无收，有长无藏，那就不成其世界了。诚如尤在泾《金匮要略心典》所云："天地之道，否不极则不泰；阴阳之气，剥不极则不复。"人体阴阳若永远处于平衡状态，则有生无壮，有长无老，有动无静，有静无动。也就不存在"量变质变""否定之否定""对立统一"三大规律了。只有阴阳的不断对立制约、相互消长、相互转化有序地进行，自然界和人类才能保持其正常的、固有的运动状态，阴阳的非平衡有序稳态产生了四时、四季、四气乃至万象，它包罗了天文、地理、人事。一切事物发展的起点，都充满了阴阳相合——阴平阳秘，但他们又总是走向反面——阴阳离决。因此，阴平阳秘，不是阴阳双方量的对等，力的均衡，而是以非平衡有序稳态的规律存在。阴阳双方永远处于对立制约、消长转化之中，非平衡有序稳态是其本质的、固有的、普遍存在、不可改变的运动状态，而平衡则是运动过程中的特殊状态，是暂时的、一过性的。如一年中，只有交春分、秋分之一瞬间，阴阳是平衡的。其他时间均是阳消阴长，阳长阴消的时刻。这就是十二辟卦所揭示的阴阳变化的根本规律。

1986 年 1 月，余参加了江苏省中医学会承办的全国阴阳五行学说讲习班，该班由陈维辉先生主讲《中国数术学纲要》，聆听着先生睿智之谈吐，余对于近几年百思不得其解的几个问题顿感豁然开朗，此时方悟景岳《类经图翼·医易义》之言："而今也年逾不惑，茅塞稍开，学到知羞，方可渐悟。乃知天地之道，以阴阳二气而造化万物；人生之理，以阴阳二气而长养百骸。《易》者，易也，具阴阳动静之要；医者，意也，合阴阳消长之机。虽阴阳已备于《内经》，而变化莫大于《周易》。故曰：天人一理者，一此阴阳也；医易同源者，同此变化也。"陈维辉先生对余所从事的理论及临床研究也极为关注，并被先生纳为入室弟子及传人。先生对余寄以很大希望，信中语云："我愿把终生学问传给你"，"以后数术学由你主讲，后继有人啊"，"我想你一定会得到真传，《黄帝内经·素问》说：'得其人不教，是谓失道，传非其人，慢泄天宝。'你会有很大发展"，"发掘千年之谜，有待于君！"然余才疏学浅，有负先生所望，只有从师所学，研验于医学。余在先生中国数术学思想的基础上，进一步学研《黄帝内经》，有了构建中国象数医学理论体系的思路。

王冰在《黄帝内经素问·序》中语云："且将升岱岳，非径奚为？欲诣扶桑，无舟莫适。"故《灵枢》《素问》乃医理之总汇，临证之极则，此不废江河万古流也。余根据中国数术学的基本原理及其精微理论，与《内经》所代表的中医学理论相结合，加上自己从医数十年对中医理论、临床的独立思考与探索，于 1987 年正式提出中国象数医学理论体系的概念、知识结构及其学术思想。余认为《内经》的中医理论体系就是在广泛地吸收了同时代的科学文化知识后，在中国数术学的基础上建立起来的，并伴随着与中国数术学结合的不断深化而发展、成熟。明代孙一奎在《医旨绪余·不知"易"不足以言太医论》中有"深于《易》者，必善于医；精于医者，必由通于易。术业有专攻，而理无二致"的论述。故余在《中国象数医学简介》一文中，开宗明义指出：最古的中医典籍《黄帝内经》中没有直接谈到易，古代《周易》中也没有直接谈到医，但医易是密切相关的，即医易同源。用象数易基本原理来研究人体科学的学问，我们称之为象数医学。因其源于中国传统文化，乃中国所固有的医学，故我们又称为"中国象数医学"。中国象数医学，就是用中国数术学的基本原理来研究中医学及人体科学的一门学问，它与《黄帝内经》有直接的联系，故余又曰："寓有深刻象数易原理及丰富数术学内容的中医典籍《内经》，所代表的中医学结构，属广义的中医学，我们称谓'中国象数医学'。'其道者，法于阴阳，和于术数''形与神俱'及'夫道者，上知天文，下知地理，中知人事'的中医学知识结构，寓有'人类－环境系统'这一医学系统论思想内容。"余认为中国象数医学，又称广义中医学，或称《黄帝内经》中医学，是用中国数术学研究中医学及人体科学的一门学问，是以"法于阴阳，和于术数"为理论基础，以"形与神俱"为治病健身之医学终极目的，是《黄帝内经》时代所代表的中医学理论体系。余根据中国数术学的太极论的道论、三五论的数论、形神论的象论三大核心理论，结合《黄帝内经》中已经基本成熟的气（道）、阴阳、三才、五行的本体论思想，将中国象数医学分为医道、医术、医学（狭义医学）三个层次。认为其学术思想是由天人相应的整体观、形神统一的生命观、太极思维的辩证观组成。其所揭示的自然规律，是由经脉流注规律、脏气法时规律、阴阳应象规律、五脏法象规律、五脏传移规律、五脏逆传规律组成。

关于中国象数医学的研究，自 20 世纪 80 年代初，即受到国内外医学界的关注，1992 年 2 月余应邀去日本进行学术交流。受中华中医药学会委托，1992 年 10 月山东中医药学会承办了全国性的中国象数医学学术研讨会。大会肯定了余关于中国象数医学概念及以医道、医术、医学（狭义）为核心的理论体系，认为中国象数医学是以《黄帝内经》"天人合一"为核心的中医传统理论，在经过漫长的发展过程后的一种复归。会后由余主编了《中国象数医学研究荟萃》一书出版。

《〈内经〉中的古中医学——中国象数医学概论》一书，初稿重点表述了《黄帝内经》所寓的中国象数医学的内容，尝陈述了历代医易相关的文献资料。结集后，总有主线不明、文字冗长之憾。《素问·灵兰秘典论篇》云："至道在微，变化无穷，熟知其原？窘乎哉！"余诚信之，故未付梓出版。20 余年间，宗欧阳修"文章不为空言，而期于有用"之律，删繁就简，曾三易其稿，然仍有"书不尽言，言不尽意"之感。近诸弟子又问及该书付梓一事，因感于已至"而传"之年，故翻出书稿，增删校改之，此时方悟"改章难于造篇，易字艰于代句"之意。此时校改，以中国传统文化道论，及中国数术学的精微理论为其源头活水，并传陈师维辉公不传之秘。重点表述了《黄帝内经》中医学的知识结构，进而构建了中国象数医学理论体系。并以余的部分学术论文作为散论录之于次，以翼读者对象数医学的熟知，及对《黄帝内经》"法于阴阳""和于术数""形与神俱"的中医学结构和临床应用大法的理解，以"期于有用"也。

2016 年 2 月 1 日

论"五运六气之理，不可不知也"
——《五运六气三十二讲》结集述要

　　《黄帝内经》是我国现存最早的一部医学典籍，是中国医学发展史上影响最大的鸿篇巨帙。它包括《素问》和《灵枢》两部分。汉代孔国安序《尚书》称"伏羲、神农、黄帝之书，谓之三坟，言大道也"。《类经·序》谓《内经》者，三坟之一。盖自轩辕同岐伯、鬼臾区等六臣，互相讨论，发明至理以遗教后世，其文义高古渊微，上极天文，下穷地极，中悉人事，大而阴阳变化，小而草木昆虫，音律象数之肇端，脏腑经络之曲折，靡不缕指而胪列焉"。而清代张隐庵在《黄帝内经素问集注》中云："《素问》一册，帝与俞跗、巫彭诸臣论次一堂。所详者，天人一原之旨；所明者，阴阳迭乘之机；所研者，气逆更胜之微；所稽求者，性命攻荡之本；所上穷者，寒暑日月之运行；所下极者，形气生化之成败。"尤其《素问》"运气七篇"，文字古奥，义理难明，又涉及天文、地理、气象、时辰等多学科知识，令许多医者望而却步，知难而退，这也是中医乏术、乏人的原因之一。《礼记·曲礼》云："医不三世，不服其药。"唐代孔颖达《礼记正义》注云："三世者，一曰《黄帝针灸》，二曰《神农本草》，三曰《素女脉诀》，又《夫子脉诀》。"《素问》古称《素女脉诀》，《灵枢》古称《黄帝针经》《针经》。"五内阴阳，谓之内，万世宗法，谓之经。"故明代医家张介宾云："内者，性命之道；经者，载道之书。平素之所讲问，是谓《素问》；神灵之枢要，是谓《灵枢》。"由此可知，《黄帝内经》之所以流传至今，说明了其乃"医理之总汇，临证之极则，此不废江河万古流也"。对此，元代医家罗天益尝有"凡学医之道，不看《内经》，不求病源，妄意病证，又执其方，此皆背本趋末之务"之论。《黄帝内经》的成篇确立了中医学的理论体系，为中国数千年来的医学发展奠定了坚实的理论基础，故后世有"医家之宗"之誉。清代医家陈修园《时方歌括·序》云："医者三：贯通《灵》《素》及仲景诸经之旨，药到病瘳，曰名医；讲究唐宋以后方书，按症施治，功多过少，曰时医；剽掠前医，套袭模棱，以文其过，迎合而得其名，曰市医。"足见《黄帝内经》在中医临床中的重要作用。由此可知世医的医学知识结构。"世医"，当是"名医""明医""良医"之谓。由此可见，陈修园所界定的"名医"的知识结构，当让时俗之"名医"汗颜。

《素问·上古天真论篇》云："上古之人，其知道者，法于阴阳，和于术数，食饮有节，起居有常，不妄作劳，故能形与神俱，而尽终其天年，度百岁乃去。"此乃《素问》之首篇首论之文，从上述经文可知《内经》中医学，即中国象数医学的知识结构。《易·系辞》云："一阴一阳之谓道。"故"法于阴阳"为中医学之医道基础理论，"和于术数"为医术之运筹和谐原理，"形与神俱"为防病治病、延年益寿之医学终极目的。

人与外在环境的密切关系，在《黄帝内经》中阐述颇多，它贯串于中医学的生理、病理、诊断、治疗与预防等各个方面。古代医家远在《黄帝内经》时代，就已经认识到自然界是人类生命之源。如《灵枢·经别》云："余闻人之合于天道也，内有五脏，以应五音、五色、五时、五味、五位也；外有六腑，以应六律。六律建阴阳诸经，而合之十二月、十二辰、十二节、十二经水、十二时、十二经脉者，此五脏六腑之所以应天道。夫十二经脉者，人之所以生，病之所以成，人之所以治，病之所以起。学之所始，工之所止也。粗之所易，上之所难也。"此即高士宗所解："人虽本天地所生，而统于天道。"故《素问·宝命全形论篇》尝有"人以天地之气生，四时之法成"；《灵枢·岁露》有"人与天地相参也，与日月相应也"的论述。均表述了天人相应的整体观思想。在《素问·天元纪大论篇》有关于五运阴阳是宇宙的一般规律的表述："夫五运阴阳者，天地之道也，万物之纲纪，变化之父母，生杀之本始，神明之府也，可不通乎！故物生谓之化，物极谓之变；阴阳不测谓之神；神用无方谓之圣。夫变化之为用也，在天为玄，在人为道，在地为化，化生五味，道生智，玄生神。神在天为风，在地为木；在天为热，在地为火；在天为湿，在地为土；在天为燥，在地为金；在天为寒，在地为水。故在天为气，在地成形，形气相感而化生万物矣。然天地者，万物之上下也。左右者，阴阳之道路也。水火者，阴阳之征兆也。金木者，生成之终始也。气有多少，形有盛衰，上下相召，而损益彰矣。"对此五运主四时之理，该篇尝引古文献《太始天元册》文解之："太虚寥廓，肇基化元，万物资始，五运终天，布气真灵，揔统坤元，九星悬朗，七曜周旋，曰阴曰阳，曰刚曰柔，幽显既位，寒暑弛张，生生化化，品物咸章。"在《素问·离合真邪论篇》云："夫圣人之起度数，必应于天地；故天地有宿度，地有经水，人有经脉。天地温和，则经水安静；天寒地冻，则经水凝泣；天暑地热，则经水沸溢；卒风暴起，则经水波涌而陇起。夫邪之入于脉也，寒则血凝泣，暑则气淖泽，虚邪因而入客，亦如经水之得风也，经之动脉，其至也亦时陇起。"以告诫医者，在制定治疗法则时，必须体察自然界的变化。

《素问·气交变大论篇》云："善言天者，必应于人；善言古者，必验于今；善言气者，必彰于物；善言应者，同天地之化；善言化、言变者，通神明之理。"此即中医学中的运气学说，它是中国古代医家在观测物候、气象的基础上，将自然界气候现象和生物现象统一起来，从客观上认识时间、气候变化与人体健康和疾病的关系。人类自古就生活在这个列星运转的太阳系里，人的生命活动和自然环境息息相关，此即中医学术思想之一的"天人相应的整体观"。宋代著名文学家、科学家沈括在《梦溪笔谈·象数》中云："医家有五运六气之术，大则候天地之变、寒暑风雨、水旱螟蝗，率皆有法；小则人之众疾，亦有随气运盛衰。"明代张太素《太素脉诀·太素造化论》云："夫五运六气，乃天地阴阳运行升降之常道也。五运流行，有太过不及之异；天地升降，有逆从胜复之明。天气动而变，地气静而常，乃备五行之化气，然后合其用。凡万物未有不赖天地之气而化生者也。"对此，清代徐文弼《寿世传真》有"盖医之一道，须上知天文，下知地理，中知人事，三者俱明，然后可以语人之疾病"之论。五运六气之理，乃天地运行自然之道，诚如清代尤在泾《医学读书记》所云："五运六气之理，不可不知也，亦不易知也。而况古今度数之有差等，天人感召之有休咎，执而泥之，刻舟而求剑者也；废而弃之，亡筌而求鱼者也。非沉潜之士，而具园机之智者，乌足以语此！"故善言运气者，当随机观变，方得古人未发之旨。

余习医之初，家父吉忱公即以黄元御"理必《内经》，法必仲景，药必《本经》"之训勉励。公认为此乃"万世医门之规矩准绳也，后之欲为方圆平直者，必深究博览之。"从而亦形成了余"至重惟人命，最难却是医"之立品，"学所以为道，文所以为理"之学风。1980 年烟台地区卫生局举办了为期一月的中医读书班，余之课题是五运六气学说。其后，余复读《黄帝内经》，对《黄帝内经》中运气学说的内容作了较详尽的研究，并调研了烟台地区近20 年气候、传染病流行资料。于是秉承家学师承，参以历代文献，完成了《五运六气学说浅谈》一文。其后又有《运气学说渊源及其在〈黄帝内经〉中的地位》《试探五运六气学说中的系统论思想》《试从运气学说探讨脑血管意外的发病规律》及《子午流注与病死时间规律初探》等学术论文。其后在教学中，以《五运六气学说浅谈》为基础，对《黄帝内经》中运气学说举行了系统的表述，并举行学术讲座，于是逐步形成了《运气学说三十二讲》结集。

2015 年 4 月 16 日

广意派小儿推拿术传承概述

推拿，古称"按摩"，是根据病情的需要，在患者身上一定的部位或穴位上，运用不同的手法，达到驱除疾病的一种有效的治疗方法。该疗法源远流长，且不绝于史书。如《史记·扁鹊仓公列传》中记载了战国时期，名医扁鹊秦越人用按摩等疗法治愈虢太子尸厥的案例。在《汉书·艺文志》中，并记有《黄帝岐伯按摩》十卷，而与《黄帝内经》等古医籍一起传世，惜现已亡佚。而在现存的古医籍《内经》中尚有散在的记载。如《灵枢·刺节真邪》篇对"上寒下热""上热下寒"证，有指摩推散的治疗方式。《素问·血气形志篇》云："形数惊恐，经络不通，病生于不仁，治之以按摩醪药。"此论表述了屡受惊恐之人，每因经络气血运行不畅，致使肌肤麻木不仁，宜用按摩和药酒来调治。《素问·异法方宜论篇》云："中央者，其地平以湿，天地所以生万物也众，其民食杂而不劳，故其病多痿厥寒热，其治宜导引按跷。""按跷"即按摩。此段经文表述了中原地带多湿，人们饮食较杂，且生活安逸，宜生痿疾厥证，所以多用导引按摩的方法治病。由此可见，在古代医药学尚不发达的时期，按摩疗法是人们驱除疾病的重要方法之一，而且在古代的医政里也是受到相当重视的。尤其隋唐时期，是按摩疗法的鼎盛时期，如在隋代开始独立设置按摩专科，并设有按摩博士二人。唐史记载，唐时有按摩博士一人，按摩师四人的医事制度，在太医署里还有按摩工十六人，按摩生十五人。可见按摩疗法在隋唐时期医事制度里的重要作用。

宋代及金、元时期，按摩疗法处于停顿不前状况，至明代又重新受到重视，并把按摩作为专科，列为十三科之一。早期的著作有陈氏《小儿按摩经》，被杨继洲以"保婴神术"收入《针灸大成》。由于按摩更适合治疗儿科疾病，故在明代有了周于蕃《小儿推拿秘诀》、龚廷贤《小儿推拿活婴秘旨》等一批儿科推拿专著。于是，至明代以后，"按摩"逐渐称为"推拿"。清代推拿术盛行于民间，且多向儿科方面发展。如熊应雄《小儿推拿广意》、张振鋆《厘正按摩要术》、朱占春《幼科推拿》、余飞麟《推拿捷法》、骆如龙《幼科推拿秘书》等诸多小儿推拿专著问世，可谓繁花似锦，然仍停留在临床应用的层面。

熊应雄，字运英，清代早期的医家，生平欠详，撰有《小儿推拿广意》，又简称《推拿广意》。其在自序中有"调治小儿一道，岂不最微且难哉"之感叹。并以康诰之论告云："如保赤子，是婴儿之抚育，古人亦竞竞乎其慎之矣。"故其"留心于此，偶得一编，乃推拿之法"，如获至宝，视其"诚治小儿金丹"。因"苦无高明讨论，藏之有年"。其于丙辰岁余，杖策军前，亲民青邑，去浙东开府陈公之辕仅里许。陈公神于用兵，又善于推拿医术。故熊氏"得旦夕请正，以窃庆焉"。"陈公素性泛爱，每以保赤为怀，不为自私付之剞劂，而名《推拿广意》，是欲公之天下后世也。"此乃斯书成书付梓之大要。而陈公何许人？熊氏未明，卷首"有楚清江陈世凯紫山重订，东川熊应雄运英辑"之记，故陈世凯即"得旦夕请正"之"陈公"也。《推拿广意》约成书于清康熙十五年（1676 年），全书共三卷。上卷总论推拿理论及儿科诊断法，着重强调望囟门、面部、虎口、指纹以及神情声音等对于疾病诊断的重要作用；并对按摩手法和按摩取穴方法进行介绍，附有大量图解予以说明，附有歌诀易于诵记。中卷分论儿科常见病的推拿治疗方法，为指导临床治疗之经纬。下卷选录小儿病内服及外用方 180 余首。由此可知，《推拿广意》之推拿术，有别其他学术流派，具有"推拿术"与药物疗法相结合的学术特点。因该书实用性强，故流传甚广，现存有清道光年间刊本数种。家父吉忱公之传本，为浙江陈作三先生校正之线装本。

1949 年前后，基层缺医少药，尤其贫困农民无资治病，家父吉忱公多以土、单验方及针灸、推拿等疗法施之。在其后的教子课徒中，《小儿推拿广意》是必授之课。公以孙思邈语告云："知针知药，故是良医。"要求凡业医者，不但要精通药物疗法，尝要精通针灸、推拿等非药物疗法。并以明代名医龚廷贤为例，告云："古之精于针灸、推拿术者，亦均是方药应用之大家。"

鉴于推拿术最大的特点是方便易施，故深受广大群众欢迎，且为众多医家所重视。如家父吉忱公之师、清末民初时期儒医李兰逊先生，精于岐黄之术，为方脉大家，尚精于针灸、推拿术。鉴于《小儿推拿广意》，将推拿术与药物疗法相结合的施治特色，故兰逊公重视此术而精研之。家父吉忱公得其师真传，内、外、妇、儿各科均有所成，遂成为一代名医。受兰逊公之影响，亦精于小儿推拿之术，在《小儿推拿广意》的基础上，根据脏腑经络理论及经穴功效，组建"摩方""灸方"或药物外治法施于临床，遂形成"柳氏广意派"小儿推拿的学术特点。

清代骆如龙《幼科推拿秘书》云："诸穴手法，至妙至精。苟缺一穴，而众穴不灵；稍少一法，而妙法不真。医家必深思其意蕴，而详究其指归，乃为有济。"故而余立足于临床应用，对推拿的手法、部位、穴位的作用机制进行探讨，以完善推拿学基础理论知识，此即"详究其指归，乃为有济"之谓也。

20世纪60~70年代，余曾在多期"'赤脚医生'培训班""西医学习中医班"中讲授中医学，在讲授小儿推拿学时，以《小儿推拿广意》的内容为基础，而形成《小儿推拿讲稿》。其后，在烟台中医药专修学院的小儿推拿教学中，仍使用这一讲稿。在小儿推拿临床带教中，彰显的也是广意派推拿传承轨迹。现今余已至"而传之年"，翻出旧讲稿，有以《广意派推拿传承录》为题写本小册子的意愿，然因撰写《名老中医之路续篇》等书作而耽搁。乙未年季秋，应学师张奇文公之约，向其拟主编的《实用小儿推拿学》提供"柳氏广意派"推拿术的内容，于是"两事合一"，翻出讲稿，补充内容而成斯书。中国中医药出版社肖培新主任阅余书稿，建议仍名"讲稿"为好，故书作名曰《小儿推拿讲稿——广意派传承录》。

小儿推拿学验之于临床，其核心是法的应用。详而论之，清代骆如龙《幼科推拿秘书》云："然法虽有定，变通在人。标本先后轻重多寡之间，用手法而不泥乎法，神乎法而不离乎法，神而明之，存乎一心，所当兢兢致意者尔。"可谓经验之谈。概而论之，清代熊应雄在《小儿推拿广义》中，有"贵临机之通变，毋执一之成模"之论。"成模"者，规矩也。此即无规矩不能成方圆也。"通变"者，运巧也。此即不能运巧，则无所谓规矩也。由此可见，中医临证无一不是常规，临证实践处处有技巧，即神行于规矩之中，运巧不出规矩之外。而孜孜于常规，则作茧自缚；因证施法用方，则出神入化。故既重规矩，又运巧制宜，庶几左右逢源，期在必胜。在小儿推拿学中，具体的法是推拿手法，而广意的法是临证根据病因病机而确立治病的法则和具体的治疗方法。"方从法立，以法统方"，是二者辩证关系的高度概括，既不能有法无方，也不可有方无法。诚如《医宗金鉴·凡例》所云："方者一定之法，法者不定之方也。古人之方，即古人之法寓焉。立一方必有一方之精意存于其中，不求其精意而徒执其方，是执方而昧法也。"而《小儿推拿讲稿》是一部普及小儿推拿基础知识的读本，书内所介绍的推拿手法、常用的"摩方"及临床常见病的施治方法，意在示人以规矩准绳，给读者提供临床的辨证思维方法。昔孙思邈云："知针知药，故是良医。"故在余从医之初，吉忱公要求余不但要精研药物疗法，还要精通针灸、推拿等非药物疗法。尤其小儿推拿术，不可视为雕虫小技，而对小儿推拿术的传承，要使其从民间疗法的层面提升到学科的平台上去。故余践行"知方药，知针灸，知推拿"之庭训，以"九折肱"之力，百般用功，遂有了余一生形似苦行僧之从医苦旅。

2016 年 7 月 5 日

《柴胡汤类方及其应用》结集始末

　　《礼记·曲礼》云："医不三世，不服其药。"唐代孔颖达注云："三世者，一曰《黄帝针灸》，二曰《神农本草》，三曰《素女脉诀》。"《素问》古称《素女脉诀》，《灵枢》古称《黄帝针灸》。明代宋濂尝云："《脉诀》所以察证，《本草》所以辨药，《针灸》所以祛疾，非是三者不可以言医。"故家父吉忱公，课徒先从中医典籍起，强调必须打下一个坚实的理论基础，方可言医。又以"仲景宗《内经》，祖神农，法伊尹，广汤液为大法，晋宋以来，号名医者，皆出于此。仲景垂妙于定方，实万世医门之规矩准绳也；后之欲为方圆平直者，必深究博览之"语劝学。一部《伤寒论》，书中三百九十七条，一百一十三方，让余每日必背诵一遍，不可间断。继而背诵《内经知要》《药性赋》《汤头歌诀》《濒湖脉诀》及《金匮要略》的重点条文。而《神农本草经》《难经》《脉经》《温病条辨》《时病论》亦要熟读能详。就一部《伤寒论》而言，是在余背诵如流后，家父方授课说难。递次讲授了成无己《注解伤寒论》、柯琴《伤寒来苏集》、尤在泾《伤寒贯珠集》及恽铁樵《伤寒论辑义按》。让余从《伤寒论》六经辨证说理间，潜移默化地感悟其辨证论治大法，家父称之为"神读"。其后又让余研读许宏《金镜内台方议》、任应秋《伤寒论语释》，意在运用经方时，能深究博览，独探奥蕴，以明仲景立方之旨。由于家父重视余对《伤寒论》的学习，从而成为余一生学以致用之根基。

　　习医之初，家父吉忱公即以清代程芝田《医法心传·读书先要根》语训之："书宜多读，谓博览群书，可以长识见也。第要有根底，根底者何？即《灵枢》《素问》《神农本草经》《难经》《金匮》、仲景《伤寒论》是也。"在余熟读中医典籍以后，又指点选读后世医家之著，并以清代刘奎"无岐黄而根底不植，无仲景而法方不立，无诸名家而千病万端药症不备"语戒之。每晚授课后，示余必读书至子时，方可入睡，至今已成习惯。

历代医籍，多系古文，就字音字义而言，又涉及文字学、训诂学、天文历法学等古文化知识。诚如《伤寒来苏集·季序》所云："世徒知通三才者为儒，而不知不通三才之理者，不可以言医。医也者，非从经史百家探其源流，则勿能广其识；非参老庄之要，则勿能神其用；非彻三藏真谛，则勿能究其奥。故凡天以下，地以上，日月星辰，风雨寒暑，山川草木，鸟兽虫鱼，遐方异域之物，与夫人身之精气神形，脏腑阴阳，毛发皮肤，血脉筋骨，筋肉津液之属，必极其理，夫然后可以登岐伯之堂，入仲景之室耳。"而且家父要求"凡书理有未彻者，须昼夜追思，方可有悟"。并告云此即"心悟"也。一些古籍，若周诰殷盘，佶屈聱牙，泛泛而学，可谓苦也，故余亦有"定力"欠佳时。有一次对家父低声语云："何谓'熟读王叔和，不如临症多？'"家父笑云："昔清代医家陈梦雷尝云：'九折臂者，乃成良医，盖学功精深故也。'汝读书无笃志，仍不明为学之道也。朱子尝曰：'为学之道，莫先于穷理；穷理之要，莫在于读书。''读书之法无他，惟是笃志虚心，反复详玩，必有功耳。'汝当熟知：'博览群书，穷理格物，此医中之体也；临症看病，用药立方，此医中之用也。不读书穷理，则所见不广，认症不真；不临症看病，则阅历不到，运动不熟。体与用，二者不可偏废也。'又当顾仪卿《医中一得》之语：'凡读古人书，应先胸中有识见，引申触类，融会贯通，当悟乎书之外，勿泥乎书之中，方为善读书人。'待汝临证时，方可悟苏轼'故书不厌百回读，熟读深思子自知'之意也"。

及至负笈山城，从师牟永昌公，程门立雪，凡六易寒暑，为先生唯一传人。师以"济世之道，莫大于医；祛疾之功，莫先于药。医乃九流魁首，药为百草根苗，丸散未修，药性当先识"之古训为习医之要。在家学基础上，牟师让余熟读《本草备要》《本草求真》及《医方集解》。继而熟读《医宗金鉴》《脾胃论》《傅青主女科》《医林改错》等医籍，学程均在随师诊疗间。先生结合临床而博征广引、解难释疑，而余则在质疑问难中，循以得先生家传之秘。其间，先生又以家传本《伤寒第一书》"治分九州"之全书授之。研读间，见书中有先生之父晚清秀才儒医希光公之眉批钩玄，为先生家传仲景之秘。

韩愈《师说》云："古之学者必有师，师者，所以传道受业解惑也。"余诚信之，概因得益于家父吉枕公、学师牟永昌公之传授也。而家父吉枕公，师承于晚清贡生儒医李兰逊先生，学师永昌公师承其父儒医牟熙光先生，此即"道之所存，师之所存也"。而其"道"、其"师"，彰显的是一条世医的传承规迹。

余之中医受业，有幸经历家传、师承及学校培养。俗云："师父领进门，修炼在个人。"余感悟最深的、并成为一生学以致用的是"神读"和"心悟"两大法门。举凡《柴胡汤类方及其应用》的结集，谈一下学研《伤寒论》的体会。

宋代医家孙奇、林亿等在校定《伤寒论》序中云："伤寒论，盖祖述大圣人之意，诸家莫其伦拟，故晋皇甫谧序《甲乙针经》云：'伊尹以元圣之才，撰用神农本草，以为汤液，汉张仲景论广汤液，为十数卷，用之多验；近世太医令王叔和，撰次仲景遗论甚精，皆可施用'。是仲景本伊尹之法，伊尹本神农之经，得不谓祖述大圣人之意乎。"对此，《注解伤寒论》严序尝云："医之道源自炎黄，以至神之妙，始兴经方。继而伊尹以元圣之才，撰成《汤液》，俾黎庶之疾疢咸遂蠲除，使万代之生灵普蒙拯济。后汉张仲景又广《汤液》，为《伤寒卒病论》十数卷，然后医方大备……昔人以仲景方一部，为众方之祖，盖能继述先圣之所作。"由此可见，"医之道源，自炎黄以至神之妙，始兴经方"，为《伤寒杂病论》之学术渊源。"仲景本伊尹之法，伊尹本神农之经"，而成"众方之祖"。由此可知方剂学之渊源。

在《汉书·艺文志·方技略》中载有"医经七家""经方十一家"，经方中有《汤液经法》等古医籍，可以想象仲景是见到上述诸书的。据陶弘景《辅行诀脏腑用药法要》云："依《神农本草经》及《桐君采药录》上、中、下三品之药，凡三百六十五味，以应周天之度，四时八节之气。商有圣相伊尹，撰《汤液经法》三卷，为方亦三百六十五首"，"实万代医家之规范，苍生护命之大宝也。今捡录寻常需用者六十首，备山中预防灾疾之用耳。捡用诸药之要者，可默契经方之旨焉。"陶氏之论说明了仲景《伤寒论》方药知识的渊源。又云："外感天行经方之治，有二旦、四神、大小等汤。昔南阳张机，依此诸方，撰为《伤寒论》一部，疗治明悉，后学咸尊奉之。"至于张仲景方剂命名，不用二旦、四神之名，陶弘景认为："张机撰《伤寒论》，避道家之称，故其方皆非正名，但以某药名之，亦推主为识之义耳。"如"小阳旦汤"更名为"桂枝汤"；"大阴旦汤"更名为"小柴胡汤"；"小青龙汤"更名为"麻黄汤";"大青龙汤"更名为"小青龙汤"。非但医圣张仲景，神医华佗辈的方药知识亦源于《汤液经法》，陶弘景在《辅行诀脏腑用药法要》中，谓"诸名医辈，张机、卫汛、华元化、吴晋、支法师、葛稚川、范将军等，皆当代名贤，咸师式此《汤液经法》，愍救疾苦，造福含灵，其间增减，虽名擅新异，似乱旧经，而其旨趣，仍方圆于规矩也。"由此可知，在汉代《汤液经法》是与《黄帝内经》《神农本草经》并行于世的古医籍。

桂枝汤由《汤液经法》中之"小阳旦汤"更名而成，主治"天行病发热、自汗出而恶风、鼻鸣、干呕者。"陶氏并云："阳旦者，升阳之方，以黄芪为主；阴旦者，扶阴之方，以柴胡为主；青龙者，宣发之方，以麻黄为主；白虎者，收重之方，以石膏为主；朱雀者，清滋之方，以鸡子黄为主；玄武者，温渗之方，以附子为主；补寒之方，以人参为主；泻通之方，以大黄为主。此八方者，为六合、八正之正精，升降阴阳，交互金木，既济水火，乃神明之剂也。""六合"，又称"六神""六兽"，即青龙、朱雀、钩陈、腾蛇、白虎、玄武，乃道学、易学之用语及用典也。腾蛇，即古籍所云能飞之蛇；钩陈，星官名，泛指北极或北斗。而《汤液经法》中之"大阴旦汤"，仲景更名曰"小柴胡汤"。由此段文献可知，六合、八正之方乃祖方之源。"祖方"，又称"祖剂"，以病因病机确立治法，选用主用之药组方，于是形成"为六合、八正之正精"的八类方剂，故祖方又称祖剂、类方。

宗于此，明有施沛以《黄帝内经》《汤液经法》为宗，仲景方为祖，归类介绍流传名方，撰《祖剂》四卷；清代张璐《张氏医通》引用书目中有《伊尹汤液》，在卷十六中有"祖方"一卷，将主方分30类。尝云："夫字有字母，方有方祖，自伊尹汤液一脉相传。"其后，清代徐灵胎有《伤寒类方》一卷，以仲景方分为桂枝、麻黄等12类方。清代王旭高又根据《伤寒类方》体裁，著《退思集类方歌注》，分麻黄、桂枝、葛根等24类方。由此可知，伊尹根据《本草经》的知识创立了《汤液经法》，而仲景继承了伊尹《汤液经法》的经验，广验于临床，从而发展了药物学的知识。仲景《伤寒论》方、药知识，取法于伊尹《汤液经法》，从而形成了《伤寒论》辨证论治体系中理、法、方、药四个方面中的重要内容。而"祖剂""祖方""类方"，又成为方剂学分类的重要方法。

于是余在学研历代方书中，有类方资料的收集。在临床中，以辨证论治思维为大法，以八阵（或云八正）为纲，以主药为目，而遣方用药，并留有验案。于是案头经年之积，有柴胡汤、桂枝汤、麻黄汤、泻心汤、承气汤、四逆汤、金匮肾气丸、四君子汤、四物汤、二陈汤、平胃散诸类方之资。今以《柴胡汤类方及其应用》结集，意在介绍类方在临床应用中的思维方法，主以"方证立论"的临床辨证思维方法，即方以类从，证随方列，医者临证，可按证求方。而经方的应用，亦不必循经以求证。同时，表述了余对"神读""心悟"二心法之感悟。

2014 年孟冬于三余书屋

《柳少逸医案选》自序

　　余习医之初，家父吉忱公即以清代黄元御"理必《内经》，法必仲景，药必《本草》"之训导之。认为此乃万世医门之规矩准绳也，后之欲为方园平直者，必深究博览之。一部《伤寒论》书中三百九十七条，一百一十三方，每日必须背诵一遍，从不间断。而《黄帝内经》《难经》《神农本草经》《温病条辨》，也要熟读能详。就一部《伤寒论》而言，是在余熟背如流后，方授课说难。递次讲授成无己《注解伤寒论》、柯琴《伤寒来苏集》、尤在泾《伤寒贯珠集》、恽铁樵《伤寒论辑义按》。让余从《伤寒论》六经辨证说理间，潜移默化地感悟其辨证论治大法，家父称之为"神读"。其后又让余研读许宏《金镜内台方议》、任应秋《伤寒论语释》，意在运用经方时，能深究博览，探其奥蕴，以明仲景立方之旨。由于家父重视余对四大经典的学习，从而成为余一生学以致用之根基。

　　《礼记·曲礼》云："医不三世，不服其药。"唐代孔颖达《礼记正义》注云："三世者，一曰《黄帝针灸》，二曰《神农本草》，三曰《素女脉诀》，又《夫子脉诀》。"《素问》古称《素女脉诀》，《灵枢》古称《黄帝针灸》《针经》。明代宋濂尝云："古之医师，必通三世之书，所谓三世者，一曰《针灸》，二曰《神农本草》，三曰《素女脉诀》。《脉诀》所以察证，《本草》所以辨药，《针灸》所以祛疾。非是三者，不可以言医。"《黄帝内经》之所以流传至今，说明了其乃医理之总汇，临证之极则，此不废江河万古流也。故元代罗天益有"凡学医之道，不看《内经》，不求病源，妄意病证，又执其方，此皆背本趋末之务"之论。《黄帝内经》确立了中医学的理论体系，为中国数千年来的医学发展奠定了坚实的理论基础，故后世有"医家之宗"之誉。清代陈修园《时方歌括·序》云："医者三：贯通《灵》《素》及仲景诸经之旨，药到病瘳，曰名医；讲究唐宋以后方书，按症施治，功多过少，曰时医；剽掠前医，套袭模棱，以文其过，迎合而得其名，曰市医。"此处的"名医"，当为"世医""明医"。此即陈宗锜《医学探源》中"汝辈当为'明医'，精通医理，勿尚'名医'"之谓。由此可知，世医的医学知识结构在中医临床中的重要作用。

　　《伤寒杂病论》是张仲景在《黄帝内经》《难经》《神农本草经》《汤液经法》等古医经的基础上，结合前人和自己的临床实践而成其书。在那个时期，《灵枢》称为"九卷"，《难经》称"八十一难"，而《阴阳大论》等古医籍现已遗失，但其内容仍保留在《内经》之中。诚如宋代孙奇、林亿等校定《伤寒论》序中云："伤寒论，盖祖述大圣人之意，诸家莫其伦拟，故晋代皇甫谧序《甲乙针经》云：伊尹以元圣之才，撰用神农本草，以为汤液，汉张仲景论广汤液为十数卷，用之多验；近世太医令王叔和，撰次仲景遗论甚精，皆可施用。是仲景本伊尹之法，伊尹本神农之经，得不谓祖述大圣人之意乎！"清代张璐《张氏医通》引用书目中记有《伊尹汤液》，在卷十六中有"夫字有字母，方有方祖，自《伊尹汤液》，一脉相传"。上述之《伊尹汤液》当为古医籍《汤液经法》，由此可见，伊尹根据《本草经》的知识，创立了《汤液经法》，而仲景继承了伊尹《汤液经法》的经验，广验于临床。从而发展了药物学的知识。仲景《伤寒论》方药知识取法于伊尹《汤液经法》，从而说明了方剂学的产生，源远流长。而仲景根据《素问·热论篇》的六经分证，创造性地把外感疾病错综复杂的证候，总结成为六经辨证，严密地将理、法、方、药一线贯穿，有效指导了外感热病及其他杂病的辨证论治，从而奠定了辨证论治体系的基础，为后世医学的发展做出了极其重要的贡献，被后世称为"医圣"。而《伤寒杂病论》诸方，被誉为"古今方书之祖"。对此，元代罗天益在《卫生宝鉴》中有"昔有圣人，垂好生之德，著《本草》、作《内经》，仲景而行之以立方，号群方之祖。后之学者，以仲景之心为心，庶得制方之旨"的盛誉。由此可见，从《内经》等古医籍的传世，到张仲景《伤寒杂病论》的问世及后世医籍的形成，是沿着一条有序的"世医"传承规律和模式，而"世医"的中医学知识结构和内容，是中医学术发展的根本所在。

　　《伤寒论》主论风寒，兼论杂病，是通过伤寒与杂病的具体事实，而阐述其辨证论治体系，即伤寒与杂病共论的辨证方法，此即柯韵伯所言："盖伤寒之外皆杂病，病不能脱六经，故立六经而分司之。""扶阳气""存阴液"是《伤寒论》六经辨证的核心，是以驱邪与扶正两大法门来实施的。因此只有结合临床实践，参以现代研究成果，进行多学科、多方位的综合研究，才能继往开来，拓展《伤寒论》博大精深的辨证论治体系和辩证法思想。

《潜夫论》云："凡治病，必先知脉之虚实，气之所结。然后为之方。"此约言方者，药方也。《诗·大雅》云："万邦之方，下民之王。"毛传注云："方，则也。"《易·系辞》云："方以类聚，物以群分。"孔颖达疏云："方，道也。方谓法术性行。"故广而言之，方者，法度、准则也；又义理、道理也。明代李士材《伤寒括要》有："方者，定而不可易者也；法者，活而不可拘者也。非法无以善其方，非方无以疗其症"的论述。清代吴谦《医宗金鉴》尚有"方者一定之法，法者不定之方也。古人之方，即古人之法寓焉。立一方必有一方之精意存于其中，不求其精意而徒执其方，是执方而昧法也"的记载。故"方因法立，法就方施"，乃仲景临证组方之内涵。从而印证了方剂学是阐明治法与方剂基本知识以及临床应用规律的一基础学科。

清代医家宝辉云："方有膏丹丸散煎饮汤渍之名，各有取义。膏取其润，丹取其灵，丸取其缓，散取其急，煎取其下达，饮取其中和，汤取其味，以荡涤邪气，渍取其气，以留连病所。"仲景立方定法，开古今之医门先河，变化无穷。《伤寒论》中有众多剂型、服药法和服药时间，仍当遵之，不可率意弃之。对此，清代张睿《医学阶梯》中有"仲景用药，尽得岐伯心法，不在词语，而在用意，意到法到，法到则方无所不到，故往往不时拘汤而用者，有时散药而行之，有时随意数味而成方者，有时一定几味而成剂者，有时不在药而在分两者，有时不重汤而重引者，有时不重汤引而重煎煮者，有时一服不应以致数服者，有时本剂误服而以他剂救之者，有时凉药而热饮者，有时热药而冷投者，有时因药而取名者，有时因名而取义者，而心方心法，搜求莫尽"的精辟记述。是故，《伤寒论》一百一十三方，"药方也"；论中三百九十七法，乃"则也""道也"。临证所用，当"参用所病之源以为其制耳。"

余曾对五版中医教材《方剂学》作了粗略的统计：入选方剂共 422 首，来源于 101 部古医籍。《伤寒论》有 50 首，《金匮要略》有 38 首，合计仲景方共 88 首，约占该教材方剂总数的 1/5，从中亦可见《伤寒杂病论》之方在现代中医方剂学中的地位。然"执古方不能治今病，读医经不如多临证"之世风日下；"不谙经方奥蕴，徒创新说一博虚名"之陋习盛行。故重视"世医"知识结构的研究，和强调中医学的有序传承，或许对解决中医"乏人""乏术"局面有所裨益。

"勤求古训，博采众方"是医圣张仲景成才之路，此当为学习研究岐黄之术者奉为圭臬。"书宜多读，谓博览群书，可以长见识也，第要有根柢，根柢者何？即《灵枢》《素问》《神农本草经》《难经》《金匮》、仲景《伤寒论》是也。"此清代程芝田《医学心传·读书先要根》中之语。柢，树木之根，有根柢即有根底，根深柢固也，医学之根柢即四大经典。当然学习研究医学经典著作不是"厚古薄今"，对此历代先贤尚有真知卓识。如清代刘奎谓"无岐黄而根底不植，无仲景而法方不立，无诸名家而千病万端药证不备"。清代王孟英认为："仅读仲景书，不读圣贤书，譬之井田封建，周礼周官，不足以治汉唐之天下也。仅读圣贤书，不读仲景书，譬之五言七律，昆体宫词，不可代三百之雅颂也。"故而今天应用经方，旨在弘扬古代医学精华，汲取今人之成果，借鉴古今，临证通变，提高临床疗效，是当代医家的重要使命。

夫涉山必历层磴，登屋必藉高梯。欲明《黄帝内经》《难经》《伤寒论》《金匮要略》《脉经》《神农本草经》之旨，必读后人之说，此即"非博不能通，非通不能精，非精不能专，必精而专，始能由博返约"之谓也。余崇尚经方，博及时方，读仲景之书而察其理，辨后世之方而明其用，潜心钻研，广验于临床，力求立方各有其旨，用方必求其药。也正如清代吴仪洛所云："夫医家之要，莫先于明理，其次则在辨证，其次则在用药。理不明，证于何辨，证不辨，药于何用？"故而或经方或时方的应用，均重在辨证明理。

甲午孟春，应中国中医药出版社肖培新主任编审之约，编撰《柳少逸医案选》。余虽然临床心得写的不少，然要拿出一本《医案》集，却真有点犯难！余从事临床半个多世纪，虽说经年所积之验案甚多，然选何案入集？而本医案的编撰思路又是什么？余一时沉于困惑之中。时逸人尚云："业医难，教人习医则更难，著医书而教人习医，尤为难乎其难。"今天余深感撰医案而教人习医，乃难中之难也。医案，《史记》中称为"诊籍"，是医者诊治疾病的真实记录。明人有"医之有案，如奕者之谱，可按而复也"的形象比喻。清代陆九芝在《世补斋医书》中尝云："案者，断也，必能断，乃可云案；方者，法也，必有法，乃可有方。"由此可见，一篇好的医案，当见其辨证之缜密，理法方药之精当，示人以触类旁通，举一反三之法门。清代徐大椿《医学源流论》尝云："凡人所苦，谓之病。"又云："凡一病必有数症，有病同症异者，有症同病异者，有症与病相因者，有症与病不相因者。盖合之则曰病，分之则曰症。"故而"同病异治""异病同治"，是在辨证论治原则指导下的一种治疗法则，临证以"识异同"作为辩证思维手段，使辨病与辨证有机结合，从而达到治疗目的。这是编撰医案，示人以规矩，一难矣！清代周岩《本草思辨录》云："人知辨证之难甚于辨药，熟知方之不效，由于不识证者半，由于不识药者亦半，证治矣，而药不当，非特不效，抑且贻害。"故用药之法，有是病必用是药。此即"辨本草者医学之始基，实致知之止境"之谓也。此编撰医案，示人以规矩，二难矣！清代赵晴初《存存斋医话稿》云："论药则得一药之功能，论方则观众药之辅相。凡药皆然。"故从单药单方到复方的发展，是药物治疗学上的一个飞跃。方剂是在辨证的基础上，按组方原则，选择切合病情的药物，定出适当的分量，制成一定的剂型，配伍而成。它的组成，不是药量的堆砌，也不是同类药物的罗列及同类药的相加，而是以主、辅、佐、使相辅相成。故"所谓方者，谓支配方法度也；所谓剂者，谓兼定其分量标准也。"此编撰医案，示人规矩，三难矣！

清代徐大椿《医学源流论》尝云："古圣人之立方，不过四五味而止。审其药性，至精至当。其察病情，至真至确。方中所用之药，必准对其病，而无毫发之差，无一味泛用之药，且能以一药兼治数症，故其药味虽少，而无症不该。后世之人，果能审其人之病，与古方所治之病无少异，则全用古方之治，无不效。"蔡陆仙《中国医药汇海》云："经方者，即古圣发明。有法则，有定例，为治疗之规矩准绳，可作后人通常应用，而不能越出其范围，足堪师取之方也。"故"以古方为规矩，合今病而变通"验于临床，此"理必《内经》，法必仲景，药必《本经》"之谓也。此乃执古方治今病及撰此类《医案》之难也。

余思索再三，为彰显"读仲景之书，察其理，辨后世之方而明其用"，故本集所选之医案，多系余运用仲景方及其类方治今病之验案。"按语"一节亦彰显"理必《内经》，法必仲景，药必《本经》"的"世医"知识结构和学术思想内涵。于是形成了本医案选案结集的主题。清代沈金鳌《杂病源流犀烛·自序》云："医系人之生死，凡治一症，构一方，用一药，在立法著书者，非要于至精至当，则殆误后世，被其害者必多。"此即"医之道最微，微则不能不深究；医之方最广，广则不能不小心"之谓也。故余殚厥心力，躬身力行而撰之。余不敏，且医之根抵薄植，故本医案仅俱引玉之资。

　　本文所选之验案，时间跨越半个世纪，就其当时之实录，略加整理，故其文体亦为原录，以求原貌。

2014 年仲春于三余书屋

治未病浅说

"是故圣人不治已病治未病，不治已乱治未乱，此之谓也。夫病已成而后药之，乱已成而后治之，譬犹渴而穿井，斗而铸锥，不亦晚乎！"此乃《素问·四气调神大论篇》之语，当是"治未病"思想的最早文献。司马迁《史记·扁鹊仓公列传》记云："使圣人预知微，能使良医得蚤从事，则可已，身可活也。"此乃司马迁表述了扁鹊治未病的学术思想。由此可知，治未病有两种意义：一是防病于未然，二是即病之后防其传变。前者主要内容是摄生，即养生之道。诚如《素问·四气调神大论篇》所云："夫四时阴阳者，万物之根本也。所以圣人春夏养阳，秋冬养阴，以从其根，故与万物沉浮于生长之门。"后者是疾病得以早期诊断和早期治疗，其主要内容是及时控制疾病的发展演变。如《难经·七十七难》云："所谓治未病者，见肝之病当先传于脾，故先实其脾气，无令得受肝之邪，故曰治未病焉。"

传说楚人所撰《鹖冠子》，载有魏文侯问扁鹊，其兄弟三人间谁的医术高明。扁鹊告云："兄弟三人具有同样的诊疗技术。其长兄神视，因治未病而名不出乡里；仲兄神毫，因争取疾病在早期得以治疗，而名不出县；扁鹊自己医亦列国，以针人血脉，用猛药而名闻诸侯。"扁鹊之语，表述了治未病及既病防变可使疾病得以及早康复的意义。此即《素问·八正神明论篇》所云："上工救其萌牙……下工救其已成，救其已败。"再从《史记·扁鹊仓公列传》中，扁鹊过齐诊齐桓公之疾时，预见其病机，均阐明了"既病防变"的学术观点。

《素问·上古天真论篇》，是《扁鹊内经素问》之首论。"上古"，是人类生活在很早时代的总称；"天真"，是指先天赋予的真元之气，亦即"肾气"精气"之谓。由于《黄帝内经》中崇尚养生之道及却病延年之术，文中有"上古之人，其知道者，法于阴阳，和于术数，食饮有节，起居有常，不妄作劳，故能形与神俱，而尽其天年，度百岁乃去。"及"恬惔虚无，真气从之，精神内守，病安从来"的养生论述。即阐明了调摄精神形体，增强身体健康，及能否适应外界环境的变化，以防止疾病的发生，有着非常重要的意义。

然而，从古今中外的史实和现实来看，上古至今，这种养生之道虽说不是"沙中阁楼"，但应该说是个"理想的话题"。上层人在尽情地"享受"七情六欲，从无"尽其天年"之案例；普通老百姓为了生计，什么"六淫"（风、寒、暑、湿、燥、火），什么"七情"（喜、怒、忧、思、悲、恐、惊），有几多安逸，几多欢笑，何其有"饮食有节""起居有常""不妄作劳"之躯，又哪来的"形与神俱"呢？所以"恬惔虚无""病安从来"，就成了"望梅止渴"一类的话题了。故而把养生之道作为中医学术的重要课题来研究，不能说有失于偏离"治未病"的主题。

人类的生命活动过程是一种连续发展的不可逆过程，自然界存在春、夏、长夏、秋、冬变化，万物有生、长、壮、老、已的始终，显示了一个由量变到质变的过程，量变的大小决定质变的程度，他们之间的关系与年龄时间成正比，一旦机体组织结构和功能状态出现异常或退化，表现为量变与质变的比例失调而成虚损，是老年退行性疾病的病因、病机所在。

人体健康的标准是"形与神俱"，然却随着人年龄的变迁，显示出一个由量变到质变的过程。对此，《灵枢·天年》篇记云："人生十岁，五脏始定，血气已通，其气在下，故好走；二十岁，血气始盛，肌肉方长，故好趋；三十岁，五脏大定，肌肉坚固，血脉盛满，故好步；四十岁，五脏六腑十二经脉，皆大盛以平定，腠理始疏，荣华颓落，发颇斑白，平盛不摇，故好坐；五十岁，肝气始衰，肝叶始薄，胆汁始灭，目始不明；六十岁，心气始衰，苦忧悲，血气懈惰，故好卧；七十岁，脾气虚，皮肤枯；八十岁，肺气衰，魂魄离散，故言善误；九十岁，肾气焦，四脏经脉空虚；百岁，五脏皆虚，神气皆去，形骸独居而终矣。"此段文字言简意赅生动形象地说明了生命活动呈生、长、壮、老、已的抛物线过程。对此，后世医家亦多有论述。《中藏经》有"肾气绝，则不尽其天命而死也"的记述；清代梁文科《集验良方》有"寿命修短，全系精、气、神之盈亏"的记载；此即张介宾"五脏之伤，穷必归肾"之谓也。所以老年退行性疾病是人生过程中不可逾越的虚损性疾病，故"形与神俱，而尽其天年"已是一个难以实现的话题。

《素问·上古天真论篇》云："帝曰：人年老而无子者，材力尽邪？将天数然也？岐伯曰：女子七岁，肾气盛，齿更发长；二七而天癸至，任脉通，太冲脉盛，月事以时下，故有子；三七，肾气平均，故真牙生而长极；四七，筋骨坚，发长极，身体盛壮；五七，阳明脉衰，面始焦，发始堕；六七，三阳脉衰于上，面皆焦，发始白；七七，任脉虚，太冲脉衰少，天癸竭，地道不通，故形坏而无子也。丈夫八岁，肾气实，发长齿更；二八，肾气盛，天癸至，精气溢泻，阴阳和，故能有子；三八，肾气平均，筋骨劲强，故真牙生而长极；四八，筋骨隆盛，肌肉满壮；五八，肾气衰，发堕齿槁；六八，阳气衰竭于上，面焦，发鬓颁白；七八，肝气衰，筋不能动，天癸竭，精少，肾脏衰，形体皆极；八八，则齿发去。肾者主水，受五脏六腑之精而藏之，故五脏盛，乃能泻。今五脏皆衰，筋骨解堕，天癸尽矣，故发鬓白，身体重，行步不正，而无子耳。""材力"，精力也。意谓肾气盛时，精力充沛；肾气衰时，则精力不足。"天数"，即天赋之限数。系指生命的自然发展的规律。"肾气"，是由父母之精气结合而成，具有生长发育的作用。"天癸"，王冰注云："男女有阴阳之质不同，天癸则指血之形亦异，阴精海满而去血，阳动应和而泄精，故能有子。"张景岳注云："天癸者，天一之阴气耳，气化为水，因名天癸，其在人身是谓元阴，亦即元气。"故肾气充则有子，人老肾气衰，天癸竭而无子。鉴于此，老年、退行性疾病是以肾中精气、元阴元阳亏虚为根本，渐及心肝脾肺等脏腑，使脏腑功能失常，因而治疗老年、退行性疾病，关键在于"益元"，填补精髓、补益气血、调补阴阳、从而促进患者机能旺盛，加强或提高机体调控能力，改善全身机能状态而却病延年。所以衰老是人生必然趋势，属疾病的范畴，而抗衰老也是一个医学的研究课题。

大凡人到中老年出现的虚损性疾病，多是因饮食无节、起居无常、超负荷工作，而造成形损神伤，此时想"有常""不妄作劳"已晚矣，更不用说"恬憺虚无"的养生之道了，多是已发展成疾病。且此类疾病，因抗病能力的减弱，也可导致器质性疾病的发生。于是治疗已发疾病，控制病情的发展，延缓衰老，就是一个大的课题。这时就不仅是"不治已病治未病，不治已乱治未乱"的问题，而是医者既要"上工救其萌牙"，又要"下工救其已成，救其已败"了。尚要具备《难经》所说的具有"见肝之病""当先实脾"的"治未病"的诊疗技术了。方可达到司马迁在《史记·扁鹊仓公列传》中所谈到的"良医得蚤从事，则疾可已，身可活也"的效果了。

不论上古先人或现今社会的劳动者，他们胸怀家国，肩负历史重任，不可能养尊处优，更不可能有"恬憺虚无，真气从之"的养生之道了。所以"一切为了人民健康"是医疗永恒的课题。对于许多西医没有明确诊断或没有良好治疗办法的疾病，正是发挥中医医疗优势的价值所在。中医的核心医疗技艺，不是"饮食疗法""气功疗法"，而是"有病早治""既病防变"，也是治未病的主体思路，是"中医传承创新发展"主体战略的核心内容。眼下，媒体网络对"治未病"内容的报道有失偏颇，正是笔者文后所憾。如何将治未病的思想引导到正确的轨道上来，是医政部门要关注的大事，同时也是我们这些"治病工"的责任和担当。

仅陈己见，不当之处，望同道教正为幸。

2019 年 3 月 29 日

《中国名中医名言辑释》跋语

《吕氏春秋·劝学》云："不疾学而能为天下魁士名人者，未之尝有也。"高诱注："名人，名德之人。"此乃"名人"一词之语源。

欧阳修《归田录》云："公尝语尹师鲁曰：'恩欲归己，怨使谁当？'闻者叹服，以为名言。"故名言，为著名的言论或话语，且多富有哲理及道德准则，故又称格言。格者，法也，言之可以为人法则者也。

《易》曰："观乎天文，以察时变；观乎人文，以化成天下。"此为"文化"一词之语源。人文，为人类社会中各种文化现象。化，即教化。所以广义"文化"，即人类在社会历史实践过程中所创造的物质财富和精神财富的总和，特指精神财富，如教育、科学、文艺、法律等。从"人文教化"的角度看，"名言"为中华民族优秀文化的组成部分。《易》之"天行健，君子以自强不息，地势坤，君子以厚德载物"，此乃中华民族之精神也。于是"自强不息""厚德载物"成为炎黄子孙之美德，人称"中国魂"。张仲景"感往昔之沦丧，伤横夭之莫救，乃勤求古训，博采众方"，有《伤寒杂病论》传世；王冰"拯黎元于仁寿，济赢劣以获安者，非三圣道则不能致之矣"之论；孙思邈之"大医精诚论"，李中梓之"不失人情论"，均为中医药文化之精粹。故"大医精诚"被中医界称为"中医魂"。

余习医之初，家父吉忱公即以"医之为道，所以续斯人之命，与天地生生之德不可一朝泯也"语训之；以"认真读书，老实做人"家训导之，意在造就后学"至重唯人命，最难却是医"之立品；"学所以为道，文所以为理"之学风。家父尝有"读序"之训，故书中或序中精当之言，余多留有笔录。于是，案头经年所积之纸片，成了可用之资。

为了彰显斯集之文化性，名言和释文之文字，以书法之作印刷。余幼时虽在家父指导下临帖，然业医后则疏于书道，加之近患眼疾，视物朦胧，故余之手书颇有"续貂"之拙。而名言之释注，是否确当，尝待医学明达，教正为幸。

乙丑年季冬于三余书屋

浅谈中医学的有序传承

一、中医的传承模式与中医学的知识结构

中医传承主要有四种模式：家传、师承、自学成才、院校培养。然而不管任何模式，必须具备中医学的知识结构和执业能力，方可业医。

先谈一下世医的概念。何谓"三世之医"？《礼记·曲礼》云："医不三世，不服其药。"郑玄注云："自祖至孙。"唐代孔颖达《礼记正义》注云："三世者，一曰《黄帝针灸》，二曰《神农本草》，三曰《素女脉诀》。"《素问》古称《素女脉诀》，《灵枢》古称《黄帝针经》《针经》。明代宋濂尝云："古之医师，必通三世之书，所谓三世者，一曰《针灸》，二曰《神农本草经》，三曰《素女脉诀》。《脉诀》所以察证，《本草》所以辨药，《针灸》所以祛疾，非是三者不可以言医。"《黄帝内经》之所以流传至今，说明了其乃医理之总汇，临证之极则，此不废江河万古流也。故元代罗天益有"凡学医之道，不看《内经》，不求病源，妄意病证，又执其方，此皆背本趋末之务"之论。《黄帝内经》确立了中医学的理论体系，为中国数千年来的医学发展奠定了坚实的理论基础，故后世有"医家之宗"之誉。清代陈修园《时方歌括·序》云："医者三：贯通《灵》《素》及仲景诸经之旨，药到病瘳，曰名医；讲究唐宋以后方书，按症施治，功多过少，曰时医；剽掠前医，套袭模棱，以文其过，迎合而得其名，曰市医。"此处的"名医"，当为"明医"。此即陈宗锜《医学探源》"汝辈当为'明医'，精通医理，勿尚'名医'"之谓。由此可知，世医的医学知识结构，在中医临床中的重要作用。

所在广义的"三世之医",是具备《素问》《灵枢》《神农本草经》中医基础知识的医生。

二、谈学习中医经典著作的意义

1.《黄帝内经》在中医学的地位

历代医家均强调了对经典文献的学习。盖因《黄帝内经》所蕴含的天人相应的整体观、形神统一的生命观、太极思维的辩证观,构成了中医学术思想的主体。然而目前中医学传承的技术化倾向破坏了这种学术结构。由于医者未能结合天时、地理、人事、脏象、色脉等方面进行分析和研究,未能有正确的诊断和治疗,于是出现了《素问·疏五过论篇》所陈述的"五过"之治。认为"凡此五者,皆受术不通,人事不明"之故。强调"必有法则,循经守数,按循医事。"详而论之,有"圣人之治病也,必知天地阴阳,四时经纪,五脏六腑,雌雄表里,刺灸砭石,毒药所主,从容人事,以明经道,贵贱贫富,各异品理,问年少长,勇怯之理,审于分部,知病本始,八证九候,诊必副矣","不知俞理,五脏菀热,痈发六腑。诊病不审,是谓失常。"《素问·徵四失论篇》,指出了医生临证中因"所以不十全者",易犯四种过失。盖因"治不能循理,弃术于市,妄治时愈,愚心自得"。进而感叹:"道之大者,拟于天地,配于四海,汝不知道之谕,受以明为晦。"于是在《素问·方盛衰论篇》中,《内经》提出了"诊有十度""诊可十全,不失人情"论。明言"不知此道,失经绝理,亡言妄期,此谓失道"。此即研究《黄帝内经》中医学的现实意义。综观《黄帝内经》中医学对医学整体性和宏观性的把握,而与现代医学擅长于准确的局部取向不同,中医学擅长于整体的把握,即气(道)的本体论思想。

《素问·著至教论篇》记云:"黄帝坐明堂,召雷公而问之曰:子知医之道乎?雷公对曰:诵而颇能解,解而未能别,别而未能明,明而未能彰……愿得受树天之度,四时阴阳合之,别星辰与日月光,以彰经术,后世益明……帝曰:善。无失之,此皆阴阳表里上下雌雄相输应也。而道上知天文,下知地理,中知人事,可以长久,以教众庶,亦不疑殆,医道论篇,可传后世,可以为宝。"由此可知,该篇是以黄帝与雷公问答的形式,讨论学医的方法和医道之至理。篇名"著至教论"，明代医家吴崑注云："著，明也，圣人之教，谓之至教。"每当读至此篇，均深思之。我虽业医55年，然对《黄帝内经》之学，亦有"诵而颇能解，解而未能别，别而未能明，明而未能彰"之感。故自1980年以来，即致力于中医"《内经》学"与"现行"中医学的比较研究，并通过古今文献研究和临床实践的一再验证，认为《黄帝内经》的中医理论体系，就是在广泛地吸收了同时代的科学文化知识基础上建立起来的。

《黄帝内经》是我国现存最早的一部医学典籍，是中国医学发展史上影响最大的鸿篇巨制，包括《素问》和《灵枢》两部分。诚如《类经》序云："其文义高古渊微，上极天文，下穷地极，中悉人事，大而阴阳变化，小而草木昆虫，音律象数之肇端，脏腑经络之曲折，靡不缕指而胪列焉"。据《汉书·艺文志·方技略》所载，《内经》曾以十八卷与《黄帝外经》《扁鹊内经》《扁鹊外经》《白氏内经》《白氏外经》《旁篇》等七家医经一并传世。然因战乱，这些医学文献均已失传。但内容或散见于《黄帝内经》中，或散见于后世的其他典籍中。由此可知，《黄帝内经》之所以流传至今，说明了其乃"医理之总汇，临证之极则"。对此，元代医家罗天益尝有"凡学医之道，不看《内经》，不求病源，妄意病证，又执其方，此皆背本趋末之务"之论。

2. 中医学与中国传统文化

研究中医理论体系，探讨中医学结构，必须从《黄帝内经》的中医学术思想构建起步。其要诚如《素问·气交变大论篇》所云："善言天者，必应于人；善言古者，必验于今；善言气者，必彰于物；善言应者，同天地之化；善言化、言变者，通神明之理。"故在该篇之首论中，引用古医经《上经》"治化"之论："夫道者，上知天文，下知地理，中知人事，可以长久，此之谓也。"中医学是中国优秀文化宝库中的重要组成部分，受中国历代哲学、天文学、历法学的影响，并经过长期的医疗实践及与其他学科的互相渗透，使中医学逐步形成并发展成目前独特的以天人合一、形神统一的整体观思想为特点的广义中医学，并创立了用以认识客观世界与解释万物发生发展的阴阳五行、脏腑经络等学说。《黄帝内经》所代表的广义中医学思想体系，是由天人相应的整体观、形神统一的生命观、太极思维的辩证观组成。

一种完整的理论，是由概念、判断以及运用逻辑推理获得的结论三方面组成。《黄帝内经》理论的形成，与其同时代的哲学及自然科学是密切相关的，故有"文是基础，医是楼"之说。中医学又称岐黄之学，其理论体系是受先秦诸子之学，尤其是黄老道家学派的影响而形成的，就《黄帝内经》所谈到的天师岐伯，不但精通于医学，而且是"司日月星辰，阴阳历数，尔正尔考，无有差贷"的通才，应为古代中医人才知识结构的"模式"。其后历代德高望重、有真才实学的名中医，都有雄厚的文史哲基础而通晓医学。如医术高明而有"起死回生"之术的扁鹊（秦越人）；举孝廉入仕，创辨证论治大法的医圣张仲景；知识渊博，通晓经书，精于外科的三国名医华佗；编著《脉经》，纂修仲景之书，任太医的王叔和；通晓四书五经，因患风疾而志于医，著《针灸甲乙经》的皇甫谧；著《肘后备急方》的葛洪，广览群书，诸子百家之言，下至杂文，诵记万卷，好神仙导引之法，炼丹以期遐年，所著尚有《神仙传史集》《五经诸史》《百家之言》；学识渊博，被誉为"山中宰相"的陶弘景，不但精于医学，而于天文、历法、诗文诸方面亦有高深的造诣；被尊为"药王"的孙思邈，通百家之说，善庄老之学，兼好释典；身为太傅令的王冰，笃好医学，注释经典；以第六人登科，官至翰林的许叔微，尚是一位研究《伤寒论》的医学家；金元时期，有学识渊博，在医学上各有突破的刘完素、张从正、李东垣、朱丹溪四大家；明清两代又有李时珍、王肯堂、张介宾、傅山、柯琴、陈修园、徐大椿、黄元御等诸多有成就的医家。他们大都是精于经、史、子、集，博于天文、历法、律吕而有造就的医家。纵观历代医学巨匠大师们的知识结构，横跨专业的界河，纵横捭阖于不同领域，涉猎医学、哲学、数学、天文、地理、历法、气象诸多学科。故而中医学的结构与中医人才的知识结构是密切相关的。总而言之，医学与诸子百家之学都是密切相通的，可以说中医学乃中国传统文化中之瑰宝。中国人对天人相应整体观的关注、对阴阳调和模式的追求，无不在中医学上体现出来。

3. 中医学的知识结构

根据中国传统文化中国数术学的太极论的道论、三五论的数论、形神论的象论三大核心理论，结合《黄帝内经》中已经基本成熟的气（道）——阴阳——三才——五行的本体论思想，中医学可分为医道——医术——医学（狭义）三个层次。

《素问》将中医学称为"精光之道，大圣之业"，与正心明德之道，及与治国平天下之相业同，即医道通治道之谓也。而如何"宣明大道"，《素问·上古天真论篇》有"上古之人，其知道者，法于阴阳，和于术数，食饮有节，起居有常，不妄作劳，故能形与神俱，而尽终其天年，度百岁乃去"的记载。从此段经文可知，"法于阴阳""和于术数"，是中医学的核心理论，而"形与神俱"，是中医学所追求的医学终极目的。故《黄帝内经》中之"法于阴阳""和于术数""形与神俱"，表述了《黄帝内经》中的医学结构，并以此确立了中医学的主体学术思想的三个层次：医道、医术、医学，成为中医学的核心理论体系。

（1）医道，又称医理，主要内容是医学哲学，即医学辩证法。是一切医学理论和临床诊疗技艺的总纲。它以研究医学模式、医学审美、医学思维、医学研究方法等医学规律为主要内容。它研究人的生命本源、本性、本质及其与自然界、社会之间的联系，研究自然现象、生命现象、社会现象、思维现象的一般规律及其关系，研究医学的宇宙观、生命观、社会观、生理观、病理观、疾病观、诊断治疗观及养生观，旨在研究生命的本体论、认识论、反映论和方法论在中医学乃至人体科学中的具体运用和体现。

（2）医术，非指临床诊治方法和技术，而是中医学的一般原理在中医学中的具体运用，是中医学的核心理论与中医学的临证特色相结合的产物。它根据《内经》的"法于阴阳，和于术数"之原理，在医道的统率下，将整个中医学基础理论和临床实践结合成一个有机的整体。

（3）《内经》所建立的中医学可称广义中医学，而当前我们所熟知的中医学可以称为狭义中医学。它是指一般研究机体的组织结构、生理功能、病理变化，疾病的概念及其诊断、治疗、预防和养生保健等内容。其内容是以临床诊疗技艺为核心，重在对已发疾病的诊断、治疗。

（4）三层次之间的辩证关系是密不可分、缺一不可的。医道是医学理论的原理，由医道而产生医术、医学（狭义）；而医学（狭义）又是临证的主体，由其完成医学治病救人之功利；医术则为其中介，是联系医道、医学之纽带，由医术而使医道之原理和指导意义在医学（狭义）验证过程中得以实现，亦使医学（狭义）对医道原理得以验证。

由此可见，医道是医术、医学（狭义）的基础，是其最终的说理工具，但它只能也仅仅能提供一般的本体论、方法论，而不能实现医学之目的；而医学（狭义）是完成广义中医学目的的手段和方法，且只有在医道的指导下，才能正确地完成医学的任务，并在大量医疗实践中检验医道的正确与否，使医道走上更正确、更准确反映医学之本质，更能体现其指导意义的正确轨道；医术在医道统率下，既使医道之原理在医学活动中得以充分体现，又使医学实践合乎医道之指导，使医道、医学之联系得以形成。于是三者之间建立起一种辩证统一的关系，构筑了《黄帝内经》中医学理论体系。

4. 中医学的学术思想

中医学具有几千年的悠久历史，是中国人民长期同疾病做斗争得出极为丰富的经验总结；是在历史长河中不断地吸收其他自然科学知识，在理论上、防病治病上逐渐形成一种系统的、科学的统一大法。中医学日渐成为一种合防病、治病、养生保健、饮食文化、性情道德修养等为一体的综合医学。

中医的学术研究当注重"沟通"，且根植于中国传统文化及中医学思想、方法和概念之中，坚持立足于中医学自身的学术主体而发展。我通过对《黄帝内经》广义中医学与数术学的结构和学术思想进行比较研究，提出并建立了"中国象数医学"理论体系或谓《黄帝内经》中医学理论体系，即天人相应的整体观、形神统一的生命观、太极思维的辩证观。

（1）天人相应的整体观。《素问·八正神明论篇》云："星辰者，所以制日月之行也；八正者，所以候八风之虚邪以时至者也。四时者，所以分春秋夏冬之气所在，以时调之也。八正之虚邪，而避之勿犯也。以身之虚，而逢天之虚，两虚相感，其气至骨，入则伤五脏，工候救之，弗能伤也。"意谓观察星辰的方位，可知日月星辰的度数；观察二至、二分、四立等八节常气的交替，可测出异常的气候对人的影响，若医生及时以调治，则不至于受到严重的伤害。说明了人与外在环境的密切关系。对此，在《黄帝内经》中阐述颇多，它贯串于中医的生理、病理、诊断、治疗与预防等各个方面。古代医家远在《黄帝内经》时代，就已经认识到自然界是人类生命之源。如《灵枢·经别》云："余闻人之合于天道也，内有五脏，以应五音、五色、五时、五味、五位也；外有六腑，以应六律。六律建阴阳诸经而合之十二月、十二辰、十二节、十二经水、十二时、十二经脉者，此五脏六腑之所以应天道。夫十二经脉者，人之所以生，病之所以成，人之所以治，病之所以起，学之所始，工之所止也。粗之所易，上之所难也。"

（2）形神统一的生命观。《灵枢·天年》篇以百岁为论，内有"何者为神"

之问，岐伯对云："血气已和，营卫已通，五脏已成，神气舍心，魂魄毕具，乃成为人。"阐明了人始成形，而神则舍之。人赖先天、后天之精滋养，然后"形与神俱"，方能度百岁乃去，故曰："失神者死，得神者生也。"元代朱震亨《格致余论》有："天地以一元之气化生万物，根于中者曰神机，根于外者曰气血。万物同此一气，人灵于物，形与天地参而为三者，以其得气之正而通也"之论。古人认为凡有生命的血肉之躯，生命根于身体之内，以神的活动为主称为"神机"。《灵枢·本神》云："故生之来谓之精，两精相搏谓之神，随神往来谓之魂，并精而出入者谓之魄，所以任物者谓之心，心有所忆谓之意，意之所存谓之志，因志而存变谓之思，因思而远慕谓之虑，因虑而处物谓之智。故智者之养生也，必顺四时而适寒暑，和喜怒而安居处，节阴阳而调刚柔，如是则僻邪不至，长生久视。"此论阐述了先天之精形成人之形体、脏腑及其组织，出生后获得后天水谷之精养而生神，以维持脏腑的功能活动，充分体现了只有形与神的统一，人方可有养生之道。

（3）太极思维的辩证观。太极者，天地万物之始也。故古籍《太始天元册》云："太虚寥廓，肇基化元。"由是观之，则太虚之初，廓然无象，自无而有，生化肇然，化生于一，是名太极，太极动静而阴阳分。太极，初以其名统阴阳之道，含变化生于内，实是指产生宇宙万物及构成事物的诸要素和诸属性的总根源。这种思想端倪远远形成于道家产生之前。作为群经之首的《易经》一书，"探赜索隐，钩深致远"，深刻而详细地阐述了太极思维的理论机制。"一阴一阳之谓道"，这是《易经》辩证法的核心，反映了太极的物质基础，即对立统一的两种相关事物，也包含了一阴一阳变化潜动的法则。《易经》所阐述的太极内涵，以《易·系辞》中的"易有太极，是生两仪，两仪生四象，四象生八卦"为代表，强调指出阴阳变化相生而成宇宙万物的大道之论。诚如朱子所云："太极分开，只是两个阴阳，阴气流行则为阳，阳气凝聚则为阴，消长进退，千变万化，做出天地间无限事来，以故无往而非阴阳，亦无往而非太极。"于是在《易传》中就有了"盈天地之间唯万物"的具唯物主义因素的命题。如明代医学大家张景岳，宗《黄帝内经》"善针者，从阴引阳，从阳引阴"理论为依据，在临床中提出"善补阳者，必于阴中求阳，则阳得阴助而生化无穷；善补阴者，必于阳中求阴，则阴得阳升则泉源不竭"之论。此论概括中医临床辨证之大法，实是相应于阴阳互根的太极理论。如经方"金匮肾气丸"的组成即此。

三、我对中医传承模式的认识与体会

1. 家传与师承

"自祖至孙"是中医传承的重要途径，名曰祖传。是"师承"的一条重要途径，还有一条是"以师带徒"。"师承"是造就"明医""名医"的重要模式。历史上少有"祖孙三代"是名医的，多者亦只有二代。如秦越人师承长桑君；苍公淳于意师承公孙光、公乘阳庆；张仲景师承族长张伯祖。又如明代龚信、龚廷贤父子，著述等身；清代雷丰师承其父雷逸仙之术，而著《时病论》。

家父吉忱公是我一生的老师。学中医要有"背功"，我童年时，家父让我背诵"三百千"（《三字经》《百家姓》《千字文》）。那个时代的中小学学习环境比较宽松，故在高小时就让我背如《医学三字经》《药性赋》《汤头歌诀》《八法用药赋》《频湖脉诀》等中医启蒙读物。中学时寒暑假即给我讲授了《黄帝内经》《伤寒论》《金匮要略》《神农本草经》《温病条辨》《时病论》《中医医学史》和中医学院全国统编的一版教材。

家父吉忱公（1909—1995），六岁入本族私塾，至民国接受现代教育，其后又入天津尉稼谦国医班、上海恽铁樵国医班学习。曾拜晚清贡生儒医李兰逊先生为师，从而走上了济世活人之路。"七七事变"后，日军侵入胶东，家父投笔从戎，参加抗日工作。其时敌伪进行经济封锁，医药奇缺，家父遂利用地方中草药和针灸推拿等法给部队战士及广大干群治病。中华人民共和国成立后，家父先后任栖东县立医院院长、栖霞县人民医院业务院长、莱阳专署中医药门诊部主任、烟台市莱阳中心医院中医科主任。家父吉忱公于20世纪50年代尚负责山东省莱阳专区的中医培训工作，曾主办了七期中医进修班，自编讲义，亲自讲授《黄帝内经》《伤寒论》《金匮要略》《温病条辨》《神农本草经》和《中国医学史》。所培养的学员一部分成为创办山东省中医药学校的骨干教师，一部分成为组建半岛地、县级医院的中医骨干。当余师事家父时，家父戏称余一人为"第八期学员"。1960年又受聘于山东省中医药学校讲授温病学。20世纪60~70年代又教子课徒数人，家父以其从医及教学的切身经历，探求培养中医人才的模式，故山东诸多名医出自其门下。

习医之初，家父即以清代程芝田《医法心传·读书先要根》语训之："书宜多读，谓博览群书，可以长识见也。第要有根底，根底者何？即《灵枢》《素问》《神农本草经》《难经》《金匮》、仲景《伤寒论》是也。"在我熟读中医典籍以后，又指点选读后世医家之著，并以清代刘奎"无岐黄而根底不植，无仲景而法方不立，无诸名家而千病万端药症不备"语戒之。每晚授课后，示余必读书至子时，方可入睡。

历代医籍，多系古文，就字音字义而言，又涉及文字学、训诂学、天文历法学等古文化知识。一些古籍，若周诰殷盘，佶屈聱牙，泛泛而学，可谓苦也，故余亦有"定力"欠佳时。有一次对家父低声语云："何谓'熟读王叔和，不如临症多？'"家父笑云："昔清代陈梦雷尝云：'九折臂者，乃成良医，盖学功精深故也。'汝读书无笃志，仍不明为学之道。朱子尝曰：'为学之道，莫先于穷理；穷理之要，莫在于读书。''读书之法无他，惟是笃志虚心，反复详玩，必有功耳。'汝当熟知：博览群书，穷理格物，此医中之体也；临症看病，用药立方，此医中之用也。不读书穷理，则所见不广，认症不真；不临症看病，则阅历不到，运动不熟。体与用，二者不可偏废也。又当顾仪卿《医中一得》之语：'凡读古人书，应先胸中有识见，引申触类，融会贯通，当悟乎书之外，勿泥乎书之中，方为善读书人。'待汝临证时，方可悟苏轼'故书不厌百回读，熟读深思子自知'之意也"。言毕，又谓："昔吾师李兰逊公曾以元代王好古'盖医之为道，所以续斯人之命，而与天地生生之德不可一朝泯也。'明代龚信'至重惟人命，最难却是医'等语为训。"在随父习医时，庭训多在旁征广引说理间。这些话语，深深地印在脑海中，永不晦暗。从而造就了我"至重惟人命，最难却是医"之立品，"学所以为道，文所以为理"之学风。所以，家父课徒先从中医典籍起，强调必须打下一个坚实的理论基础方可言医。

其后，我将其部分医案整理结集，名《柳吉忱诊籍纂论》，其讲稿名《内经讲稿》《伤寒论讲稿》《本草经讲稿》《温病讲稿》。

我于1963年高中毕业，因幼时一耳失听，未能报考医学类院校。时值国家实施"名师带高徒"政策之盛世，即随家父吉忱公习医，从而步入从医之路。其后，又师事于栖霞世医牟永昌公达6年之久，此乃家父宗韩愈《师说》"爱其子，择师而教之"之谓。

韩愈《师说》云："古之学者必有师。师者所以传道授业解惑也。"盖因得益于家父吉忱公、学师牟永昌公之传授，此即"道之所存，师之所存也"。

业师牟永昌公（1906—1969），受业于其父秀才儒医牟熙光公，尽得其传。故其中医理论精湛，学验俱丰，倾毕生之学，尽传于余。并将其一生记录之验案数册付余，并笑称："技已穷矣！"先生去世后，余潜心学研先生之验，并循以应用，撰有《牟永昌诊籍纂论》。

从师之初，师即以明代医家缪希雍《本草经疏》语告云："凡为医师当先识药，药之所产，方隅不同，则精粗顿异；收采不时，则力用全乖。"继之又以清代医家蔡陆仙之语训之："夫卖药者不知医，犹之可也；乃行医者竟不知药，则药之是非真伪，全然不问，医者与药不相谋，方即不误，而药之误多矣。"故先安排余到中药房司药三个月，然后随师侍诊，师之用心远也，良苦也！从而使余认识到：学医不但要精通医理、药理，而且要有生药学、炮制学、鉴定学、制剂学等中医药学的多学科的知识。

1973年，烟台地区卫生局将余调回莱阳中心医院中医科工作，意在系统地继承家父吉忱公之学术思想，并整理其医疗经验。此时，余已从医十年，然上班的第一天，家父让我背诵王冰《黄帝内经·序》和张仲景《伤寒杂病论·序》。背毕问曰："何谓三圣之道？"我以"伏羲之《易经》、神农之《本草经》、黄帝之《内经》谓之三坟，又称三典，三坟之学名曰三圣之道"答之。家父欣然语云："'释缚脱艰，全真导气，拯黎元于仁寿，济羸劣以获安者，非三圣道，则不能致之矣'，此启玄子王冰叙中医学之知识结构也，诚可谓至道之宗，奉生之始矣。此王冰叙学研《内经》为济世活人至道之论也。汝读书，当首先读懂'书序'。'序'，又称'叙'，乃文体名称，亦称'序文''序言'。大凡为作者或他人陈述作品的主旨，或著述之经过，知此方可在浩瀚书海中确定对医著是精读还是通读"家父谈序之论，若醍醐灌顶，茅塞顿开，而终身受益。此即"昨夜西风凋碧树，独上高楼，望尽天涯路"之谓。

2. 医学文献的传承与私淑

至余业医之初，家父吉忱公即以黄元御"理必《内经》，法必仲景，药必《本草》"之训导之。认为此乃万世医门之规矩准绳也，后之欲为方圆平直者，必深究博览之。这是一种临床思维方法，非是"厚古薄今"。"理必《内经》"，是因《内经》理论是中医基础之源；"法必仲景"，是讲辨证论治的；"药必《本经》"，不是只用那365味药，而是用药性理论，即性味归经、升降浮沉及配伍方法。

举凡一桂枝汤加味治愈胸痹案：

姜某，男，23 岁。1973 年 10 月 23 日初诊。

患者自诉去年冬天感冒风寒，愈后则感胸闷，心悸气短，动则自汗，劳作后则剧。心电图示：窦性心动过缓，心率 46 次 / 分。延余诊治，查面色少华，神疲乏力，懒气少语，纳食不馨，舌体胖，质淡红，苔薄白，脉迟缓。辨证：化源不足，营卫失和，元气失充，心脉失濡，发为胸痹（窦性心动过缓）。治法：调和营卫，益气通脉。方药为桂枝汤加味：桂枝 12g，白芍 12g，炙甘草 10g，制附子 10g（先煎），黄芪 15g，黄精 12g，人参 10g，丹参 20g，川芎 6g，鹿角片 10g，生姜 3 片，大枣 3 枚。水煎服。

该处方实是经方头时方尾之用，即桂枝汤合参芪汤、芪附汤、丹参饮组成。桂枝汤被誉为《伤寒论》第一方，除治太阳中风发热汗出外，尚可加减治疗诸多杂病。现代研究表明，桂枝汤具有改善心血管功能、增强血液循环的作用，故可用于窦性心动过缓。

《素问·痹论篇》云："心痹者，脉不通。"此乃"理必《内经》"之谓。主以桂枝汤和营卫、荣气血而收功，此乃"法必仲景"，桂枝汤之方证。方中桂枝辛甘而温，以其辛温通脉入心走血分，甘温又能助心阳，与甘草同用，乃辛甘化阳之伍，即桂枝甘草汤，振奋阳气，则脉行有力；芍药甘草汤酸甘化阴；姜枣二药具酸、甘、辛之味，故具和营卫、补气血之功。此讲药物的性味功效，乃"药必《本经》"之谓。诸药合用，脉通而心痹得愈。佐以黄芪、黄精、人参大补元气，丹参、川芎养血通脉，鹿角益元补血，附子能温一身之阳，伍人参乃《正体类要》之参附汤，有回阳救逆之功。诸药合用，则肾元充，心阳温，心血足，而心律正常。二诊时，去芎加归，合黄芪寓当归补血汤意，而补心血；去附子加肉桂，佐桂枝甘草汤，以助君火、相火，而心气得充。故药性和合，脉复如常，病臻痊愈。

但师传也有不足之处。如一些中医教材，关于《灵枢·经脉》篇的十二经脉部分，表述得不够完整。《扁鹊心书》云："学医不明经络，开口动手便错。盖经络不明，无以识病之根源，究阴阳之传变。"而教材《中医基础理论》《经络学》《针灸学》等，只讲了经络的起止循行和穴位。而对该经异常而出现证候，及疾病的虚实、脉象变化、治法未作表述。

以手太阴肺经为例。《灵枢·经脉》篇云："肺手太阴之脉，起于中焦，下属大肠，还循胃口，上膈属肺，从肺系横出腋下，下循臑内，行少阴心主之前，下肘中，循臂内上骨下廉，入寸口，上鱼，循鱼际，出大指之端，其支者，从腕后直出次指内廉，出其端。是动则病，肺胀满膨膨而喘欬，缺盆中痛，甚则交两手而瞀，此为臂厥。是主肺所生病者，咳，上气，喘渴，烦心胸满，臑臂内前廉痛厥，掌中热。气盛有余，则肩背痛风寒，汗出中风，小便数而欠。气虚则肩背痛寒，少气不足以息，溺色变。为此诸病，盛则泻之，虚则补之，热则疾之，寒则留之，陷下则灸之，不盛不虚，以经取之。盛者寸口大三倍于人迎，虚者则寸口反小于人迎也。"

篇中云："是动则病……溺色变。"表述了肺经异常的证候，及肺气虚实的证候。"为此诸病……以经取之"。此乃根据疾病虚实而应采取不同的治法。"盛者寸口大三倍于人迎，虚者则寸口反小于人迎也。"此处表述了根据寸口、人迎脉象的对比以决定经脉及脏器的虚实。

如针刺十二经脉深度及时间，《灵枢·经水》篇云："黄帝问于岐伯曰：经脉十二者，外合于十二经水，而内属于五脏六腑，夫十二经水者，其有大小、深浅、广狭、远近各不同，五脏六腑之高下、小大、受谷之多少亦不等，相应奈何？夫经水者，受水而行之；五脏者，合神气魂魄而藏之；六腑者，受谷而行之，受气而扬之；经脉者，受血而营之，合而以治奈何？刺之浅深，灸之壮数，可得闻乎？岐伯答曰：善哉问也！天至高，不可度，地至广，不可量，此之谓也。且夫人生于天地之间，六合之内，此天之高、地之广也，非人力之所能度量而至也。若夫八尺之士，皮肉在此，外可度量切循而得之，其死可解剖而视之。其脏之坚脆，腑之大小，谷之多少，脉之长短，血之清浊，气之多少，十二经之多血少气，与其少血多气，与其皆多血气，与其皆少血气，皆有大数。其治以针艾，各调其经气，固其常有合乎。"马莳注云："此言十二经合十二水，而刺灸之数亦相合也。帝问人与天地本想参也，天地有十二经水，人身有十二经脉，十二经水者，有大小、深浅、远近、广狭之异，十二经脉者，有高下、小大、受谷多少之殊，其相应者必有故也。且是五脏者，所以藏精神魂魄者也，故曰合神气魂魄而藏之。六腑者，所以化水谷而行津液者也，故曰受五谷而行化之。又受谷所化精微之气，而扬之于脏腑者也。中焦并胃中出上焦之后，此所受气者，泌糟粕，蒸津液，化其精微，上注于肺脉，乃化而为血以奉生身，故曰经脉者受血而荣之。今以脏腑经脉，而合之于十二经脉，以治其病，刺有浅深，灸有多寡，无不吻合，此其故又何也？伯言天地难以度量，人身犹可剖视，脏之坚脆，腑之大小，谷之多寡，脉之长短，血之清浊，十二经之气血多少，皆有大数，其治以针艾浅深多寡，宜其尽与十二经水相合也。"由此可知，十二经脉，内属五脏六腑，外合十二经水，经水有大小、浅深、广狭、远近之不同，脏腑有高下、大小、受谷多少之不等，故针刺的深浅亦不同。

《灵枢·经水》篇云："黄帝曰：夫经水之应经脉也，其远近浅深，水血之多少各不同，合而以刺之奈何？岐伯答曰：足阳明，五脏六腑之海也，其脉大血多，气盛热壮，刺此者不深弗散，不留不泻也。足阳明刺深六分，留十呼。足太阳深五分，留七呼。足少阳深四分，留五呼。足太阴深三分，留四呼。足少阴深二分，留三呼。足厥阴深一分，留二呼。手之阴阳，其受气之道近，其气之来疾，其刺深者，皆无过二分，其留皆无过一呼，其少长大小肥瘦，以心撩之，命曰法天之常，灸之亦然。灸而过此者得恶火，则骨枯脉涩；刺而过此者，则脱气。"上段经文表述了大凡灸刺之法，以手足之阴阳，气血之多少，合经水之浅深，当应天之常数，对此，张志聪释云："夫数出河图，始于一而终于十。二乃阴之始，十乃阴之终。海水者，至阴也，故从阳明以至于厥阴。厥阴者，两阴交尽，阴极而阳生也。天一生水，地六成之，从六分而至一分者，法天之常也。"对十二经脉针刺深浅及时间，马莳注云："此言灸刺有多少之数也。足阳明胃经多气多血，其脉大，其热壮，刺之者必深六分，留十呼，凡泻者必先吸入针，又吸转针，候呼出针，凡补者必先呼入针，又呼转针，又吸出针，后世令病人欬嗽以代呼，口中收气以代吸，气有出入，亦与呼吸相同，今曰深六分，则入之至深者也，曰留十呼，是言泻法有十呼之久，盖入针必吸，转针必吸，至十呼出针，但补法不言吸数，以理论之，其吸与呼同数也。故《针赋》有云：补者先呼后吸，泻者先吸后呼，正此义也。足太阳膀胱经，多血少气，故刺之者深五分，较足阳明减一分也。泻之者留七呼，则呼后出针，其呼数较足阳明减三呼矣。足少阳胆经，少血多气，刺之者，止深四分，较足太阳减一分也。泻之者留五呼，则呼后出针，其呼数较足太阳亦减二呼矣。此乃足三阳经之针数也。足太阴脾经，多气少血，止深三分，较足少阳减一分也。留四呼，则又减一呼矣。足少阴肾经，少血多气，止深二分，较足太阴减一分也。留三呼，则又减一呼矣。足厥阴肝经，多血少气，止深一分，较足少阴减一分也。留二呼，则又减一呼矣，此乃足三阴经之刺数也。大凡手之阴阳六经，与足经同，而针法异，正以手之六经，在上近于肺，故肺受胃之谷气而行诸经，诸经受肺之大气而行各经，其受气之道近，故其气之来也甚疾，所以刺之者，皆无过二分，其留之者，皆无过一呼也。凡人之少长大小肥瘦，皆当以心料之，命曰法天之常道也。其灸数之多寡亦然。若灸之而过此数者，则非善火，乃恶火也。其骨当枯，其脉当涩，刺之而过此数者，其气当脱矣。"

再如针刺形体的深浅，《素问·刺要论篇》云："黄帝问曰：愿闻刺要。岐伯对曰：病有浮沉，刺有浅深，各至其理，无过其道。过之则内伤，不及则生外壅，壅则邪从之。浅深不得，反为大贼，内动五脏，后生大病。"《素问·刺齐论篇》云："黄帝问曰：愿闻刺浅深之分。岐伯对曰：刺骨者无伤筋，刺筋者无伤肉，刺肉者无伤脉，刺脉者无伤皮，刺皮者无伤肉，刺肉者无伤筋，刺筋者无伤骨。帝曰：余未知其所谓，愿闻其解。岐伯曰：刺骨无伤筋者，针至筋而去，不及骨也。刺筋无伤肉者，至肉而去，不及筋也。刺肉无伤脉者，至脉而去，不及肉也。刺脉无伤皮者，至皮而去，不及脉也。所谓刺皮无伤肉者，病在皮中，针入皮中，无伤肉也，刺肉无伤筋者，过肉中筋也，刺筋无伤骨者，过筋中骨也。此之谓反也。"

上述经文表述了行针刺的深度有不同的要求，只有掌握正确的深度，方可增强针感，提高疗效，同时尚可防止意外事故的发生。大凡针刺骨，就不要损伤筋；针刺筋，就不要损伤肌肉；针刺肌肉，就不要损伤脉；针刺脉，就不要损伤皮肤。应该深刺，则不能浅刺；针刺皮肤，则不要伤及肌肉；针刺肌肉，则不要伤及筋；针刺筋，则不要伤及骨。对此，《灵枢·卫气失常》篇尚有"黄帝曰：取之奈何？伯高曰：夫病变化，浮沉深浅，不可胜穷，各在其处。病间者浅之，甚者深之，间者小之，甚者众之，随变而调气，故曰上工"之记。

对《灵枢》及针灸学的学习研究及应用，我曾对学生进行讲述，并有一本《〈黄帝内经〉针法针方讲记》，有兴趣的同志可读之。

3. 自学成才

"文是基础医是楼"，学好中医要有文化功底。文是什么？就是文史哲。若一个人学了"四书五经"和《易经》等，再学中医就容易了。

实际上自学成才，是一种私淑模式。除基础知识的学习，更重要的是研究中医名著的学术思想和医疗经验，然后变成自己的思想。如我研究张仲景而有《伤寒方证便览》《金匮方证便览》《少阳之宗》等。研究某方剂，对其方证、煎法、服法都要细研，更要看方源，即原著，如补中益气汤要看东垣《脾胃论》，此方由补脾胃降阴火升阳汤衍化而成；镇肝息风汤要看《医学衷中参西录》，此方是由建瓴汤化裁而来；血府逐瘀汤要看《医林改错》，该方是由经方四逆散、时方桃红四物汤加桔梗一升，牛膝一降，通达枢机而成。又如左归、右归，要看有"张熟地"之名的张景岳的书。结合《黄帝内经》就会明白，景岳"善补阳者，必于阴中求阳，则阳得阴助而生化无穷；善补阴者，必于阳中求阴，则阴得阳升而泉源不竭"。

4. 院校培养

民国时期，中医先贤们即开办中医院校之先河，1949 年后在党和国家的关怀下，中医院校如雨后春笋般地发展起来了，而且成为培养人才的主要渠道。但因教和学的脱节，造成部分学生上了临床不会看病，这与教育模式和教材亦有关系。院校培养的人才，毕业后也应有一个从师和文献的传承的过程。

结语

中医学是拥有上下五千年历史的"生命医学实践"，且与中国传统文化有着深厚的渊源，此即"文是基础医是楼"之谓。远至先秦两汉，后至隋唐、两宋、金元、明清，人才辈出，著述多如鸿毛。所以我们要有"文化自信"！有信心做好中医传承工作，有信心发展中医学术，必然能振兴中医事业。

2018 年 4 月 2 日

跋

　　清代颜元《总论诸儒讲学》云："讲之功有限，习之功无己。""讲"者，讲授；"习"者，学习；"无己"，无穷之谓。今将余经年所讲，所习之文，或国学，或医学，或评说，或杂说，或序文，或跋语，集之一册，故名《讲习笔录》。《礼记·学记》云："记问之学，不足以为人师。"余才疏学浅，故讲之功有限，难为"人师"；理无穷极，医术不精，故不足以称"上工"。余非"好为人师"，若杏苑学子读之，期许"上以扬起古人，下以阐发后生"，以成教化之资，而余"传道授业解惑"之心慰也。

　　　　　　　　　　　　　　　　　戊戌季冬于三余书屋